21世纪高等院校智慧健康养老服务与管理专业规划教材

U0204248

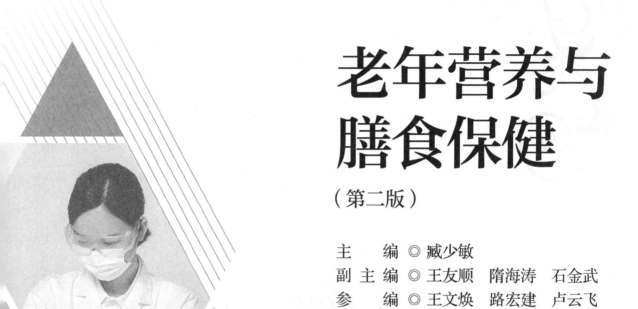

老年营养与膳食保健

（第二版）

主　　编 ◎ 臧少敏

副 主 编 ◎ 王友顺　隋海涛　石金武

参　　编 ◎ 王文焕　路宏建　卢云飞

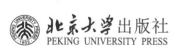

北京大学出版社
PEKING UNIVERSITY PRESS

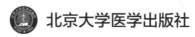

北京大学医学出版社

内 容 简 介

指导老年人合理营养与膳食为智慧健康养老服务与管理专业学生的专业核心技能。本书共 7 个项目，包括认识六大营养素、认识各类食物的营养价值、为老年人选择安全食品、指导老年人合理膳食、调查与评价老年人膳食营养状况、为老年人编制营养食谱以及指导慢性疾病老年人合理膳食。通过本书的学习，能使学生掌握营养学基础知识，能对老年人膳食进行评价，能够设计食谱、实际指导老年人合理膳食。

本书不仅可以作为高等职业院校智慧健康养老服务与管理专业教材，也可以作为养老服务企业老年健康照护人员、老年营养工作者的培训教材或考评资料。

图书在版编目(CIP)数据

老年营养与膳食保健/臧少敏主编. —2 版. —北京： 北京大学出版社，2022. 10
21 世纪高等院校智慧健康养老服务与管理专业规划教材
ISBN 978-7-301-31166-0

Ⅰ.①老…　Ⅱ.①臧…　Ⅲ.①老年人—饮食营养学—高等学校—教材　Ⅳ.①R153.3

中国版本图书馆 CIP 数据核字（2020）第 022660 号

书　　　　名	老年营养与膳食保健（第二版）
	LAONIAN YINGYANG YU SHANSHI BAOJIAN（DI-ER BAN）
著作责任者	臧少敏　主编
策 划 编 辑	桂　春
责 任 编 辑	桂　春
标 准 书 号	ISBN 978-7-301-31166-0
出 版 发 行	北京大学出版社
地　　　　址	北京市海淀区成府路 205 号　100871
网　　　　址	http://www.pup.cn　新浪微博：@北京大学出版社
电 子 信 箱	编辑部 zyjy@pup.cn　总编室 zpup@pup.cn
电　　　　话	邮购部 010-62752015　发行部 010-62750672　编辑部 010-62756923
印 刷 者	河北文福旺印刷有限公司
经 销 者	新华书店
	787 毫米×1092 毫米　16 开本　13.25 印张　340 千字
	2013 年 9 月第 1 版
	2022 年 10 月第 2 版　2025 年 1 月第 6 次印刷（总第 19 次印刷）
定　　　　价	45.00 元

前　言

"合理膳食,适当运动,戒烟限酒,心理平衡"为健康的四大基石。合理膳食作为健康的第一基石对于保持和促进人体健康尤为重要。老年人作为特殊群体,由于其生理特点,容易出现各种营养问题,从而影响身体健康。我国于1999年进入老龄化社会,并且老龄化趋势日益加剧。为了维护和促进老年人群健康,需要结合老年人的生理特点和营养需求,参考中国老年人膳食指南,针对老年人存在的营养问题,指导老年人注意食品安全,选择平衡膳食,合理营养,避免因不合理膳食导致各种慢性疾病。

指导老年人合理营养与膳食为老年健康服务人员的典型工作任务,是智慧健康养老服务与管理专业学生的专业核心技能。老年营养与膳食保健教材的编写以市场需求为导向,以学生能力提高为本位,打破传统的课程学科体系,以典型工作任务分析为基础,以实际工作情境为依据设置教学项目,以项目为单元组织教学内容。在编写过程中,采用任务驱动,通过大量来源于企业的真实的老年膳食指导相关的案例导入,帮助学生围绕任务展开学习,以任务的完成结果检验和总结学习过程。

本书可为智慧健康养老服务与管理专业学生学习后续课程并从事老年健康服务工作奠定必要的基础。本书可以作为高等职业院校智慧健康养老服务与管理专业教材,也可以作为老龄服务企业员工、老年营养相关工作人员培训学习、考评的资料使用。本书作为高等职业院校老年服务与管理专业教材应用时,建议学时数为72学时。

本书在编写过程中,得到各位编者所在单位的大力支持,特别是北京劳动保障职业学院、江苏钟山职业技术学院、山东商业职业技术学院、河南省民政学校、乐成老年事业投资有限公司双井恭和苑等单位为教材编审工作提供的全方位支持。同时,本书编写过程中还参考引用了相关书籍和文献,在此一并表示诚挚谢意。

由于编者水平有限,书中难免有疏漏和不妥之处,敬请各位读者赐教和指正。

臧少敏

2022年6月

本教材配有教学课件或其他相关教学资源,如有老师需要,可扫描右边的二维码关注北京大学出版社微信公众号"未名创新大学堂"(zyjy-pku)索取。

· 课件申请
· 样书申请
· 教学服务
· 编读往来

目　　录

项目一　认识六大营养素

引言

　　人体的各种生理活动,如胃肠蠕动、神经传导、体液的维持,以及工作、学习、运动所需要的能量都来源于食物,身体的生长发育和组织更新所需的原料,也是由食物供给的。因此,人体每天必须摄入一定数量的食物。食物中能够供给人体能量,维持机体正常生理功能和生长发育、生殖等生命活动的有效成分称为营养素。人体所需要的营养素主要有蛋白质、脂类、碳水化合物、矿物质、维生素和水6类,通常被称为六大营养素。这些营养素可以提供机体从事劳动和维持生命所需要的能量,满足组织细胞生长发育与修复的需要,并维持机体正常的生理功能。任何一种营养素的缺乏、不足或过剩,都会对机体产生不良影响并可能导致其发生疾病。

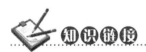

知识链接

　　人体是以物质为基础的一个有机体,并且也是一个动态的平衡体。在分子水平上,人体是由蛋白质、脂类、碳水化合物、矿物质、维生素和水等构成的有机结合体。
　　因为人体对脂类、蛋白质和碳水化合物需要量多,它们在膳食中所占的比例大,所以被称为"宏量营养素";矿物质和维生素因需要量相对较少,在膳食中所占比重也较小,被称为"微量营养素"。

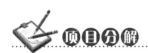

项目分解

　　人类在生命活动过程中所需要的营养素包括蛋白质、脂类、碳水化合物、矿物质、维生素和水6类。本项目从蛋白质认知、脂类认知、碳水化合物认知、矿物质认知、维生素认知和水认知几方面进行项目分解。

任务一　蛋白质认知

　　蛋白质是生命存在的形式,也是生命的物质基础。复杂的生命活动,是由组成生物体的无数蛋白质分子活动体现的。如果人体对蛋白质长期摄入不足,就会对机体造成一定的损害,严重不足时可引起营养性水肿。

一、蛋白质的生理功能

蛋白质是构成机体组织、器官的重要成分，它除了提供机体部分能量外，还参与体内的一切代谢活动，也是机体所需氮的唯一来源。

（一）构成人体细胞和组织的重要成分

蛋白质最主要的生理功能是作为构成和修补机体组织的主要原料，人体的神经、肌肉、内脏、血液、骨骼，甚至毛发、指（趾）甲无一处不含蛋白质。人体的生长发育、组织细胞的新陈代谢，都离不开蛋白质。人体蛋白质始终处于合成与分解的动态平衡过程，每天约有1%～3%的蛋白质参与更新。

（二）构成体内多种具有重要生理功能的物质

人体的各种新陈代谢，包括物质代谢和能量代谢的所有化学反应都是在酶的催化下完成的。而人体内已知的1 000多种酶都是由蛋白质构成的。用来调节生理功能的各种激素，有一些也是由蛋白质或以蛋白质为主要原料构成的，如胰岛素等。某些在体内具有解毒作用的氨基酸，如半胱氨酸、蛋氨酸和甘氨酸等，它们能与侵入体内的有毒物质相结合促进其排出体外。此外，体内还有众多调节细胞活动的蛋白类细胞因子。

（三）维持机体内环境稳定及多种生命活动

血浆白蛋白能协助维持细胞内外液的正常渗透压，血液红细胞中的血红蛋白能维持体液的酸碱平衡，运输人体内的氧气和二氧化碳。一些有重要免疫作用的抗体，它们可以提高机体的免疫力，保护机体不受致病原的侵害，这些抗体大多数是蛋白质或由蛋白质参与组成的，如丙种球蛋白等。被称为抑制病毒的法宝和抗癌生力军的干扰素，也是一种糖和蛋白质的复合物。胶原蛋白是人体结缔组织的组成成分，起支撑、保护作用，在人的皮肤中，胶原蛋白含量高达9%，维护着人类皮肤的弹性和韧性。人体如果长期缺乏蛋白质会导致皮肤的生理功能减退，使皮肤弹性降低，失去光泽，出现皱纹。此外，蛋白质还参与许多重要物质的转运以及遗传信息的传递。

（四）供给能量

蛋白质是为生命活动提供能量的物质之一。人体能量的主要来源为糖和脂肪，当它们供应不足时，机体即会动用蛋白质氧化分解提供能量（供给能量是蛋白质的次要功能）。

二、氨基酸

人体对蛋白质的需要实际上是对氨基酸的需要。蛋白质是一种复杂的有机化合物，主要由碳、氢、氧、氮4种元素组成，有的还含硫、磷、铁、铜、碘等元素。蛋白质的基本结构单位是氨基酸。人体蛋白质含有20余种氨基酸。

（一）必需氨基酸

从人体营养角度可将氨基酸分为三大类，即必需氨基酸、半必需氨基酸和非必需氨基酸。

1. 必需氨基酸

组成蛋白质的20余种氨基酸中，有一些是人体维持正常生理活动所必需且在人体内不能自行合成或合成速度很慢,远不能满足机体需要,必须从食物中摄取的,故称之为"必需氨基酸"。如果食物中缺乏这类氨基酸,就会影响机体的生长发育、组织更新,并导致由于蛋白质缺乏而产生的各种疾病。必需氨基酸有9种,包括异亮氨酸、亮氨酸、赖氨酸、蛋氨酸、苯丙氨酸、苏氨酸、色氨酸、缬氨酸和组氨酸。

2. 半必需氨基酸

半必需氨基酸又称"条件性必需氨基酸",主要是指半胱氨酸和酪氨酸,它们在体内分别由蛋氨酸和苯丙氨酸转变而成。当膳食中半胱氨酸和酪氨酸含量丰富时,体内就不必耗用必需氨基酸中的蛋氨酸和苯丙氨酸来合成这两种氨基酸。所以将半胱氨酸和酪氨酸称为条件性必需氨基酸或半必需氨基酸。在计算食物必需氨基酸组成时,往往将蛋氨酸和半胱氨酸、苯丙氨酸和酪氨酸合并计算。

3. 非必需氨基酸

非必需氨基酸并非机体不需要,它们都是构成机体蛋白质的材料,并且必须以某种方式提供,只是因为这部分氨基酸能在人体内合成并满足生理需要,或者可以由其他氨基酸转变而成,不一定通过食物来供给,因此称为"非必需氨基酸"。非必需氨基酸包括甘氨酸、谷氨酸、丙氨酸、精氨酸、脯氨酸、天冬氨酸、天冬酰胺、胱氨酸、酪氨酸、丝氨酸、半胱氨酸、组氨酸12种。

(二)氨基酸模式及限制氨基酸

1. 氨基酸模式

氨基酸模式是指某种蛋白质中各种必需氨基酸的构成比例,即根据蛋白质中必需氨基酸含量,以含量最少的色氨酸为1,计算出的其他氨基酸的相应比值。几种常见食物氨基酸模式和人体氨基酸模式对比见表1-1。

表 1-1　几种常见食物氨基酸模式和人体氨基酸模式对比

氨基酸	人　体	全鸡蛋	牛　奶	牛　肉	大　豆	面　粉	大　米
异亮氨酸	4.0	3.2	3.4	4.4	4.3	3.8	4.0
亮氨酸	7.0	5.1	6.8	6.8	5.7	6.4	6.3
赖氨酸	5.5	4.1	5.	7.2	4.9	1.8	2.3
蛋氨酸＋半胱氨酸	2.3	3.4	2.4	3.2	1.2	2.8	2.3
苯丙氨酸＋酪氨酸	3.8	5.5	7.3	6.2	3.2	7.2	7.2
苏氨酸	2.9	2.8	3.1	3.6	2.8	2.5	2.5
缬氨酸	4.8	3.9	4.6	4.6	3.2	3.6	3.8
色氨酸	1.0	1.0	1.0	1.0	1.0	1.0	1.0

2. 限制氨基酸

人体所需蛋白质来源于多种食物,凡氨基酸模式与人体氨基酸模式接近的食物,其必需氨基酸在体内的利用率就高,反之则低。例如,蛋、奶、肉、鱼等中的动物蛋白质以及大豆蛋白质的氨基酸模式与人体蛋白质的氨基酸模式较接近,从而所含的必需氨基酸在体内的利用率就较高,因此它们被称为优质蛋白质。其中,鸡蛋的氨基酸模式与人体氨基酸模式最为接近,在比较食物蛋白质营养价值时常被作为参考蛋白质。而食物蛋白质中一种或几种必需氨基酸含量相对较低,导致其他必需氨基酸在体内不能被充分利用而使蛋白质的营养价值降低,这些含量相对较低的氨基酸称为限制氨基酸,即由于这些氨基酸的不足,限制了其他氨基酸的利用。其中,含量最低的称第一限制氨基酸,余者类推。植物蛋白质中,赖氨酸、蛋氨酸、苏氨酸和色氨酸含量相对较低,所以营养价值也相对较低。

三、食物蛋白质的营养价值评价

食物的种类千差万别,各种食物蛋白质的含量、氨基酸模式都不一样,人体对它们的消化、吸收和利用程度也存在差异,其营养价值不完全相同。一般来说,动物蛋白质的营养价值优于植物蛋白质。

在实际工作中,人们依据不同的应用目的设计了多种方法对食物蛋白质的营养价值进行评价,但就某一种评价方法而言,因其只能以某一种现象作为观察评定指标,所以都有一定的局限性。综合说来,营养学上主要从食物蛋白质的"量"和"质"两个方面来考察。即一方面要从"量"的角度考察食物中蛋白质含量的多少,另一方面则要从"质"的角度考察其必需氨基酸的含量及模式,以及机体对该食物蛋白质的消化、利用程度。

(一)食物蛋白质含量

食物蛋白质含量是评价蛋白质营养价值的一个重要方面。蛋白质的含量是蛋白质发挥其营养价值的物质基础,食物蛋白质含量的多少尽管不能决定一种食物蛋白质营养价值的高低,但是没有一定的数量,再好的蛋白质,其营养价值也有限。

通常用凯氏定氮法先测定食物蛋白质的含氮量,然后再换算成蛋白质含量。食物蛋白质的含氮量取决于其氨基酸的组成以及非蛋白含氮物质的多少,可在 15%～18% 变动。食物蛋白质平均含氮量为 16%,故常以含氮量乘以系数 6.25（即 100/16）测得其粗蛋白质含量。

(二)蛋白质的消化率

蛋白质的消化率是指食物蛋白质被消化酶分解、吸收的程度。蛋白质的消化率愈高,其被机体利用的可能性就愈大。食物蛋白质的消化率用该蛋白质中被消化、吸收的氮量与其蛋白质含氮总量的比值表示。一般采用动物或人体实验测定,根据是否考虑粪代谢氮因素,可有表观消化率和真消化率(纯消化率)之分。

1. 表观消化率

表观消化率即不考虑粪代谢氮的蛋白质消化率。通常以动物或人体为实验对象,在实验期内,测定实验对象摄入的食物氮和从粪便中排出的粪氮,然后按下式计算:

$$表观消化率 = \frac{食物氮 - 粪氮}{食物氮} \times 100\%$$

其中,粪氮是指粪便中排出的氮量,表示食物中不能被消化吸收的氮。

2. 真消化率

真消化率即考虑粪代谢氮的蛋白质消化率。其公式如下:

$$真消化率 = \frac{食物氮 - (粪氮 - 粪代谢氮)}{食物氮} \times 100\%$$

其中,粪代谢氮也称内源粪氮,是指脱落的肠黏膜细胞和死亡的肠道微生物氮。

粪代谢氮是受试者在完全不吃含蛋白质食物时粪便中的含氮量。它来自脱落的肠黏膜细胞和死亡的肠道微生物,并非来自未被消化吸收的蛋白质,因此,不能计算在未被消化吸收的氮量中。一般成人 24 h 内粪代谢氮为 0.9～1.2 g。

在测定食物蛋白质消化率时,如不减去粪代谢氮所得的结果称为表观消化率,若减去粪代谢氮所得的结果称为真消化率。

蛋白质的消化率受人体和食物等多种因素的影响,前者有全身状态、消化功能、精神情绪、饮食习惯和对该食物感官状态是否适应等;后者有蛋白质在食物中的存在形式、结构、食物纤维素含量、烹调加工方式、共同进食的其他食物的影响等。

通常,动物蛋白质的消化率比植物蛋白质高。如鸡蛋和牛奶中蛋白质的消化率分别约为 97% 和 95%,而玉米和大米中蛋白质的消化率分别约为 85% 和 88%。这是因为植物蛋白质被纤维素包围不易被消化酶作用,因此消化率较低。但经过加工烹调后,包裹植物蛋白质的纤维素可被去除、破坏或软化,从而提高其蛋白质的消化率。例如,食用整粒大豆时,其蛋白质消化率仅约 60%,若将其加工成豆腐,则可提高到 90% 左右。

(三) 蛋白质的利用率

蛋白质的利用率是指食物蛋白质被消化、吸收后在体内被利用的程度。测定食物蛋白质利用率的指标和方法很多,各指标分别从不同角度反映蛋白质被利用的程度。

1. 蛋白质的生物学价值

蛋白质的生物学价值(biological value,BV)简称生物价,也称生理价值,它是评定食物蛋白质营养价值高低的常用方法,是表示蛋白质被机体吸收后在体内的利用率,是机体的氮储留量与氮吸收量之比。某种蛋白质生物价的值越高,表明其被机体利用的程度越高,最大值为 100。计算公式如下:

$$生物价(BV)=\frac{氮储留量}{氮吸收量}\times100\%$$

$$氮吸收量=氮摄入量-(粪氮-粪代谢氮)$$

$$氮储留量=氮吸收量-(尿氮-尿内源性氮)$$

式中,尿内源性氮是机体在无氮膳食条件下尿中所含有的氮。它们来自体内组织蛋白质的分解。尿氮和尿内源性氮的检测原理和方法与粪氮和粪代谢氮一样。

蛋白质的生物价可受很多因素影响,同一食物蛋白质可因实验条件不同而有不同的结果,故对不同蛋白质的生物价进行比较时应将实验条件统一。

2. 蛋白质净利用率

蛋白质净利用率(net protein utilization,NPU)是机体的氮储留量与氮摄入量之比,表示摄入的蛋白质实际被利用的程度。因为考虑了蛋白质在消化、利用两个方面的因素,因此它更为全面。计算公式如下:

$$蛋白质净利用率(NPU)=\frac{氮储留量}{氮摄入量}\times100\%=生物价\times消化率$$

3. 蛋白质功效比值

蛋白质功效比值(protein efficiency ratio,PER)是用幼小动物体重的增加与所摄入的食物蛋白质之比来表示将蛋白质用于生长的效率。该指标被广泛用作婴儿食品中蛋白质的评价。计算公式如下:

$$蛋白质功效比值(PER)=\frac{动物增加体重(g)}{摄入的食物蛋白质(g)}$$

几种食物蛋白质质量指标值见表1-2。

表 1-2　几种食物蛋白质质量指标值

食物名称	蛋白质含量/(g/100 g)	消化率/%	生物价/%	蛋白质净利用率/%	蛋白质功效比值	氨基酸评分	限制性氨基酸
鸡蛋	13	99	94	94	3.92	100	无
牛乳	4	97	85	82	3.09	60	蛋氨酸、胱氨酸
鱼类	19	98	83	81	3.55	75	色氨酸
牛肉	18	99	74	74	2.30	69	缬氨酸
小鸡	21	95	74	70	—	67	缬氨酸
猪肉	12	—	74		—	68	蛋氨酸、胱氨酸
大豆	34	90	73	66	2.32	46	蛋氨酸、胱氨酸
花生	26	87	55	48	1.65	43	蛋氨酸、胱氨酸
啤酒酵母	39	84	67	56	2.24	45	蛋氨酸、胱氨酸
全粒小麦	12	91	66	60	1.50	48	赖氨酸
全粒玉米	12	91	66	60	1.50	48	赖氨酸
精稻米	7	98	64	63	2.18	53	赖氨酸
马铃薯	2	89	73	65	—	48	蛋氨酸、胱氨酸

（资料来源：营养素[M]//A.H.恩斯明格等著.美国食物与营养百科全书：选辑（4）.北京：农业出版社,1989。）

四、蛋白质的互补作用

不同食物蛋白质中氨基酸的含量和比例关系不同，其营养价值不一，若将两种或两种以上的食物适当混合食用，使它们之间相对不足的氨基酸互相补偿，从而接近人体所需的氨基酸模式，提高蛋白质的营养价值，称为蛋白质的互补作用。例如，豆腐和面筋在单独进食时，其蛋白质生物价分别为65％和67％，而当两者以42∶58的比例混合进食时，其生物价可提高至77％。这是因为面筋蛋白质中缺乏赖氨酸，蛋氨酸却较多，而大豆蛋白质中虽然赖氨酸含量较多，但是蛋氨酸却不足。两种食物混合食用，其蛋白质则互相补充，从而提高蛋白质的营养价值。几种食物混合食用后蛋白质的生物价见表1-3。

表 1-3　几种食物混合食用后蛋白质的生物价

蛋白质来源	混合食用所占份数	生物价(BV)/%	
		单独食用	混合食用
玉米	3	60	76
大豆（熟）	1	64	
小麦	7	67	74
小米	6	57	
大豆	3	64	
豌豆	3	33	

续表

蛋白质来源	混合食用所占份数	生物价(BV)/%	
		单独食用	混合食用
玉米	2	60	
小米	2	57	73
大豆	1	64	
小麦	4	67	
小米	6	57	89
牛肉(干)	2	76	
大豆	1	64	

在日常生活中,应注意选择食物种类多样化的膳食营养结构,避免偏食。在膳食中要提倡荤素搭配,谷、豆、菜混食,粗细粮混合等调配方法,这对提高蛋白质的营养价值具有重要的实际意义。为充分发挥食物蛋白质的互补作用,在调配膳食时,应遵循以下3个原则:

(1)食物的生物学种属越远越好,如动物性食物和植物性食物之间的混合食用比单纯植物性食物之间的混合食用要好。

(2)搭配的食物种类越多越好。

(3)食用时间越近越好。因为单个氨基酸在血液中的停留时间约4 h,然后到达组织器官,再合成组织器官的蛋白质。而合成组织器官蛋白质的氨基酸必须同时到达才能发挥互补作用。

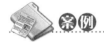 案例

老年营养餐设计中体现蛋白质互补作用

蛋白质是构成机体组织、器官的重要成分,它可起到修复组织的作用。然而,老年人常因出现饮食量少、多病共存(如糖尿病、高尿酸血症、肾脏病等需控制蛋白质摄入的疾病)、过敏症(海鲜、鸡蛋、牛奶、畜禽肉等食物过敏)等情况而使蛋白质摄入量不足。虽然主食中含有蛋白质,但其含蛋白质均有一种或几种的氨基酸数量不足,蛋白质利用效率低,吸收效果不佳。

鉴于此,某养老机构的营养师与厨师一起,充分发挥蛋白质的互补作用,将谷类与豆类、动物性食材与植物性食材结合,研发出多种适合老年人食用的主食品种。如豆面馒头、牛奶卷、小豆凉糕、纯红豆窝头、紫薯花卷、杂豆粥、蔬菜瘦肉粥、黄米红豆糕、燕麦红豆饼、紫米豆糕等。将谷类与杂豆类混合食用,谷类蛋白质多含蛋氨酸、缺乏赖氨酸而杂豆类蛋白质多含赖氨酸、缺乏蛋氨酸,两者结合,从而提高蛋白质利用效率,满足老年人对每日蛋白质的需求。

(一)蛋白质的参考摄入量

世界各国对蛋白质供给量的要求没有一个统一的标准,一般对人体需要量的衡量依照不同的年龄有不同的标准。例如,依照中国的饮食习惯和膳食构成以及老年人体内蛋白质

的代谢特点,中国营养学会编著的《中国居民膳食营养素参考摄入量》(2013 版)中,针对 50 岁以上人群的蛋白质推荐摄入量为男性每日 65 g、女性每日 55 g,蛋白质供给的热量以占总热量的 11％～15％为宜,并且每日摄入的优质蛋白质应不低于每日蛋白质供给量的 1/3。

（二）蛋白质的食物来源

我国膳食蛋白质的主要来源有畜肉、禽肉、鱼肉、蛋类、奶类、豆类、坚果类、薯类、蔬菜及谷类等食物。蛋白质的食物来源可分为植物蛋白质和动物蛋白质两大类。植物蛋白质中,谷类含蛋白质一般为 8％～12％,虽然其蛋白质含量不算高,但由于是人们的主食,所以谷类仍然是膳食蛋白质的主要来源;豆类含有丰富的蛋白质,特别是大豆含蛋白质高达 22％～37％,氨基酸组成也比较合理,在人体内的利用率较高,是植物蛋白质中非常好的蛋白质来源;蛋类含蛋白质约为 13％,是优质蛋白质的重要来源。动物蛋白质包括各种肉类、蛋类、奶类,其中,奶类是最理想的蛋白质来源,奶类(牛奶)蛋白质含量平均约为 3％,是婴幼儿蛋白质的最佳来源。肉类包括禽、畜和鱼的肌肉,新鲜肌肉含蛋白质一般为 15％～22％,肌肉蛋白质营养价值优于植物蛋白质,是人体蛋白质的重要来源。

为改善膳食蛋白质质量,在膳食中应保证有一定数量的优质蛋白质。一般要求动物蛋白质和大豆蛋白质应占膳食蛋白质总量的 30％～50％。

一些常见食物的蛋白质含量见表 1-4。

表 1-4　常见食物的蛋白质含量　　　　　　　　单位：g/100 g 可食部[①]

食　物	蛋白质含量	食　物	蛋白质含量	食　物	蛋白质含量
小麦粉(标准粉)	11.2	豆浆	1.8	小白菜	1.5
小麦粉(特二粉)	10.4	豌豆	23.0	番茄(西红柿)	0.9
小麦粉(富强粉)	10.3	蚕豆(去皮)	25.4	柿子椒	1.0
大米	7.7	荞麦	9.3	苦瓜	0.9
玉米(白,干)	8.8	芝麻(白)	18.4	南瓜	1.0
玉米(黄,干)	8.7	芝麻(黑)	19.1	丝瓜	1.0
玉米(鲜)	4.0	花生(炒)	21.9	南瓜子(炒)	36.0
小米	9.0	花生(生)	25.0	苹果	0.2
甘薯(红芯)	1.1	核桃(干)	14.9	梨(鸭梨)	0.2
甘薯(白芯)	1.4	白果(银杏)	13.2	鸡蛋(白皮)	12.7
马铃薯	2.0	干木耳(黑木耳)	12.1	鸡蛋(红皮)	12.8
青豆(青大豆)	34.6	干银耳(白木耳)	10.0	松花蛋(皮蛋)	14.2
黄豆(大豆)	35.1	发菜(干)	22.8	鸭蛋	12.6
豆腐干	16.2	鸡肉	20.3	武昌鱼	18.3
牛肉(肥瘦)	18.1	鸭肉	15.5	鳜鱼	19.9
牛肉(瘦)	20.2	牛乳	3.0	黄鳝	18.0
牛肉干	45.6	羊乳粉(全脂)	18.8	鱿鱼(干)	60.0
羊肉(肥瘦)	19.0	鲫鱼	17.1	鱿鱼(水浸)	18.3

续表

食　物	蛋白质含量	食　物	蛋白质含量	食　物	蛋白质含量
羊肉(瘦)	20.5	鲤鱼	17.6	海参(水浸)	6.0
猪肝	19.3	草鱼(白鲩)	16.6	海参(干)	50.2
猪肝(卤煮)	26.4	鲢鱼(白鲢)	17.8	虾米(海米)	43.7
猪肉(肥瘦)	13.2	鳙鱼(胖头鱼)	15.3	甲鱼	17.8
猪肉(瘦)	20.3	大黄鱼(大黄花鱼)	17.7	紫菜	26.7
猪肉(里脊)	20.0	小黄鱼(小黄花鱼)	17.9	金针菜(黄花菜)	19.4
猪肉松	23.4	带鱼	17.7		
猪蹄筋	35.3	大白菜	1.7		
豆腐	8.1				

① 可食部：食品减去废弃部分。

任务二　脂类认知

脂类是脂肪和类脂的总称，是一类不溶于水而易溶于有机溶剂的化合物。

一、脂类的分类

脂类分为两大类，即脂肪和类脂。

(一) 脂肪

脂肪即甘油三酯，主要含有碳、氢、氧3种元素。日常生活中所说的脂肪主要是由1分子的甘油与3分子的脂肪酸组成，即中性脂肪，约占脂类的95％。组成天然脂肪的脂肪酸种类很多，由不同脂肪酸组成的脂肪对人体的作用也有所不同，其理化特性也不同。脂肪的熔点也随脂肪酸的碳链长度和饱和程度的增加而升高。如含有2～3个长链饱和脂肪酸的脂肪熔点可达到甚至超过55℃，在常温下为固态，常称为脂。而含2～3个不饱和脂肪酸的脂肪，在常温下多为液态，可以流动，常称为油。

(二) 类脂

类脂主要也是由碳、氢、氧3种元素组成，是一类在某些理化性质上与脂肪类似的物质，包括磷脂、糖脂、固醇类。

1. 磷脂

磷脂是含有磷酸的脂类，包括由甘油构成的甘油磷脂和由鞘氨醇构成的鞘磷脂。

2. 糖脂

糖脂是含有糖基的脂类，也是构成细胞膜所必需的。

3. 固醇类

固醇类又分为胆固醇和类固醇。胆固醇是脂肪酸盐和维生素 D_3 以及类固醇激素合成的原料，对于调节机体脂类物质，尤其是脂溶性维生素(维生素 A、维生素 D、维生素 E、维生素 K)的吸收以及钙、磷代谢等均起着重要作用。人体内的胆固醇有些已酯化，即形成胆固醇酯。这些酯类在血浆脂蛋白、肾上腺皮质和肝中都大量存在。低密度脂蛋白(low-density lipoprotein, LDL)中约有 80% 的总胆固醇是以胆固醇酯的形式存在；高密度脂蛋白(high-density lipoprotein, HDL)中则含 90% 左右。在动脉粥样硬化病灶中，堆积在动脉壁的脂类以胆固醇酯最多。

二、脂肪的生理功能

脂肪是人体必需营养素之一，它与蛋白质、碳水化合物组成三大产能营养素，在供给人体能量方面起着重要作用。脂肪的主要生理功能如下。

(一) 储存和供给能量

储存和供给能量是脂肪最重要的生理功能。1 g 脂肪在体内完全氧化时可释放约 37 kJ (9.0 kcal)的热能，比 1 g 糖原或蛋白质所释放的能量多两倍以上。脂肪组织是体内专门用于储存脂肪的组织，当机体需要时，脂肪组织中储存的脂肪可分解供给机体能量。脂肪每天向人体提供的能量占总摄入能量的 20%～30%。若机体长期摄入能量过多，则过多的能量将以脂肪的形式储存在体内，久而久之就会使人发胖；若机体长期摄入能量不足，则人就会消瘦。储存脂肪是储存能量的一种方式，当人体处于饥饿状态时的能量即来源于储存的脂肪。冬眠的动物和骆驼等，之所以可以长期不进食，就是靠体内储存的大量脂肪来维持其在"禁食"期间的生存。

(二) 构成机体组织

脂肪占正常人体重的 14%～19%，是构成机体组织的重要物质。脂肪主要存在于人体皮下结缔组织、腹腔大网膜、肠系膜等处。

(三) 维持体温，保护脏器

由于脂肪本身不易导热，因此，分布在皮下的脂肪具有减少体内热量散失和防止外界辐射热的侵入的功能，对维持人的体温和御寒起着重要作用。分布在内脏周围的脂肪组织，犹如软垫，保护和固定内脏使其免受撞击、摩擦和移位。

(四) 内分泌作用

已发现的由脂肪组织所分泌的因子有瘦素、肿瘤坏死因子、白细胞介素-6、白细胞介素-8、纤维蛋白溶酶原激活因子抑制物、血管紧张素原、雌激素、胰岛素样生长因子、脂联素及抵抗素等。这些脂肪组织来源的因子参与机体的代谢、免疫、生长发育等生理过程。脂肪组织内分泌作用的发现是内分泌学领域的重大进展之一，也为人们进一步认识脂肪组织的作用开辟了新的起点。

(五) 促进脂溶性维生素的吸收

机体重要的营养成分维生素 A、维生素 D、维生素 E、维生素 K 等，不溶于水，只能溶于脂肪或脂肪溶剂，称为脂溶性维生素。膳食中的脂肪是脂溶性维生素的良好溶剂，这些维生素随着脂肪的吸收而同时被吸收，当膳食中脂肪缺乏或人体发生脂肪吸收障碍时，体内脂溶性维生素就会因此而缺乏。

（六）供给必需脂肪酸

必需脂肪酸是指人体生命活动所必需的脂肪酸,它们不能在人体内合成或合成不足,而必须从食物脂肪中摄取。

三、脂肪酸与必需脂肪酸

（一）脂肪酸及其分类

脂肪酸按其碳链长短可分为长链脂肪酸(14 碳以上)、中链脂肪酸(6~12 碳)、短链脂肪酸(5 碳以下);按其饱和程度可分为饱和脂肪酸、单不饱和脂肪酸、多不饱和脂肪酸;按其空间结构不同可分为顺式脂肪酸和反式脂肪酸。

各种脂肪酸的结构不同,功能也不一样,对它们的一些特殊功能的研究,也是营养学中一个重要的研究领域。目前认为,营养学上最具有价值的脂肪酸有两类,分别是 n-3 系列多不饱和脂肪酸和 n-6 系列多不饱和脂肪酸。目前已知 n-6 系列多不饱和脂肪酸不仅与降血脂关系密切,而且与生长、发育、生殖都有一定关系,而 n-3 系列多不饱和脂肪酸则对脑、视网膜、皮肤和肾功能健全十分重要。

（二）必需脂肪酸

必需脂肪酸是多不饱和脂肪酸。目前所知必需脂肪酸主要包括两种,一种是 n-6 系列亚油酸,另一种为 n-3 系列 α-亚麻酸。只要食物中亚油酸供给充足,人体就可以用亚油酸为原料合成体内所需要的 n-6 系列脂肪酸,如 γ-亚麻酸、花生四烯酸等;同理,α-亚麻酸在体内可合成所需的 n-3 系列脂肪酸,如二十碳五烯酸(EPA)和二十二碳六烯酸(DHA)。也就是说亚油酸是体内 n-6 系列脂肪酸的前体[1],而 α-亚麻酸则是体内 n-3 系列脂肪酸的前体。

（三）必需脂肪酸的生理功能

1. 磷脂的组成成分

必需脂肪酸是磷脂的组成成分,而磷脂是线粒体和细胞膜的重要组成成分,必需脂肪酸缺乏会导致线粒体肿胀,细胞膜结构、功能改变,膜透性、脆性增加。如必需脂肪酸缺乏出现的鳞屑样皮炎、湿疹即与皮肤细胞膜对水通透性增加有关。

2. 与胆固醇代谢相关

胆固醇要与脂肪酸结合才能在体内转运,进行正常代谢。若必需脂肪酸缺乏,胆固醇转运受阻,不能进行正常代谢,则在体内沉积而引发疾病。

3. 与生殖细胞的形成及妊娠、授乳、婴儿生长发育有关

资料表明,体内缺乏必需脂肪酸时,精子形成数量减少,泌乳困难,婴幼儿生长缓慢,并可能出现皮肤症状(如皮肤湿疹、干燥等)。这些症状可通过食用含丰富亚油酸的食物而得到改善。

———————————————————

① 前体是指在代谢或合成过程中位于某一个化合物之前的一种化合物。

4. 与前列腺素的合成有关

前列腺素存在于许多器官中,有着多种多样的生理功能,如使血管扩张和收缩、神经刺激的传导、生殖与分娩的正常进行及水代谢平衡等,乳汁中的前列腺素还可以防止婴儿消化道损伤。亚油酸是合成前列腺素必需的前体,因此,亚油酸营养正常与否,直接关系到前列腺素的合成量,从而影响人体功能的正常发挥。

5. 维护视力

α-亚麻酸的衍生物 DHA,是维持视网膜光感受体功能所必需的脂肪酸。α-亚麻酸缺乏时可引起光感受器细胞受损,视力减退。长期缺乏 α-亚麻酸时,对调节注意力和认知过程也有不良影响。

但是,过多地摄入必需脂肪酸,也可使体内氧化物、过氧化物等增加,同样对机体产生不利影响。必需脂肪酸在植物油中含量较多,动物脂肪中较少。一些常用食用油脂中主要脂肪酸构成情况见表 1-5。

表 1-5　常用食用油脂中主要脂肪酸构成(占总脂肪酸的质量百分数/%)

食用油脂	饱和脂肪酸	不饱和脂肪酸		
		油酸	亚油酸	α-亚麻酸
椰子油	92	0	6	—
牛油	61.8	28.8	1.9	1.0
羊油	57.3	33.0	2.9	2.4
棕榈油	43.4	44.4	12.1	—
猪油(炼)	43.2	44.2	8.9	—
辣椒油	38.4	34.7	26.6	—
鸭油(炼)	29.3	51.6	14.2	0.8
棉子油	24.3	25.2	44.3	0.4
混合油(菜+棕)	20.2	54.0	18.0	6.4
花生油	18.5	40.4	37.9	0.4
豆油	15.9	22.4	51.7	6.7
玉米油	14.5	27.4	56.4	0.6
色拉油	14.4	39.2	34.3	6.9
芝麻油(香油)	14.1	39.2	45.6	0.8
葵花子油	14.0	19.1	63.2	4.5
菜籽油(青油)	13.2	20.2	16.3	8.4
亚麻子油[b]	13	22	14	49
茶油	10.0	78.8	10.0	1.1
胡麻油	9.5	17.8	37.1	35.9
紫苏油[c]	6	17	16	61

四、类脂的生理功能

类脂包含多种物质,其中与人体生理关系较密切的是磷脂和胆固醇。磷脂分子中除了含甘油、脂肪酸外,还含有磷酸及一些含有氮碱成分的物质。胆固醇不含甘油,一般也不含脂肪酸,是另一类型的分子结构,称为甾类化合物。

(一)磷脂

磷脂是生物膜的主要组成成分,磷脂的合成变化对细胞膜流动性、膜蛋白的活性等细胞生理功能有重要的调节作用。磷脂及磷脂的各种衍生物对人体的作用甚大。除了是细胞膜的主要成分外,磷脂在脑、精液、红细胞、肌肉等组织中含量也很多,尤其在神经细胞膜中含量特别丰富。它在神经信号传递中起着非常重要的作用。

(二)胆固醇

胆固醇在神经组织和肾上腺中含量非常多,在脑组织中约占固体物质的 17％。在肝、肾、表皮等组织中含量也颇多。胆固醇是一些激素的主要原料和必需物质,如肾上腺皮质所产生的多种激素和性腺所产生的雄激素与雌激素等。胆固醇是胆汁酸的重要成分。胆汁酸是乳化剂,有助于脂类的消化和吸收。另外,胆汁酸还有抗炎、解毒作用。胆固醇的衍生物7-脱氢胆固醇,在紫外线作用下可进一步形成维生素 D_3。而维生素 D_3 具有促进钙、磷代谢,使骨钙化的作用。所以常晒太阳的人在钙充足的情况下是很少患钙缺乏症的。

人体内的胆固醇大部分由肝合成,然后储存于胆囊中。人体可以从食物中摄取胆固醇,经消化吸收后,最后纳于胆汁内。磷脂可促成血液中的胆固醇和甘油三酯与蛋白质结合形成脂蛋白,在血液内溶解和运转,并参与全身代谢。脂蛋白有两类:占 60％～70％的是低密度脂蛋白,约占 30％的是高密度脂蛋白。前者容易将胆固醇和脂质沉积于血管壁上,促使动脉呈粥样硬化,故称其为"对健康不利的胆固醇";而后者则相反,能防止形成动脉粥样硬化,所以称之为"对健康有利的胆固醇"。两种脂蛋白的作用相反,在脂肪代谢中形成相对的动态平衡。当人体血液中的胆固醇含量超出正常生理指标时,就可能加速低密度脂蛋白的合成,使血管管腔变窄、管壁变硬、血流受阻,从而导致冠心病、脑卒中等一系列心脑血管疾病的发生。动物内脏、蛋黄及某些水产品中胆固醇含量较高。胆固醇含量较高的食物见表1-6。

表 1-6　胆固醇含量较高的食物　　　　单位:mg/100 g 可食部

食　物	胆固醇量	食　物	胆固醇量
猪脑	2 571	羊肝	349
牛脑	2 670	猪肝	288
羊脑	2 004	猪肺	314
鸡蛋黄	1 510	鸡肝	356
鹌鹑蛋黄	1 674	墨斗鱼	275
鸭蛋黄	1 576	河蟹(全)	235
鸡蛋(全)	585	奶油	295
牛肝	297	鱿鱼(水发)	265

植物性食物中一般都不含胆固醇,动物性食物中牛奶、一些鱼和瘦肉的胆固醇含量比较低。胆固醇含量较低的食物见表1-7。

表 1-7　胆固醇含量较低的食物　　　　　　　单位：mg/100 g 可食部

食 物	胆固醇量	食 物	胆固醇量
猪肉（肥）	109	兔肉	59
猪肉（瘦）	81	鸭	94
猪舌	116	奶粉（全脂）	104
猪心	158	奶粉（脱脂）	28
猪肚	159	奶油蛋糕	172
猪肉松	163	对虾	150
牛肉（肥）	194	大黄鱼	79
牛肉（瘦）	58	带鱼	76
牛肉松	178	鲤鱼	83
牛肚	132	草鱼	86
鸡肉	106	甲鱼	101
羊肉（瘦）	60	火腿肠	57

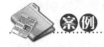 案例

"闻胆固醇色变"的老年人

在养老院的日常工作中，营养师发现了一件很有意思的事情，多数老年人"惧怕"吃蛋黄或动物内脏等富含胆固醇的食物，有些人甚至天天吃素，拒绝食用鸡蛋、全脂牛奶等动物性食物，以防止胆固醇摄入过多。经过营养师走访了解到，在排除因疾病因素控制胆固醇摄入量的前提下，大多数老年人提到最多的原因就是胆固醇吃多了对身体没好处，会得"三高"、脑卒中、冠心病等疾病。得出此类结论一方面说明我国的营养教育效果较好，使得老百姓认识到了过量摄入胆固醇的危害；另一方面也说明了老年人的思维观念往往矫枉过正，两极分化现象普遍，使得有些需要摄入胆固醇的老年人也加入"闻胆固醇色变"的人群中。

现代临床研究显示，老年人可以借助节食或服药降低高胆固醇血症，以减少发生冠心病等疾病发病风险，但若降得太低即出现低胆固醇血症，这样获益非但不再增加，反而有可能引发脑卒中、肝病、肺病、某些癌症、精神失常等。有研究表明，目前我国 60 岁以上老年人近1/5 存在低胆固醇血症。

美国某科研机构在为期四年的追踪调查中发现，在 80 岁以上高龄老年人中，血浆胆固醇略高出正常上限的人，其心血管病死亡的危险下降 15％左右。据此专家推测认为，当人进入高龄后，对胆固醇引起的心脏病危险敏感度下降，而保持适当高的胆固醇水平有利于抵御感染性因素的侵害。因此，高龄老年人的胆固醇略高出正常水平非但不增加心脏病的危险，反而由于抵御感染的能力提高而降低死亡危险。

此外，血清胆固醇也是一个评价营养状况的重要指标，高龄老年人血清胆固醇偏低则可能发生营养不良。据此，营养师在进行营养宣教工作时，首先要将日常高胆固醇的食物进行罗列分级，对因疾病需要限制胆固醇摄入的老年人进行合理限量，如牛乳选择低脂或脱脂型，鸡蛋限量，半个/日或 3～4 个/周，肝脏类食材 10 g/日等；而对于高龄老年人或存在营养

不良风险的老年人则不需严格限制,以预防低胆固醇造成的危害。

五、脂肪营养价值评价

食物脂肪的营养价值与许多因素有关,因此,评价一种脂肪营养价值的高低,主要取决于脂肪的消化率、必需脂肪酸的含量及脂溶性维生素的含量。

1. 脂肪的消化率

食物脂肪的消化率与其熔点密切相关,熔点越低越易消化。熔点低于体温的脂肪消化率可高达 $97\% \sim 98\%$,高于体温的脂肪消化率约 90% 。熔点高于 50 ℃ 的脂肪比较不容易消化。而熔点又与食物脂肪中所含不饱和脂肪酸的种类和含量有关。含不饱和脂肪酸和短链脂肪酸($C_4 \sim C_8$)越多,其熔点越低,越容易消化。通常,植物油消化率高于动物油。

2. 必需脂肪酸的含量

必需脂肪酸的含量与组成是衡量食物油脂营养价值的重要方面。一般植物油中含有较多的必需脂肪酸,是人体必需脂肪酸(亚油酸)的主要来源,故其营养价值高于动物脂肪。但椰子油例外,其亚油酸含量很低,且不饱和脂肪酸含量也少。

3. 脂溶性维生素的含量

一般脂溶性维生素含量高的脂肪营养价值也高。动物体内的储存脂肪几乎不含维生素,器官脂肪中含有少量维生素,但肝脂肪含维生素 A、维生素 D 较丰富,特别是一些海产鱼类肝脂肪中维生素 A、维生素 D 含量很高。奶和蛋的脂肪中也含有较多的维生素 A 和维生素 D。植物油中富含维生素 E,特别是谷类种子的胚油(如麦胚油),其维生素 E 含量更为突出。

六、脂类的参考摄入量及其食物来源

1. 脂类的参考摄入量

膳食中脂肪的供给量易受人们的饮食习惯、生活条件、气候、季节的影响,因此世界各国对脂类的摄入量没有统一的标准。中国营养学会建议每日膳食中由脂类供给的能量占总能量的比例,成年人(18 岁以上健康人群)以 $20\% \sim 30\%$ 为宜。胆固醇的每日摄入量应在 300 mg 以下。

另外,每天所摄入的脂类中,除饱和脂肪酸外,还应有一定比例的不饱和脂肪酸。理想的脂肪酸构成量为饱和脂肪酸:单不饱和脂肪酸:多不饱和脂肪酸=1:1:1,而且多不饱和脂肪酸中 $n\text{-}6 : n\text{-}3 = (4 \sim 6) : 1$ 为宜。除去摄入的动物性食物和植物性食物中所含的脂肪外,老年人烹调油的用量以每天不超过 20g 为宜。

2. 脂类的食物来源

人类膳食脂肪主要来源于动物的脂肪组织、肉类、植物油及植物的种子。动物脂肪相对含饱和脂肪酸和单不饱和脂肪酸较多,而多不饱和脂肪酸含量较少。植物油主要含不饱和脂肪酸,特别是必需脂肪酸亚油酸普遍存在于植物油中,亚麻酸在豆油和紫苏油中较多。因此,经常食用各类植物油基本可满足人体对必需脂肪酸的需要,不会造成必需脂肪酸的缺乏。水产品的多不饱和脂肪酸含量最高,如深海鱼中的鲱鱼、鲑鱼的油富含 EPA 和 DHA,它们属 $n\text{-}3$ 系列的多不饱和脂肪酸,具有降低血脂和预防血栓形成的作用。

含磷脂较多的食物为蛋黄、肝、大豆、麦胚和花生等。含胆固醇丰富的食物是动物脑、肝、肾等内脏和蛋类,肉类和奶类也含有一定量的胆固醇。

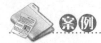

爱吃"方便食品"的老人
——反式脂肪酸的危害

在养老院里有这么一位 80 多岁的老人,退休前是机关干部,常出差到各地,饮食杂乱,喜欢吃肥甘厚腻的菜肴。故他常与营养师抱怨餐厅的菜肴不合口味,味道清淡,好食材让厨师"糟蹋"了。同时,营养师也发现这位老人每次取餐量都非常少,很快吃完就匆匆回屋。营养师跟随老人来到房间,这才发现,老人回屋泡方便面,就着饼干和方便熟食又来一顿。

老人看到营养师到来,面色微红地与营养师交流称,餐厅饭菜不可口,还不如外面小饭馆的好吃,虽然知道方便食品不好但也常买来充饥。营养师对其说,偶尔食用不伤身体,但长期食用,除了导致能量摄入过高外,方便食品中的添加剂、防腐剂和反式脂肪酸摄入过量也会增加发生疾病的风险。老人迷茫地看着营养师,反问反式脂肪酸是什么,有什么危害。

人们将植物油"氢化",把液态不饱和脂肪酸转变成易凝固的饱和脂肪酸,其中有一部分不饱和脂肪酸发生了"构型转变",从天然的"顺式"结构异化成"反式"结构,形成了反式脂肪酸。许多研究表明,大量食用含反式脂肪酸的食物可降低血浆高密度脂蛋白胆固醇,加速动脉硬化,易导致心脑血管疾病、冠心病、糖尿病和老年痴呆等疾病,增加猝死的发生率。故此,全球各国对反式脂肪酸的摄入量均严格限制或设定食品最低限量,以减少反式脂肪酸对人体的影响。

近些年随着食品工业的飞速发展,反式脂肪酸因其结构稳定、成本低廉,已成为饱和脂肪酸的替代品,广泛应用于人造黄油、糕点、方便食品等领域,长久食用会成为老年人健康的隐患,尤其对已经诊断为动脉硬化、高血压、糖尿病、冠心病和有脑卒中病史的老人来说,最好少食或不食。

听了营养师的讲解,老人也渐渐了解到了此类方便食品的危害。同时,营养师将含有反式脂肪酸的食品在养老院中进行罗列公示,并阐述说明,让其他老人也了解到反式脂肪酸对人体的潜在威胁。

任务三 碳水化合物认知

碳水化合物又称糖类,是生物界三大基础物质之一,是自然界含量最丰富的有机物质。它主要由碳、氢、氧 3 种元素组成。人们日常食用最多的淀粉类食品(大米、面粉、玉米、红薯、马铃薯等)、食糖(蔗糖、葡萄糖、蜂蜜等)和膳食纤维(纤维素、半纤维素、果胶、藻胶、木质素等)都属于此类。

一、碳水化合物的分类

碳水化合物的分类有两种不同的方法。一种是从化学的角度,将碳水化合物分为糖、寡糖和多糖(见表1-8);另一种是从营养学角度,根据碳水化合物是否提供能量,将碳水化合物分为可被人体消化吸收利用的和不能被人体消化吸收利用的两类。

表 1-8　碳水化合物的分类(从化学的角度)

分　类	亚　组	举　例
糖	单糖	葡萄糖、果糖、半乳糖
	双糖	蔗糖、乳糖、麦芽糖、海藻糖
	糖醇	山梨醇、甘露糖醇
寡糖	异麦芽低聚寡糖	麦芽糊精
	其他寡糖	棉子糖、水苏糖、低聚果糖
多糖	淀粉	直链淀粉、支链淀粉、变性淀粉
	非淀粉多糖	纤维素、半纤维素、果胶、亲水胶质物

(资料来源:中国营养学会.中国居民膳食营养素参考摄入量(2013版)[M].北京:科学出版社,2014。)

二、碳水化合物的生理功能

1.供能及节约蛋白质

碳水化合物对机体最重要的作用是供能,是产能营养素中最经济的一种。它在体内消化吸收较其他两种产能营养素迅速而且完全,即使在缺氧条件下,仍能进行部分酵解,供给机体能量。当食物中碳水化合物的供给充足时,机体首先利用它提供能量,从而减少蛋白质作为能量的消耗,使更多的蛋白质用于最合适的地方(即用于组织的建造和再生等)。相反,当体内碳水化合物供给不足时,机体为了满足自身对能量的需要,则通过糖原异生作用动用蛋白质以产生能量。动用体内蛋白质,甚至是器官中的蛋白质,如肌肉、肝、肾、心脏中的蛋白质,会对人体及各器官造成损害。节食减肥的危害性也与此有关。即使是不动用机体内的蛋白质,而动用食物中消化吸收的蛋白质来转变成能量也是不合理甚至有害的。因此,当机体摄入足够的碳水化合物时,可以防止机体将体内和膳食中的蛋白质转变为能量,即碳水化合物具有节约蛋白质的作用。

2.构成机体组织

碳水化合物在机体内的含量虽然较少,仅占人体干重的2%左右,但同样也是机体重要生命物质的组成成分,参与细胞的许多生命过程。糖蛋白是一些具有重要生理功能的物质组分,如某些抗体、酶和激素的组成成分;糖脂是细胞膜与神经组织的组成部分;核糖参与构成对遗传信息起传递作用的核糖核酸与脱氧核糖核酸。

3.保肝解毒作用

摄入足量碳水化合物可以增加体内肝糖原的储存,加强肝脏功能,使机体抵抗外来有毒物质的能力增强。肝中的葡萄糖醛酸能与这些有毒物质结合,将其排出体外,起到解毒作用,保护了肝的功能。当体内肝糖原不足时,其对四氯化碳、乙醇、砷等有害物质的解毒作用明显下降,所以人患肝炎时,要多吃一些糖。

4.抗生酮作用

脂肪在体内彻底被代谢分解,需要碳水化合物产生的葡萄糖的协同作用。脂肪酸被分解所产生的乙酰基需与草酰乙酸结合进入三羧酸循环而最终被彻底氧化,产生能量。

当碳水化合物摄入量不足时,脂肪不能在体内完全氧化燃烧,致使其反应的中间产物酮体大量堆积,尽管肌肉和其他组织可利用酮体产生能量,但酮体是一些酸性化合物,过多会引起血液酸性升高,即出现所谓的酸中毒。当碳水化合物摄入充足时,脂肪代谢完全,不产生酮体。

5. 增强肠道功能

这种作用主要是靠膳食纤维来实现的,膳食纤维是不可利用的碳水化合物。过去,人们认为膳食纤维不能被人体消化、利用,因此无营养价值,无关紧要,甚至予以排斥。但大量的研究表明,膳食纤维对预防许多疾病都具有显著的效果,因此越来越多的人认为膳食纤维在营养上已不再是惰性物质,而是人们膳食中不可缺少的成分。

三、膳食纤维的生理功能

膳食纤维是碳水化合物的重要组成部分,是植物的一部分并不被人体消化的一大类糖类物,对人体有显著的健康益处。膳食纤维可分为可溶性膳食纤维与非可溶性膳食纤维,前者包括部分半纤维素、果胶和树胶等,后者包括纤维素、木质素等。

膳食纤维的主要生理功能如下。

1. 有利于食物的消化过程

膳食纤维能增加食物在口腔咀嚼的时间,可促进肠道消化酶分泌,同时加速肠道内容物的排泄,这些都利于食物的消化吸收。

2. 改善肠道菌群,吸水通便,预防结肠癌

肠道厌氧菌大量繁殖会使中性或酸性类固醇,特别是胆酸、胆固醇及其代谢物降解,产生的代谢产物可能是致癌物。膳食纤维可抑制厌氧菌,促使嗜氧菌的生长,使具有致癌性的代谢物减少;同时,膳食纤维还可借其吸水性扩大粪便体积,缩短粪便停留在肠道的时间,防止致癌物质与易感的肠黏膜之间长时间接触,从而减少产生结肠癌的可能性。

3. 降低血糖水平,防治糖尿病

增加食物中膳食纤维的摄入量,可以改善末梢组织对胰岛素的感受性,降低对胰岛素的需求,调节糖尿病患者的血糖水平。多数研究者认为,可溶性膳食纤维在降低血糖水平方面是有效的。可溶性膳食纤维吸水后具有黏稠性,能增加食糜的黏度,延缓胃的排空时间,减缓葡萄糖在小肠的吸收速度,使血糖不致因进食而快速升高,可降低餐后血糖升高的幅度,有助于改善糖耐量。

4. 降低血清胆固醇,预防冠心病

血清胆固醇水平高是心血管疾病的诱发因子。由于可溶性膳食纤维可降低血糖水平,因此也可减少机体内胰岛素的释放,而胰岛素可刺激肝脏合成胆固醇,所以胰岛素释放的减少可以使血浆胆固醇水平受到影响。另外,膳食纤维还可以螯合胆固醇,吸附胆汁酸,降低胆固醇和甘油酯溶解,阻止其消化吸收,从而起到防止动脉粥样硬化及冠心病的作用。此作用以可溶性纤维(如果胶、树胶、豆胶)较明显,而非可溶性纤维无此种作用。

5. 预防胆结石

大部分胆结石是由于胆汁内胆固醇过度饱和所致,当胆汁酸与胆固醇失去平衡时,就会析出小的胆固醇结晶而形成胆结石。膳食纤维可降低胆汁内胆固醇的浓度,使胆固醇饱和度降低,从而减少胆结石的发生。

6. 防止能量过剩和肥胖

膳食纤维有很强的吸水能力,可增加胃内容物容积而增加饱腹感,从而减少食物和能量的摄入,有利于控制体重,防止肥胖。

四、碳水化合物的摄入量及食物来源

1. 碳水化合物的摄入量

膳食中碳水化合物的摄入量常基于能量的平衡和适宜比例,根据民族饮食习惯、生活条件等而定,《中国居民膳食指南(2022)》建议每日碳水化合物所供能量以约占全日总能量的 50%~65% 为宜,总碳水化合物平均需要量每天约为 120 g。另外,由于精制糖为纯热能食物,摄入过多易引起肥胖,因此,营养学家建议应限制其摄入量,一般其供能比例应在总能量的 10% 以下。

世界各国不同研究机构都曾提出膳食纤维的适宜摄入量,但资料报道数据差异较大,有些人认为需 15~20 g/d,另一些人则认为需 25~30 g/d。中国营养学会根据国外有关资料,参考 1982 年、1992 年和 2002 年居民的膳食纤维摄入量数据,建议我国 18~49 岁人群膳食纤维的适宜摄入量为 25~30 g/d,并鼓励每日至少全天谷物的 1/3 为全谷物食物,蔬菜水果摄入量至少达到 500 g 以上。但膳食纤维过多摄入对机体无益,可与钙、铁等结合,影响这些矿物质的吸收利用。

2. 碳水化合物的食物来源

膳食中可消化利用的碳水化合物主要来源于谷类、根茎类和豆类等植物性食物,这些食物中含有大量淀粉及少量单糖和双糖。某些坚果类食物(如板栗、莲子等)虽碳水化合物含量较高,但人们平时食用量少,因此实际意义不大。

食物中的膳食纤维来自植物性食物,如水果、蔬菜、豆类、坚果和各种谷类。由于蔬菜和水果中的水分含量较高,因此所含膳食纤维的总量就较少。膳食中膳食纤维的主要来源是谷物。全谷粒和麦麸等食物富含膳食纤维,而精加工的谷类食品则含量较少。食物中含量最多的是不可溶性膳食纤维,它包括纤维素、木质素和一些半纤维素。谷物的麸皮,全谷粒和干豆类,干的蔬菜和坚果也是不可溶性膳食纤维的良好来源。可溶性膳食纤维富含于燕麦、大麦、水果和一些豆类中。除了天然食物所含自然状态的膳食纤维外,近年出现多种从农产品加工后的小麦麸皮、豆渣、果渣、甘蔗渣、荞麦皮等天然食物中提取的粉末状、单晶体等形式的膳食纤维产品。

任务四　矿物质认知

一、矿物质概述

人体内约有 20 余种元素为构成人体组织、机体代谢、维持生理功能所必需。在这些元素中,除碳、氢、氧、氮以有机化合物(如碳水化合物、脂肪、蛋白质、维生素)的形式存在外,其余各种元素统称为矿物质,亦称无机盐。人体内矿物质的总重量虽然仅占人体体重的 4%

（碳、氢、氧、氮诸元素占人体体重的96％），需要量也不像蛋白质、脂类、碳水化合物那样多，但它们也是人体需要的一类重要营养素。

（一）矿物质的分类

对人体而言，有些元素在一定范围内确实是必需的，有些则可能是通过食物和呼吸偶然进入人体内的。从营养角度来看，一般把矿物质元素分为必需矿物质元素、非必需矿物质元素和有毒元素3类。所谓必需矿物质元素，是指这类元素在机体内的健康组织中存在，并且含量浓度比较恒定，为机体正常生理生化功能所不可缺少，缺乏时会发生组织结构或生理异常，补给这种元素后可恢复正常或可防止这种异常的发生。但应注意，即便是必需矿物质元素，摄入过量也会产生毒性。

从人体内的含量来看，必需矿物质元素又大致可分为两类：一般将含量占体重0.01％以上的元素称为常量元素或宏量元素，如钙、镁、钾、钠、磷、氯、硫7种；含量占体重0.01％以下的元素，以微克计算，这类元素称为微量元素，其中有14种目前已被确认为必需微量元素，即铁、碘、钼、锰、铜、钴、硅、硒、氟、铬、锌、镍、锡、钒。

7种常量元素中，只有钙对各个年龄组的人都很重要，因此，在营养学上制定了供给量标准，必须每天从食物中保证供给，否则可能会导致钙缺乏症的发生。而其他6种常量元素，由于在膳食中含量比较多，均不至于缺乏，所以没有制定供给量标准，只有在特殊情况下才显得重要，如钠，只有在高温、大量出汗或严重烧伤丢失较多时才需要补充。人体必需的14种微量元素，在人体内的含量虽然比较少，但它们的生理功能却显得很重要，一旦缺乏，会导致各种特异的缺乏症的发生，如缺铁会产生缺铁性贫血，缺锌会影响生长发育，等等。

（二）矿物质的生理功能

矿物质在人体内的主要生理功能是构成机体组织成分和调节生理功能。

（1）有些矿物质是构成机体组织的重要成分。如钙、镁、磷是骨骼和牙齿的主要成分，铁是血红蛋白的主要成分，碘是构成甲状腺的重要成分，锌是胰岛素和含锌金属酶的成分，磷是神经、大脑磷脂的重要成分。

（2）有些矿物质能调节多种生理功能。例如，维持组织细胞的渗透压，调节机体水的平衡，钾、钠、钙、镁离子调节体液的酸碱平衡，维持神经肌肉的兴奋性、心脏的节律性，等等。

（3）矿物质是体内的活性成分。它是酶、激素和抗体等的组成或激活剂。例如，铁、磷是多种酶的主要成分；激活唾液淀粉酶需要氯离子，激活体内有些酶需要镁离子；钾参与蛋白质、碳水化合物和热能代谢，锌参与核酸的正常代谢，等等。

人体的新陈代谢，使每天都有一定数量的矿物质通过各种途径被排出体外，而矿物质又与有机营养素不同，在体内不能合成，因而必须通过膳食予以补充。矿物质广泛存在于动物性食物和植物性食物中，人体需要量又少，只要注意荤素调配、粮菜混食、粗细粮搭配，做到膳食多样化，避免偏食，一般不易造成缺乏，但在特殊的生理条件（如孕妇、乳母、婴幼儿和老年人）或膳食调配不当、生活环境特殊等情况下则易引起缺乏。

二、常量元素

常量元素中，钙、钾、钠和镁为金属元素，磷、氯和硫则为原子序数较小的非金属轻元素。

以下主要介绍钙和磷两种常量元素。

（一）钙

钙是人体内含量最多的无机元素,它占人体总重量的 1.5%～2.0%,一般成年人体内含钙量为 1 000～1 200 g。钙是构成骨骼和牙齿的主要成分,人体 99% 的钙存在于骨骼和牙齿中,其余约 1% 的钙存在于软组织、细胞外液和血液中,这部分钙通称为混合钙池,它在维持人体正常生理活动中起着重要作用。

1. 钙的生理功能

（1）构成机体的骨骼和牙齿

钙是构成机体骨骼和牙齿的重要组成成分,钙对保证骨骼的正常生长发育和维持骨健康起着至关重要的作用。

（2）维持多种正常生理功能

分布在体液和其他组织中的钙,虽然只约占体内总钙量的 1%,但在机体内多方面的生理活动和生物化学过程中起着重要的调节作用。细胞外液的钙约 1 g,占总钙的 0.1%;细胞内的钙约 7 g,占总钙的 0.6%。血钙较稳定,正常浓度为 2.25～2.75 mmol/L(毫摩尔/升),即 90～110 mg/L(毫克/升),占总钙的 0.03%。血液中的钙可分为扩散性和非扩散性钙两部分。非扩散性钙是指与血浆蛋白(主要是白蛋白)结合的钙,它们不易透过毛细血管壁,也不具有生理活性。在扩散性钙中,一部分是与有机酸或无机酸结合的复合钙,另一部分则是游离状态的钙离子。只有离子钙才具有生理作用。

离子钙的生理功能涉及诸多方面:Ca^{2+} 参与调节神经、肌肉兴奋性,并介导和调节肌肉以及细胞内微丝、微管等的收缩;影响毛细血管通透性,并参与调节生物膜的完整性和质膜的通透性及其转换过程;调节多种激素和神经递质的释放;作为细胞内第二信使,介导激素的调节作用;直接参与脂肪酶、三磷酸腺苷(ATP)酶等的活性调节。此外,离子钙还能激活多种酶(腺苷酸环化酶、鸟苷酸环化酶及钙调蛋白等)调节代谢过程及一系列细胞内生命活动;与细胞的吞噬、分泌、分裂等活动密切相关;是血液凝固过程所必需的凝血因子,可使可溶性纤维蛋白原转变成纤维蛋白。

就我国现有膳食结构的营养调查表明,居民钙摄入量普遍偏低,仅达推荐摄入量的 50% 左右。因此钙缺乏症是较常见的营养性疾病,其主要表现为骨骼的病变,对儿童会造成骨质生长不良和骨化不全,会出现囟门晚闭、出牙晚、"鸡胸"或佝偻病;成年人则患骨质疏松症,易发生骨折并发生出血和瘫痪等。

2. 钙的缺乏与过量

钙是人体内含量最多的一种矿物质,但也是人体最容易缺乏的矿物质。钙缺乏是较常见的营养性疾病,并且钙的缺乏常常和维生素 D 的营养水平有关,也与磷有关。钙缺乏时对生长期儿童可表现为生长发育迟缓、骨和牙的质量差,严重时会引起骨骼变形,形成佝偻病。中老年人缺钙则易患骨质疏松症。当血钙低于 1.75 mmol/L 时,还会引起神经肌肉的兴奋性增强而出现抽搐等症状。

此外,成年人钙缺乏可导致骨质疏松症,钙缺乏除与骨健康相关外,流行病学研究提示缺钙还可能与糖尿病、某些癌症(如结肠癌)等慢性疾病相关。补钙可利于改善糖尿病性骨量下降和有关症状,摄入充足的钙可减少肠黏膜增生,从而降低结肠癌的危险性。但这些目前还不足以作为估算需要量的依据。

钙摄入过量也会对机体造成不利影响,例如可增加肾结石的危险性。有关资料表明,高钙与肾结石患病率增加有直接关系,肾结石病多见于发达国家居民,美国约 12％的人患有肾结石,可能与钙摄入过多有关。高钙膳食还可抑制铁的吸收,降低锌的生物利用率,等等。

3. 钙的吸收与排泄

（1）吸收。钙在小肠中通过主动转运与被动(扩散)转运吸收。钙吸收率为 20％～60％不等。凡能降低肠道 pH 值或增加钙溶解度的物质均促进钙的吸收,凡能与钙形成不溶性物质的因子,均干扰钙的吸收。

对钙吸收有利的因素:

① 食物中的维生素 D、乳糖、蛋白质,都能促进钙盐的溶解,有利于钙的吸收。膳食中维生素 D 的存在与量的多少,对钙的吸收有明显影响。乳糖与钙形成可溶性低分子物质,以及在糖被肠道菌分解发酵产酸时,肠道 pH 值降低,均有利于钙吸收。适量的蛋白质和一些氨基酸,如赖氨酸、精氨酸、色氨酸等可与钙结合成可溶性络合物,而有利于钙的吸收。

② 肠内的酸度有利于钙的吸收,特别是在十二指肠部位,钙能被主动吸收。

③ 胆汁有利于钙的吸收。钙的吸收只限于水溶性的钙盐,但非水溶性的钙盐因胆汁作用可变为水溶性。胆汁的存在可提高脂酸钙(一种不溶性钙盐)的可溶性,帮助钙的吸收。

对钙吸收不利的因素:

① 脂肪供给过多会影响钙的吸收。因为,由脂肪分解产生的脂肪酸在肠道未被吸收时与钙结合,形成皂钙,使钙吸收率降低。

② 年龄和肠道状况与钙的吸收也有关系。婴儿时期因钙需要量大,其吸收率可高达60％左右,儿童约为 40％,青少年保持在 25％上下,成年人仅为 20％左右。钙吸收率随年龄增加而渐减,所以老年人多发生骨质疏松症,易骨折,骨折后也难愈合。腹泻和肠道蠕动太快,食物在肠道停留时间过短,也有碍于钙的吸收。

③ 膳食纤维也会干扰钙的吸收。

④ 某些蔬菜中的草酸和谷类中的植酸分别能与钙形成不溶性的草酸钙和植酸钙,影响钙的吸收。含草酸多的蔬菜有老菠菜、茭白、竹笋、红苋菜、牛皮菜等,含植酸多的谷类有荞麦、燕麦等。

⑤ 当体内维生素 D 不足时,钙结合蛋白的合成量减少,钙的运载能力下降,主动吸收能力也随之降低。

⑥ 食物中钙磷比例不平衡,钙或磷无论谁的含量过多或过少,都会影响钙的吸收,因此食物中所含的钙磷比要适当。美国规定,1 岁以下儿童,钙磷比为 1.5∶1,1 岁以上儿童为1∶1,一般认为成年人钙磷比在(1∶1)～(1∶2)为适宜范围。

⑦ 饮酒过量、活动很少或长期卧床以及服用一些碱性药物(如小檗碱、四环素等)都会使钙的吸收率下降。

（2）排泄。钙的排泄主要通过肠道与泌尿系统。大部分通过粪便排出,每日排入肠道的钙大约为 400 mg,其中有一部分可被重新吸收。正常膳食时,钙从尿中排出量为摄入量的 10％～20％。钙也可通过汗液、乳汁等排出,如高温作业者汗液中丢失的钙量高达约100 mg/d。乳母通过乳汁约排出钙为 150～300 mg/d。

4. 钙和其他矿物质的相互干扰作用

高钙摄入能影响以下必需矿物质的生物利用率。

（1）铁：钙可明显抑制铁的吸收，并存在剂量-反应关系，只要增加过量的钙，就会对膳食铁的吸收产生很大的抑制作用。

（2）锌：一些研究显示，高钙膳食对锌的吸收率和锌平衡有影响，认为钙与锌相互有拮抗作用。

（3）镁：试验表明，高钙摄入时，镁吸收低，而尿镁显著增加。

（4）磷：已知醋酸钙和碳酸钙在肠腔中是有效的磷结合剂，高钙膳食可减少磷的吸收，但尚未见有高钙引起磷耗竭或影响磷营养状况的证据。

5. 钙的食物来源和参考摄入量

钙的食物来源以奶及奶制品为最好，不仅含量丰富，而且易于吸收利用，如牛奶每 100 g 含钙 104 mg。我国膳食中钙的主要来源是蔬菜和豆类，如甘蓝、小青菜、大白菜、小白菜及豆类制品。此外，虾皮、芝麻酱、骨头汤、核桃仁、海带、紫菜等含钙也很丰富。常见食物的钙含量见表 1-9。

表 1-9　常见食物的钙含量　　　　　　　　单位：mg/100 g 可食部

食物名称	含量	食物名称	含量	食物名称	含量
牛奶	104	海带（干）	348	大米（籼、糙）	14
牛奶粉（全脂）	676	猪肉	6	糯米（江米）	26
干酪	799	鸡肉	9	富强面粉	27
鸡蛋	56	黄豆	191	玉米面（黄）	22
鸡蛋黄	112	青豆	200	大白菜	69
鸭蛋	62	黑豆	224	芹菜	80
鹅蛋	34	豆腐	164	韭菜	42
鹌鹑蛋	47	芝麻酱	1170	苋菜（绿）	187
鸽蛋	108	花生仁（炒）	284	芥蓝（甘蓝）	128
虾皮	991	枣（干）	64	葱头（洋葱）	24
虾米	555	核桃仁	108	金针菜（黄花菜）	301
河蟹	126	南瓜子（炒）	235	马铃薯	8
大黄鱼	53	西瓜子（炒）	237	发菜	875
小黄鱼	78	木耳	247	紫菜	264
带鱼	28	蚌肉	190	苜蓿	713

《中国居民膳食营养素参考摄入量》(2013 版)建议成年人膳食钙的推荐摄入量：18～49 岁人群为 800 mg/d，可耐受最高摄入量为 2 000 mg/d。考虑老年人钙的吸收率明显下降和老年女性绝经后骨钙释出量增多，50 岁以上人群膳食钙的推荐摄入量为 1 000 mg/d。

（二）磷

磷是人体必需的元素之一，是机体不可缺少的营养素。磷在成年人体内的含量为 600～700 g，约为人体重量的 1%，除钙外，它是在人体内含量最多的矿物质。

1. 磷的生理功能

磷可与钙结合成为磷酸钙，是构成骨骼和牙齿的主要物质，人体中87.6%以上的磷，存在于骨骼和牙齿中。其余分散于体液、血细胞之中。磷是细胞核蛋白、磷脂和某些辅酶的主要成分；磷酸盐还能组成体内酸碱缓冲体系，维持体内的酸碱平衡；磷还参与体内的能量转化，人体内代谢所产生的能量主要是以三磷酸腺苷酶的形式被利用、储存或转化的。磷还参与葡萄糖、脂肪和蛋白质的代谢。

2. 磷的吸收和利用

磷需要在人体十二指肠内经酶转变为磷酸化合物的形式，方能被人体吸收，膳食中所含磷约有70%在十二指肠上部被吸收。维生素D和植酸也影响磷的吸收，摄入足量的维生素D可以促进磷的吸收。当维生素D缺乏时，常会使血液中的无机磷酸盐下降。影响磷吸收的因素与钙大致相似。

3. 磷的参考摄入量和食物来源

《中国居民膳食营养素参考摄入量》（2013版）建议成年人（含孕妇、乳母）膳食磷的推荐摄入量：18～64岁人群为720 mg/d，可耐受最高摄入量为3 500 mg/d；65～79岁老年人膳食磷的推荐摄入量为700 mg/d，可耐受最高摄入量为3 000 mg/d；80岁以上老年人膳食磷的推荐摄入量为670 mg/d，可耐受最高摄入量为3 000 mg/d。

磷在食物中分布很广，无论动物性食物或植物性食物，在其细胞中都含有丰富的磷，动物的乳汁中也含有磷。磷是与蛋白质并存的，一般，如果膳食中钙和蛋白质含量充足，那么磷也能够满足机体的需要。磷在瘦肉、蛋、奶以及动物的肝、肾中含量都很高，海带、紫菜、芝麻酱、花生、干豆类、坚果等含磷也较丰富。但谷物中的磷为植酸磷，如不经过加工处理，吸收利用率低。若谷粒通过热水浸泡，面食经过发酵等处理后则可降低植酸的浓度，提高磷的吸收率。

三、微量元素

微量元素虽然在人体中存在数量极少，但是却是人体内的生理活性物质，是人体有机结构中的必需成分，且必须通过食物摄入。以下主要介绍铁、碘、硒等微量元素。

（一）铁

铁是人体必需微量元素之一。成年人体内含铁为4～5 g，其中有60%～75%存在于血红蛋白中，3%存在于肌红蛋白中，0.2%～1%存在于含铁的酶（如过氧化氢酶、过氧化物酶、细胞色素氧化酶等）和铁传递蛋白中；其余则主要以铁蛋白和含铁血黄素的形式储存于肝、脾和骨髓的网状内皮系统等组织器官中。在人体器官组织中铁的含量，以肝、脾为最高，其次为肾、心、骨骼肌与脑。铁在体内的含量随年龄、性别、营养状况和健康状况而有很大的个体差异。

1. 铁的生理功能

铁在人体内的主要功能是以血红蛋白的形式参加氧的转运、交换和组织呼吸过程。此外，它除参加血红蛋白、肌红蛋白、细胞色素酶与某些酶的合成外，还与许多酶的活性有关。如果铁摄入不足或吸收利用不良，将使机体出现缺铁性或营养性贫血。轻度贫血患者症状一般不明显；较重患者，表现为面色苍白，稍微活动就心跳加快、气急，还伴随头晕、眼花、耳鸣、记忆力减退、食欲减退、四肢无力、免疫功能下降、容易感冒等；缺铁严重者,还能造成贫血性心脏病,检查时可发现心脏增大等体征。

2. 铁的吸收和利用

铁主要在小肠上部被吸收。铁的吸收也受多种因素影响,一般认为动物性食物和植物性食物混合食用,可提高植物性食物中的铁的吸收率。铁在食物中存在的形式有两种：

一种是植物性食物中的非血色素铁,主要是以 Fe^{3+} 的形式与蛋白质、氨基酸和其他有机酸结合成的络合物。这种形式的铁必须还原成 Fe^{2+} 后才能被吸收。胃酸可促使食物中的有机铁分解为铁离子或使其变为结合较松散的有机铁,所以胃酸有促进铁吸收的作用。维生素 C、半胱氨酸等还原性成分能将 Fe^{3+} 还原成 Fe^{2+},且能与 Fe^{2+} 形成可溶性络合物,有助于铁的吸收。

另一种是动物性食物中的血红素铁,是以 Fe^{2+} 形式与血红蛋白和肌红蛋白中的卟啉环结合组成铁卟啉的血红素铁。这种铁不受植酸等有机酸的影响,可直接被吸收。所以植物食品中的铁的吸收率较低,多在 10% 以下,如大米为 1%,菠菜和大豆为 7%,玉米和黑豆为 3%,小麦为 5%；而动物性食物中的铁的吸收率较高,如鱼类为 11%,禽畜的肌肉和肝可达 22%。

影响铁吸收的主要因素有：

(1) 膳食中脂类的含量适当对铁吸收有利,过高或过低均降低铁的吸收。各种碳水化合物对铁的吸收与存留均有影响,作用最大的是乳糖,其次为蔗糖、葡萄糖。若以淀粉代替乳糖或葡萄糖,则明显降低铁的吸收率。

(2) 钙是唯一证实对血红素铁和非血红素铁的吸收都有抑制作用的膳食因子,原因尚不明确。锌与铁之间也有较强的竞争作用,当一种过多时,就可干扰另一种的吸收。

(3) 维生素 A 在肠道内可以与铁络合,使铁保持较高的溶解度,防止诸如植酸、多酚类对铁吸收的不利作用。现已发现缺铁性贫血与维生素 A 缺乏往往同时存在,给维生素 A 缺乏者补充维生素 A,即使铁的摄入量不变,铁的营养状况亦有所改善。维生素 B_2 有利于铁的吸收、转运与储存。维生素 C 具有酸性,还具有还原性,能将 Fe^{3+} 还原为 Fe^{2+},并与铁形成可溶性小分子,有利于铁的吸收。口服较大剂量维生素 C 时,可显著增加非血红素铁的吸收。在铁缺乏时,维生素 C 对铁吸收率的提高作用更为明显。茶、咖啡及菠菜中,因含有酚类物质而明显抑制铁的吸收。

(4) 机体状况可左右铁的吸收,食物通过肠道的时间太短、胃酸缺乏或过多服用抗酸药时,影响铁离子释放而降低铁的吸收。血红素铁与非血红素铁吸收,都受体内铁储存量的影响,当铁储存量增多时,吸收率降低；铁储存量减少时,需要量增加,吸收率亦增加。胃肠吸收不良综合征也影响铁的吸收,患缺铁性贫血会使铁吸收率增高。按中国传统膳食,成年男性膳食总铁平均吸收率大约为 6%,育龄妇女为 13%,女性吸收率高于男性是因为其体内储存铁较低而需求又较高。

(5) 食物中的植酸、草酸、鞣酸、磷酸等能与铁形成难溶性的铁盐而影响铁的吸收。

机体对铁的利用非常有效,如红细胞衰老解体后所释放的血红素铁可反复利用,损耗很小。人体每天实际利用的铁远远超出同一时期内由食物供给的铁。例如,人体内每天参加周转的铁为 27~28 mg,其中由食物吸收来的仅占 0.5~1.5 mg。正常情况下,机体铁的损耗主要是由于消化道、泌尿道上皮细胞脱落,其中的铁随粪便及尿排出,随粪便排出的铁为

0.2～0.5 mg/d,随尿排出的铁不超过 0.5 mg/d。

3. 铁的食物来源和参考摄入量

铁在体内代谢中,可被身体反复利用,一般除肠道分泌和皮肤、消化道、尿道上皮细胞脱落损失少量外,身体排出铁的量很少。只要从食物中吸收加以补充,即可满足机体需要。《中国居民膳食营养素参考摄入量》(2013 版)建议成年人膳食铁的推荐摄入量:18～49 岁人群男子为 12 mg/d,女子为 20 mg/d,50 岁以上人群均为 12 mg/d;可耐受最高摄入量:男女均为 40 mg/d。

铁的主要食物来源:动物性食物中以肝、瘦肉、蛋黄、鱼类及其他水产品中含铁量较多,植物性食物中以豆类、坚果类和叶菜、山楂、草莓等蔬菜水果中含铁量较多。此外,发菜、干蘑菇、黑木耳、紫菜、海带、青虾等也含有丰富的铁元素。成年人吃普通的膳食一般不易发生铁的不足。常见食物的铁含量见表 1-10。

表 1-10　常见食物的铁含量　　　　　　单位:mg/100 g 可食部

食物名称	含 量	食物名称	含 量	食物名称	含 量
鸭血	30.5	绿豆	6.5	杏仁(炒)	3.9
鸡血	25.0	花生仁(炒)	6.9	核桃仁	3.2
沙鸡	24.8	黄花菜(干)	16.5	白果(干)	0.2
猪肝	22.6	黄花菜(鲜)	8.1	莲子(干)	3.6
鸭肝	23.1	小米	5.1	松子仁	4.3
牛肝	6.6	黄豆	8.2	蛋糕(烤)	4.4
羊肝	7.5	黑豆	7.0	口蘑	19.4
鸡肝	12.0	大米	2.3	芹菜	1.2
排骨	1.4	标准面粉	3.5	藕粉	41.8
瘦猪肉	3.0	富强粉	2.7	紫菜	54.9
蚌肉	50.0	干枣	2.3	菠菜	2.9
蛏子	33.6	葡萄(干)	9.1	芝麻(黑)	22.7
蛤蜊	22.0	豇豆	7.1	芝麻(白)	14.1
蛋黄	6.5	牛乳	0.3	芝麻酱	9.8
蛋黄粉	10.6	荞麦(带皮)	10.1	冬菜	11.4

(二)碘

1. 碘的生理功能

成年人身体内含碘量为 20～50 mg,其中 70% 存在于甲状腺中。碘在体内主要参与甲状腺激素的合成,其生理作用也是通过甲状腺激素的作用表现出来的。甲状腺所分泌的甲状腺素对机体可以发挥重要的生理作用。

甲状腺素最显著的作用是促进许多组织的氧化,增加氧的消耗和热能的产生;促进生长发育,调节和控制机体的基础代谢。机体因缺碘所导致的一系列障碍统称为碘缺乏病。碘缺乏的典型症状为甲状腺肿大。当体内缺碘时,甲状腺素合成量减少,体内含碘量降低,可引起脑垂体促甲状腺激素分泌增加,不断地刺激甲状腺而引发甲状腺肿大,民间叫"大脖子"病。我国西南、西北及内陆山区均为缺碘地区,是地方性甲状腺肿及克汀病(呆小病)的流行区域。地方性甲状腺肿,患者除甲状腺肿大外,还出现心慌、气短、头痛、眩晕等症状,劳动时还可加重。严重时,发生全身黏液性水肿,这种病还有明显的遗传倾向。严重缺碘的妇女生的婴儿,会发生呆小病,患者生长迟缓、发育不全(如性器官发育停止等)、智力低下、聋哑痴呆。在高发病区流传着这样的民谣:"一代甲(指甲状腺肿),二代傻(指呆小病),三代四代断根芽",形象地道出了缺碘的严重后果。地方性呆小病,是因胎儿及婴儿期严重缺碘引起的中枢神经系统损害、甲状腺功能低下及生长发育停滞为主的病变。

2. 碘的食物来源与参考摄入量

人体所需要的碘,一般都从饮水、食物和食盐中获得。含碘高的食物主要为海产的动植物,如海带、紫菜、海蜇、海虾、海蟹、海盐等,见表1-11。

表 1-11　含碘较高的海产品食物　　　　　　　　　　单位:μg /100 g

食物名称	含量	食物名称	含量
海带(干)	24 000	海参	600
紫菜(干)	1 800	龙虾(干)	60
海蜇(干)	132	带鱼(鲜)	8
淡菜	120	黄花鱼(鲜)	12
干贝	120	干发菜	1 800

内陆地区,采用食盐加碘预防碘缺乏病最为有效,其比例以 10 万份食盐加碘化钾 1 份为宜,即 1 000 kg 食盐加入碘化钾 10 g。《中国居民膳食营养素参考摄入量》(2013 版)建议的成年人膳食碘的推荐摄入量为 120 μg/d。

(三)硒

硒在人体内的含量约为 14～21 mg,广泛分布在体内除脂肪外的所有细胞和组织中。其中以肝、肾、胰、脾、牙釉质和指甲中浓度较高,肌肉、骨骼和血液中次之。硒主要在小肠吸收,人体对食物中硒的吸收率为 60%～80%,吸收后的硒经代谢后大部分经肾脏由尿排出。

1. 硒的生理功能

(1)硒是若干抗氧化酶(如 5 种谷胱甘肽过氧化物酶和 3 种硫氧还蛋白还原酶等)的重要组成成分,这些抗氧化酶能清除体内过多的活性氧自由基,具有抗氧化作用,能保护细胞膜免受过氧化物损害,从而维持细胞的正常功能。

(2)硒能维护心脏、血管的结构和功能,研究发现,血硒高的地区,心血管疾病发病率低。

(3)硒与维生素 E 有协同作用,能减轻视网膜的氧化损害,并能使糖尿病视网膜病变得到改善。

(4)硒能拮抗有毒物质,消除体内重金属积累,具有解除重金属中毒的能力,如铅、汞、镉,与之结合形成金属硒蛋白复合物而解毒。此外,硒能影响肝血红素代谢,降低黄曲霉素 B_1 的毒性。

(5)研究发现,硒有抗癌作用,硒缺乏地区肿瘤发病率明显增高。硒被科学家称为人体微量元素中的"抗癌之王"。硒与人类多种癌症的发病率呈负相关,并能显著预防和抑制动物的自发性、移植性和化学致癌剂诱发的肿瘤的发生、发展、散播和复发。

2. 硒的缺乏与过量

缺硒可以引起克山病。克山病是一种以多发性灶状心肌坏死为主要特征的地方性心脏病，临床特征为心肌凝固性坏死，伴有明显心脏扩大，心功能不全和心律失常，重者发生心源性休克或心力衰竭，死亡率高达85%。另外，缺硒也被认为是发生大骨节病的重要原因。大骨节病是一种地方性、多发性、变形性骨关节病。它主要发生在青少年身上，严重地影响骨发育和日后劳动生活能力。

硒摄入过量也可引起中毒，主要表现为恶心、呕吐、脱发、指甲变形、烦躁、周围神经炎等。

3. 硒的参考摄入量及食物来源

《中国居民膳食营养素参考摄入量》（2013版）建议成年人膳食硒的推荐摄入量为 $60 \mu g/d$，可耐受最高摄入量（UL）为 $400 \mu g/d$。

食物中硒的含量受其产地的土壤和水源中硒元素水平的影响，因而有很大的地区差异。通常海产品和动物内脏是硒的良好来源，如鱿鱼、鱼子酱、海参、其他贝类、鱼类和肾脏等。畜禽肉类、全粒谷物及大蒜也含有较多的硒。蔬菜中硒含量较少。常见富含硒的食物及其含硒量见表1-12。

表 1-12　常见富含硒的食物及其含硒量　　单位：$\mu g/100 g$ 可食部

食物名称	含量	食物名称	含量	食物名称	含量
魔芋精粉	350.15	猪肾（猪腰子）	156.77	鲍鱼	21.38
腊肉（生）	23.52	西瓜子（炒）	23.44	鲍鱼（干）	66.60
油面筋	22.80	珍珠白蘑	78.52	河蚌	20.24
沙鸡	36.30	羊肉（肥瘦）	32.20	生蚝	41.40
松花蛋（鸡蛋）	44.32	鸡蛋黄（乌骨鸡）	22.62	扇贝干	76.35
咸鸭蛋	24.04	松花蛋（鸭蛋）	25.24	螺	37.94
鹌鹑蛋	25.48	鹅蛋	27.24	海参干	150.00
青鱼	37.69	石斑鱼	24.57	墨鱼干	104.40
黄鳝	34.56	泥鳅	35.30	乌鱼蛋	37.97
海鳗	25.85	带鱼	36.57	婴儿奶粉	23.71
小黄花鱼	55.20	大黄花鱼	42.57	蛏子	55.14
沙丁鱼	48.95	金线鱼	48.30	蛏干	121.20
大麻哈鱼	29.47	鲈鱼	33.06	牡蛎	86.64
鳗鱼	33.66	鳜鱼	26.50	扇贝	20.22
平鱼	27.21	鲨鱼	57.02	蛤蜊	54.31
河虾	29.65	海虾	56.41	海参	63.93
对虾	33.72	基围虾	39.70	墨鱼	37.52
虾皮	74.43	虾米	75.40	鱿鱼干	156.12
河蟹	56.72	海蟹	82.65	章鱼	47.86

（四）常量元素镁以及其他必需微量元素

表1-13中简要介绍了常量元素镁以及其他必需微量元素的食物来源、生理功能、缺乏症状和每日参考摄入量（成人）等内容。

表 1-13　镁以及其他必需微量元素的功能及食物来源等

名称	食物来源	生理功能	缺乏症状	每日参考摄入量(成人)
镁	粗粮、干豆、坚果、绿叶蔬菜、肉类、海产品	参与骨骼和牙齿的组成,是细胞内液的重要阳离子;能激活体内多种酶。维持核酸结构的稳定性,调节神经兴奋性,参与体内蛋白质合成、肌肉收缩和起体温调节的作用	神经反射亢进或减退;肌肉震颤,手足抽搐;心动过速,心律失常;情绪不安,容易激动	18 岁 330 mg/d 65 岁 320 mg/d 80 岁 310 mg/d
锌	海产品、红色肉类、动物内脏	是含锌金属酶的成分;促进生长发育和创伤愈合;促进食欲;促进维生素 A 代谢;参与免疫过程	生长停滞;少年期性不发育,味觉减退,创口愈合迟缓	男:12.5 mg/d 女:7.5 mg/d
铜	谷类、豆类、坚果类、动物内脏和水产品	是各种含铜金属酶的成分,是各种含铜蛋白质的成分,催化血红蛋白的合成	贫血,中性粒细胞减少,生长迟缓,情绪容易激动	0.8 mg/d
钼	谷类、豆类、奶及制品、肝、肾	是一些重要氧化酶的成分,保护类固醇激素受体	未见报道	100 μg/d
铬	动物性蛋白质(鱼除外)、谷类、豆类、坚果	可激活胰岛素,是维持正常葡萄糖代谢所必需的物质	糖耐量受到损害。可导致糖尿及高血糖症;也是引起动脉粥样硬化的原因之一	30 μg/d
锰	谷类、坚果、黑木耳、黄花菜	促进正常成骨作用;可活化一些酶系统;促进生长发育与性成熟	动物缺乏可见生长停滞;骨骼畸形,生殖机能紊乱	4.5 mg/d
氟	主要通过饮水获得,但某些地区的某些食物中含量很高	是牙齿和骨骼的成分,可预防龋齿	儿童龋齿发病率增高;成人则引起骨质疏松症(如摄入量过高,可引起氟中毒,出现骨骼、肾损害)	1.5 mg/d

(资料来源:赵法伋.今日营养与健康.北京:金盾出版社,1985。)

任务五　维生素认知

一、维生素的特点及分类

维生素是维持人体正常生命活动所必需的一类有机化合物。维生素在人体内含量极微,不参与人体构成,也不供给能量,但在机体的代谢、生长发育等过程中起重要作用。

(一)维生素的共同特点

维生素虽然种类繁多,性质各异,但通常具有以下共同的特点。

(1)维生素以其本体的形式或可被机体利用的前体形式存在于天然食物中。但是没有一种天然食物含有人体所需的全部维生素。

(2)大多数维生素不能在体内合成,也不能大量储存于组织中,必须由食物供给。即使有些维生素(如维生素 K、维生素 B_6)能由肠道细菌合成一部分,但是也不能替代从食物获得这些维生素。

（3）维生素一般不构成人体组织，也不提供能量，常以辅酶或辅基的形式参与酶的功能。

（4）维生素每日生理需要量很少，仅以毫克（mg）或微克（μg）计，但在调节物质代谢过程中却起着十分重要的作用，不可缺少。

若摄入的食物中某些维生素长期缺乏或不足可引起机体代谢紊乱，出现病理状态，形成维生素缺乏症。早期轻度缺乏，尚无明显临床症状时称维生素不足。

（二）维生素的命名

维生素有三种命名系统。一是在科学工作者没有完全确定各种维生素的化学结构之前，通常把维生素的命名按照它们被发现的顺序，依英文字母顺序排列，如维生素 A、维生素 B、维生素 C 等；二是按维生素特有的功能命名，如维生素 A 又被称为抗干眼病维生素，维生素 D 又被称为抗佝偻病维生素，维生素 C 又被称为抗坏血酸等；三是随着各种维生素化学组成和结构的确定，人们又以其化学结构命名，如维生素 A 被命名为视黄醇，维生素 B_2 被命名为核黄素等。虽然维生素的命名还没有取得一致，但三种命名系统互相通用，并且更趋向使用化学结构名称。

（三）维生素的分类

维生素的种类很多，它们的化学性质与结构的差异很大，但科学家发现维生素的生理作用与它们的溶解度有很大关系，所以，根据维生素的溶解性可将其分为脂溶性维生素和水溶性维生素两大类。

1. 脂溶性维生素

脂溶性维生素主要有维生素 A（视黄醇）、维生素 D（钙化醇）、维生素 E（生育酚）、维生素 K（凝血维生素）等。

特点：脂溶性维生素不溶于水，可溶于脂肪及有机溶剂，常与食物中的脂类共存，在酸败的脂肪中容易被破坏。脂溶性维生素在肠道吸收时是随淋巴系统吸收，经胆汁少量排出，其吸收过程复杂，在体内吸收速度慢，摄入后主要储存于肝或脂肪组织中。如有大剂量摄入，则可引起中毒；如摄入过少，可出现缺乏症状。

2. 水溶性维生素

水溶性维生素主要有 B 族维生素及维生素 C，包括维生素 B_1（硫胺素）、维生素 B_2（核黄素）、烟酸、维生素 B_6（吡哆醇）、维生素 H（生物素）、维生素 B_{12}（钴胺素/氰钴胺）、叶酸、维生素 B_3（泛酸）、维生素 C（抗坏血酸）等。

特点：水溶性维生素溶于水，通常以简单的扩散方式被机体吸收，吸收速度快，在满足了组织需要后，多余的水溶性维生素及其代谢产物从尿中排出，在体内没有非功能性的单纯的储存形式。水溶性维生素一般无毒性，但极大量摄入时也可出现毒性；如摄入过少，可较快地出现缺乏症状。

二、脂溶性维生素

（一）维生素 A 和胡萝卜素

狭义的维生素 A 仅指视黄醇，广义的则包括视黄醇、其代谢产物以及具有相似结构的合成类似物(也称类视黄醇物质或预先形成的维生素 A)和维生素 A 原类胡萝卜素。维生素 A 原类胡萝卜素是指来自植物性食物的在体内可转化生成视黄醇的类胡萝卜素,它们是膳食视黄醇的前体物质,主要包括 β-胡萝卜素、α-胡萝卜素和 β-隐黄质。维生素 A 是淡黄色针状结晶,对热、酸、碱都比较稳定。

维生素 A 在食物中常与脂肪混在一起,如果机体对脂肪摄入量过少或脂肪吸收发生障碍,相应地,对维生素 A 的吸收也就大为减少。一般的烹调方法对食物中的维生素 A 无严重破坏,但它易被空气中的氧所氧化而失去生理作用;紫外线照射也可使它受到破坏。此外,长时间加热,如油炸,以及在不隔绝空气的条件下长时间脱水,都可使维生素 A 遭受损失。

1. 生理功能和缺乏症

(1)维持正常的视觉功能。眼的光感受器是视网膜上的杆状细胞和椎状细胞。在这两种细胞中都存在着对光敏感的物质(即视紫红质),这类物质的形成需要维生素 A 的参加。视紫红质是由维生素 A 视蛋白结合而成,具有感受弱光的作用,能使人在昏暗光线下看清物体。如果维生素 A 缺乏,就会影响视紫红质的合成速度或使其停止合成,引起夜盲症,暗适应能力减弱,在黄昏或明亮处走入暗处时,不能很快看清物体。夜盲症只要供给足量的维生素 A,症状即可消失。

(2)维护上皮细胞组织的健康,增强抗病能力。维生素 A 具有维护呼吸道、消化道、泌尿道和腺体的上皮细胞组织,眼睛的角膜、结膜,皮肤的健康和正常功能的作用,并能增强上皮组织对细菌、病毒等的抵抗能力。如缺乏时,上皮组织萎缩、角化,皮肤干燥,呼吸道、泌尿道和腺体上皮发生病变,使机体抵抗力下降,容易感染疾病,如发生上呼吸道感染或患感冒等。维生素 A 缺乏,还可使泪腺上皮细胞组织受损,停止分泌黏液,使眼结膜、角膜干燥而引起眼干燥病,其表现为角膜和结膜干燥、发炎,严重时角膜软化、溃疡、穿孔、失明。

(3)促进生长发育。维生素 A 在细胞分化中具有重要作用,因此维生素 A 对胎儿、幼儿的生长发育具有重要意义。维生素 A 能促进体内蛋白质的合成,加速细胞分裂的速度和刺激新细胞的成长。如果儿童缺乏维生素 A,则体内肌肉和内脏器官萎缩,体脂减少,发育缓慢,生长停滞,并易感染各种疾病。

(4)增强生殖力。维生素 A 的缺乏可能会造成雌激素黄体酮的合成减少、生物活性下降,进而影响肾上腺、生殖腺及胎盘中类固醇激素的产生,使生殖能力明显下降。

(5)维持机体正常免疫。维生素 A 与免疫球蛋白的合成有关,缺乏时可因免疫球蛋白生成减少而使机体抵抗力下降。

(6)清除自由基与抑制癌症。胡萝卜素有很好的抗氧化作用,能通过提供电子抑制活性氧的生成,达到清除自由基的目的,使得它在延缓衰老方面发挥作用。据科学家研究,胡萝卜素和维生素 A 可以促进人体皮肤及黏膜组织细胞的正常分裂,控制其恶变的可能,从而可抑制癌症。

2. 食物来源和参考摄入量

维生素 A 最主要的来源是各种动物的肝、鱼肝油、鱼卵、全奶、奶油、禽蛋等;含 β-胡萝卜素较多的是红色、橙色、深绿色的蔬菜和水果,如胡萝卜、菠菜、苜蓿、豌豆苗、红心红薯、番茄、油菜、韭菜、辣椒、冬苋菜等蔬菜,杧果、橘子、枇杷等水果。

我国居民的膳食中维生素 A 的来源主要包括动物性食物的类视黄醇和植物性食物的维生素 A 原类胡萝卜素,两者具有不同的维生素 A 活性。食物中维生素 A 的活性最初采用国际单位(IU)来表示,到目前某些领域仍有使用。1966 年世界卫生组织(WHO)规定:1 IU 维生素 A=0.3 μg 视黄醇。由于 IU 体系没有顾及膳食中 β-胡萝卜素和其他维生素 A 原类胡萝卜素的低吸收和转化率影响,为更准确地评价膳食维生素 A 营养价值,1967 年世界粮食及农业组织(FAO)和 WHO 专家委员会提出了以视黄醇作为参考标准的视黄醇当量(retinol equivalent,RE)的概念。近年来研究表明,使用 RE 可能会高估膳食维生素 A 原类胡萝卜素的维生素 A 贡献。因此,美国医学研究院(IOM)食物与营养委员会在 2001 年制定维生素 A 参考摄入量时,提出了用视黄醇活性当量(retinol activity equivalent,RAE)来代替 RE 评估膳食维生素 A 活性,其换算关系如表 1-14 所示。

表 1-14 视黄醇当量(RE)与视黄醇活性当量(RAE)的换算关系

视黄醇当量/RE	视黄醇活性当量/RAE
1 个视黄醇当量(μgRE)	1 个视黄醇活性当量(μgRAE)
=1 μg 全反式视黄醇	=1 μg 全反式视黄醇
=2 μg 溶于油剂的纯品全反式 β-胡萝卜素	=2 μg 溶于油剂的纯品全反式 β-胡萝卜素
=6 μg 膳食全反式 β-胡萝卜素	=12 μg 膳食全反式 β-胡萝卜素
=12 μg 其他膳食维生素 A 原类胡萝卜素	=24 μg 其他膳食维生素 A 原类胡萝卜素

《中国居民膳食营养素参考摄入量》(2013 版)建议的成年人膳食维生素 A 的推荐摄入量:男子为 800 μg RAE/d,女子为 700 μg RAE/d;可耐受最高摄入量为 3 000 μg RAE/d。常见食物中视黄醇的含量见表 1-15。常见含胡萝卜素较丰富的食物有小白菜、芥蓝、菠菜、莴苣叶等。

表 1-15 常见食物中视黄醇的含量   单位:μg/100 g 可食部

食物名称	RAE	食物名称	RAE
猪肝	4 972	鸡蛋黄	438
牛肝	20 220	鸭蛋	262
羊肝	20 972	咸鸭蛋(熟)	134
鸡肝	10 414	牛奶粉(全脂)	141
河蟹	389	白脱(牛油黄油)	534
鸭肝	1 040	鸡蛋粉(全)	525
鸡蛋(白皮)	310	奶油	1 042
鸡蛋(红皮)	194	鹅肝	6 100

(二)维生素 D

维生素 D 对人体非常重要,它是类固醇衍生物,易溶于脂肪和脂肪性溶剂中,化学性质较稳定,耐热,对氧、碱较为稳定,在酸性溶液中则易分解。食品在通常的加工、加热、熟制过程中不会引起维生素 D 的损失,但脂肪酸败时,可造成维生素 D 的破坏。维生素 D 的种类很多,以维生素 D_2(麦角钙化醇)和维生素 D_3(胆钙化醇)最为重要。

维生素 D 也存在前体物质,可由光照转变成维生素 D,植物油、酵母等含的麦角固醇经紫外线照射后可转变成维生素 D_2,市面上出售的维生素 D_2 药品就是由照射麦角固醇而制成的,所以称麦角固醇为维生素 D_2 的前体。鱼肝油、牛乳、鸡蛋等动物性食物中含有维生素 D_3。人的皮肤中含有 7-脱氢胆固醇,经紫外线或阳光照射后能转变为维生素 D_3,所以称

7-脱氢胆固醇为维生素 D₃ 的前体。维生素 D₂ 和维生素 D₃ 在体内经肝、肾转化为两种基本的具有生理活性的二羟基代谢物后,才能发挥其生理作用。

1. 生理功能和缺乏症

维生素 D 的主要功能是调节体内钙、磷的正常代谢,促进钙、磷的吸收和利用,维持儿童和成年人骨质钙化,促使儿童骨骼生长,保持牙齿正常发育。缺乏时,儿童将引起佝偻病,成年人则可引起骨质软化症,特别是老年人缺乏维生素 D 时,更容易发生骨质疏松。

2. 食物来源和参考摄入量

维生素 D 的主要来源是鱼肝油、鸡蛋黄、黄油、肝、乳等食物。

《中国居民膳食营养素参考摄入量》(2013 版)建议的成年人膳食维生素 D 的推荐摄入量:18～64 岁人群为 10 μg/d,65 岁以上老年人为 15 μg/d;可耐受最高摄入量为 50 μg/d。长期在矿井、隧道、地下工作的人员以及在户外活动少的婴幼儿因晒不到太阳,应给予适当补充或给予紫外线照射,但应遵医嘱。成年人若能经常接受日照,一般情况下,无须额外补充。由于维生素 D 可在体内储存,因此当维生素 D 药剂摄入过多时,可发生慢性中毒。

(三)维生素 E

维生素 E 因与动物的生育功能有关,所以又叫生育酚,或称抗不育维生素,是一系列具有 α-生育酚生物活性的化合物。维生素 E 是淡黄色的油状物,不溶于水而溶于有机溶剂。维生素 E 在酸性环境中较为稳定,在无氧条件下加热至 200 ℃ 以上亦不被破坏,但可被碱、紫外线(或阳光)所破坏,也易氧化。

1. 生理功能和缺乏症

(1)抗氧化。

维生素 E 对氧敏感,故是极有效的天然抗氧化剂,它能阻止不饱和脂肪酸的氧化,减少脂质过氧化,从而保护细胞膜和细胞器的完整性,维护其正常功能,维生素 E 还能保护某些含巯基的酶不被氧化,从而起到保护部分酶系统的活性的作用。

(2)抗衰老。

人体细胞膜含有不饱和脂肪酸,在含氧较多的组织中容易发生氧化反应,特别是光照等作用易导致脂质过氧化;即使在含氧较少的组织中也会缓慢进行氧化反应,如老年色素沉着(老年斑)的出现。维生素 E 有抗氧化作用,从而可以减少色素沉着;同时,维生素 E 还可以改善皮肤弹性,使性腺素萎缩减轻,提高免疫能力。因此,维生素 E 在预防衰老中的作用也日益受到重视。

(3)治疗贫血。

维生素 E 可以保护红细胞细胞膜上的不饱和脂肪酸不被氧化破坏,避免红细胞破裂而产生的溶血性贫血。

(4)维持生殖功能。

维生素 E 是哺乳动物维持生育必不可少的营养物质。动物实验证明,动物体内维生素 E 缺乏时可引起动物生殖系统的损害,出现睾丸萎缩及其上皮变性,并且这种变性不可恢复。人类缺乏维生素 E 非常少见,目前尚未发现人体缺乏维生素 E 对生育功能影响的依据。不过临床上常用维生素 E 治疗先兆性流产和习惯性流产。

(5)调节血小板的黏附力和聚集作用

维生素 E 可减少血小板血栓素的释放,抑制血小板的凝聚,从而减少心肌梗死及脑卒中的危险性。

维生素 E 广泛存在于食物中，因而较少发生由于维生素 E 摄入量不足而产生缺乏症的情况。但如果脂肪吸收出现障碍或其他膳食因素造成维生素 E 长期不足时则会出现维生素 E 缺乏症——溶血性贫血，表现为红细胞脆性增加及寿命缩短。另外，流行病学的研究结果指出，维生素 E 和其他抗氧化剂的摄入量较少、血浆维生素 E 较低，可能使患某些癌症、动脉粥样硬化、白内障及其他老年退行性病变的危险性增加。

2. 食物来源和参考摄入量

维生素 E 广泛分布于动物性食物和植物性食物中，麦胚油、向日葵油、棉籽油等植物油中含量最高，其他如各种坚果类、豆类和谷类也含有丰富的维生素 E；肉类、鱼类、奶类等动物性食物及水果蔬菜中也含有此种维生素，但含量较少。

《中国居民膳食营养素参考摄入量》（2013 版）建议的成年人维生素 E 的适宜摄入量为 14 mg α-TE[①]/d。膳食维生素 E 摄入量小于适宜摄入量 80% 者为不足，大于等于 80% 者为正常。有人建议对推荐的维生素 E 摄入量需要考虑膳食多不饱和脂肪酸的摄入量，成年人每摄入 1 g 多不饱和脂肪酸，应摄入 0.4 mg 维生素 E。常见食物中维生素 E 的含量见表 1-16。

表 1-16　常见食物中维生素 E 的含量　　　　单位：mg/100 g 可食部

食物名称	含　量	食物名称	含　量
棉籽油	86.45	芝麻油（香油）	68.53
玉米油	50.94	豆油	93.08
菜籽油	60.89	胡萝卜（红）	0.41
花生油	42.06	甘薯（白芯）	0.43
奶油	66.01	马铃薯	0.34
全牛乳	0.48	番茄	0.57
鸡蛋（红皮）	2.29	苹果	2.12
鸡蛋（白皮）	1.23	香蕉	0.24
牛肝	0.13	葡萄（红玫瑰）	1.66
鸡肉	0.67	樱桃	2.22
猪肝	0.86	青豆	10.09

（四）维生素 K

维生素 K 因具有凝血的作用，所以又叫凝血维生素。天然存在的维生素 K 是黄色油状物，人工合成的则是一种黄色结晶粉末，它们均不溶水，耐热，在湿和氧的环境中稳定，但易被光、碱破坏。

1. 生理功能和缺乏症

维生素 K 在医学上作为止血药应用，所以它有"止血功臣"之称。维生素 K 不仅是凝血酶原的主要成分，而且还能促使肝脏凝血酶的合成。如果缺乏，将导致血中的凝血酶原含量降低，出血凝固时间延长；此外，还会导致皮下肌肉和胃肠道常有出血现象。

---

①　α-TE 为 α-生育酚当量，用来表示维生素 E 的生物学活性。

2. 食物来源和参考摄入量

维生素 K 主要存在于绿色蔬菜中,如菠菜、苜蓿、小白菜中含量最为丰富,肝、瘦肉中也含有维生素 K,此外还来源于人体大肠内细菌的合成。以凝血功能确定的每日维生素 K 的需要量约为 $1\ \mu g/kg$ 体重。从一项大规模分析维生素 K 不同摄入水平与发生骨折的关系的中老年妇女调查中推测,为保证骨骼系统的健康,维生素 K 的每日适宜摄入量应在 $2\ \mu g/kg$ 体重左右。考虑到维生素 K 的安全摄入范围较宽,这一数值可以作为计算维生素 K 摄入量的依据。《中国居民膳食营养素参考摄入量》(2013 版)建议的成年人膳食维生素 K 适宜摄入量为 $80\ \mu g/d$,可耐受最高摄入量未定。

三、水溶性维生素

(一) 维生素 B₁

维生素 B_1 是人类发现较早的维生素之一,因其分子组成中含有硫和氨基,所以又叫硫胺素或抗神经炎素。维生素 B_1 呈白色针状晶体,微带酵母咸味。维生素 B_1 在空气中和酸性环境中较稳定,在中性和碱性环境中遇热容易破坏,所以在烹调食品时,如果加碱过多就会造成维生素 B_1 的损失。维生素 B_1 易溶与水,故食物烹调过程中,常因淘洗或蒸煮,使其溶于水而缺失。

1. 生理功能和缺乏症

维生素 B_1 能预防和治疗脚气病,能增加胃肠蠕动及胰液和胃液的分泌,可增进食欲,帮助消化,维持心脏正常功能,促进水盐代谢和糖代谢。维生素 B_1 在小肠吸收后,经血液运至肝,转变为具有活性的焦磷酸硫胺素(thiamine pyrophosphate,TPP),TPP 作为脱羧酶的辅酶,参与机体的糖代谢过程。如维生素 B_1 缺乏或不足,脱羧酶活性下降,会导致糖代谢障碍,丙酮酸不能进入三羧酸循环氧化而积存在组织中发生中毒,从而影响整个机体的代谢过程,使肌肉无力,身体疲倦。丙酮酸还有一部分形成乳酸,不仅会使能量供给发生障碍,乳酸堆积侵袭中枢神经系统,还可引起痉挛和神经炎。如长期食用碾磨过于精白的米和面粉,缺乏粗粮和多种副食的补充,就会造成维生素 B_1 的缺乏,从而引起对称性周围神经炎,其症状是全身倦怠,肢端知觉异常,心悸,胃部有膨满感,便秘以致水肿。

2. 食物来源和参考摄入量

维生素 B_1 来源较广,含量最多的是米糠、麸皮、糙米、全麦粉、麦芽、豆类、酵母、干果、坚果及瘦肉、动物内脏等,常见食物中维生素 B_1 的含量见表 1-17。

表 1-17　常见食物中维生素 B₁ 的含量　　单位：mg/100 g 可食部

食物名称	含　量	食物名称	含　量
稻米(籼、标一)	0.15	黄豆	0.41
稻米(早籼特等)	0.13	豌豆	0.49
面粉(标准粉)	0.28	花生仁(生)	0.72
面粉(富强粉)	0.17	猪肝	0.27
小米	0.33	猪肉(腿)	0.53
高粱米	0.29	猪心	0.19
玉米(白)	0.27	牛肝	0.16
玉米(黄)	0.21	鸡蛋黄	0.33

维生素 B_1 的需要量与能量代谢有密切关系，《中国居民膳食营养素参考摄入量》（2013版）中建议成年人膳食维生素 B_1 的推荐摄入量为：男子 1.4 mg/d，女子 1.2 mg/d。

（二）维生素 B_2

维生素 B_2 因含核糖且色黄，所以又称核黄素，在自然界分布虽广，但含量不多。纯品维生素 B_2 为橙黄色结晶体，溶于水不溶于脂肪。维生素 B_2 在中性或酸性环境中比较稳定，在酸性溶液中加热到 100 ℃时仍能保存，但在碱性溶液中破坏较快。

1. 生理功能和缺乏症

维生素 B_2 是机体中许多重要辅酶的组成成分，参与机体的组织呼吸过程。维生素 B_2 还能维护皮肤、黏膜组织的健康；能够促进蛋白质、脂肪和糖类的代谢，参与体内铁的吸收、储存和动员。机体中若维生素 B_2 不足，则会导致代谢紊乱，将出现多种多样的缺乏症。常见的临床症状有口角炎（口角乳白及裂口）、口角溃疡、舌炎、脂溢性皮炎、阴囊皮炎、睑缘炎（烂眼边）、角膜血管增生、畏光与巩膜出血等。

2. 食物来源和参考摄入量

维生素 B_2 在动物性食物中含量较高，特别是动物肝、肾和心脏中含量最多，乳类、蛋类、鳝鱼、螃蟹中含量也较多；植物性食物中绿叶蔬菜、酵母、蕈藻类、豆类等含量较多。常见食物中维生素 B_2 的含量见表 1-18。

表 1-18　常见食物中维生素 B_2 的含量　　　单位：mg/100 g 可食部

食物名称	含　量	食物名称	含　量
酵母（干）	3.35	口蘑（干）	1.10
猪肝	2.08	花生仁（熟）	0.10
猪肾	1.14	紫菜	1.02
鸡肝	1.10	黑木耳	0.44
猪心	0.48	黄豆	0.20
黄鳝	0.98	豌豆（大洋豌豆）	0.31
河蟹	0.28	蚕豆（带皮）	0.23
全牛乳	0.14	苋菜（紫）	0.12
全鸡蛋	0.31	菠菜	0.11
全鸭蛋	0.35	面包	0.06

膳食模式对维生素 B_2 的需要量有一定影响，低脂肪、高碳水化合物膳食使机体对维生素 B_2 的需要量减少，高蛋白、低碳水化合物膳食或高蛋白、高脂肪、低碳水化合物膳食可使机体对维生素 B_2 的需要量增加。机体维生素 B_2 需要量应从蛋白质和能量摄入量及机体代谢状况三方面考虑，《中国居民膳食营养素参考摄入量》（2013 版）建议成年人膳食维生素 B_2 推荐摄入量为：男子 1.4 mg/d，女子 1.2 mg/d。

（三）维生素 B_6

维生素 B_6 是一组含氮化合物，包括吡哆醇、吡哆醛、吡哆胺 3 种形式。这 3 种形式都具有维生素 B_6 的生物活性，而且可以相互转变。吡哆醇主要存在于植物性食物中，吡哆醛、吡哆胺主要存在于动物性食物中。维生素 B_6 为白色晶状体,略带苦味,易溶于水和乙醇,在空气和酸性溶液中稳定,但在碱性溶液中易被破坏,在中性和碱性环境中对光敏感,易被破坏。

1. 生理功能和缺乏症

维生素 B_6 是体内多种酶的辅酶,如转氨酶、脱羧酶、消旋酶、脱氢酶、合成酶和羟化酶等。其可促进糖、脂肪和蛋白质的分解利用,也能促进肝糖原或肌糖原分解释放热能,故有"主力维生素"之称,如参与氨基酸的脱羧作用,氨基转移作用,色氨酸的合成,含硫氨基酸的代谢和不饱和脂肪酸的代谢等生理过程。维生素 B_6 在维护健康、治疗多种疾病中起到了重要作用,如可使维生素 B_2、维生素 PP 在体内发挥作用,促进维生素 B_{12}、铁、锌的吸收,可制止多余的维生素 C 转化为草酸,预防肾结石。由于磷酸吡哆醛还是谷氨酸脱羧酶的辅酶,可促使谷氨酸脱羧生成 γ-氨基丁酸,后者对中枢神经系统有抑制作用,所以常用维生素 B_6 治疗婴儿惊厥和孕妇妊娠呕吐。另外,对小细胞型低血色素贫血及神经衰弱、眩晕(前庭器官功能紊乱),甚至皮炎、脂肪肝、动脉粥样硬化、高脂血症等都可用维生素 B_6 来治疗。

2. 食物来源及参考摄入量

维生素 B_6 广泛存在于各种食物中,如谷类、豆类、肉类、肝、牛乳、蛋黄、酵母、鱼、白菜等。体内肠道细菌也可合成一部分维生素 B_6,但只有少量被吸收和利用。维生素 B_6 与氨基酸代谢有关,因而需要量应随蛋白质摄入量的增高而增加,有人建议维生素 B_6 的供给量以每摄入 1 g 蛋白质供给 0.016 mg 维生素 B_6 来计算为宜。例如,一个每日摄入 100 g 蛋白质的成年人,其维生素 B_6 的供给量应为 1.6 mg。《中国居民膳食营养素参考摄入量》(2013版)建议成年人膳食维生素 B_6 推荐摄入量为:18~49 岁 1.4 mg/d,50 岁以上者 1.6 mg/d。

(四) 维生素 B_{12}

维生素 B_{12} 分子中含金属元素钴(Co),故又叫钴胺素,是化学结构最复杂的一种维生素。维生素 B_{12} 为粉红色针状晶体,易溶于水,在中性和弱酸性条件下稳定,在强酸、强碱下易分解,在阳光照射下易被破坏。

1. 生理功能和缺乏症

维生素 B_{12} 在体内以甲基钴胺素的形式作为转甲基酶的辅酶,它的主要功能是提高叶酸的利用率,从而促进血细胞的发育和成熟。其缺乏时会引起恶性贫血、脊髓变性、神经退化以及舌、口腔、消化道黏膜发炎等症状。维生素 B_{12} 还参与胆碱的合成,胆碱是脂肪代谢中必不可少的物质,缺了它会产生脂肪肝,影响肝功能。所以人在患肝炎时,常补充维生素 B_{12} 以防治脂肪肝。膳食维生素 B_{12} 缺乏较少见,多数缺乏症是由于吸收不良引起的。膳食维生素 B_{12} 缺乏多见于素食者,由于不吃肉食而导致。老年人和胃切除患者胃酸过少可引起维生素 B_{12} 的吸收不良。

2. 食物来源和参考摄入量

膳食中的维生素 B_{12} 主要来源于动物性食物,植物性食物中基本不含维生素 B_{12}。维生素 B_{12} 主要食物来源为蛋类、动物的肌肉和内脏,乳及乳制品中含量较少,肝、肾、瘦肉、鸡蛋、海鱼、虾等含量较多。此外,发酵的豆制品如腐乳(或臭豆腐)、豆豉、豆瓣酱等含量也较丰富。正常人肠道内的某些细菌利用肠内物质也可合成维生素 B_{12}。常见食物中维生素 B_{12} 的含量见表 1-19。

表 1-19　常见食物中维生素 B_{12} 的含量　　单位：$\mu g/100\ g$ 可食部

食物名称	含量	食物名称	含量
牛肝	87.0	鸭肉	0.4
羊肝	81.1	石斑鱼	1.6
猪肝	26.0	比目鱼	1.3
牛肉	2.8	全脂奶粉	4.0
鸡肉	0.3	乳酪	3.8

《中国居民膳食营养素参考摄入量》（2013 版）建议的成年人膳食维生素 B_{12} 推荐摄入量为 $2.4\ \mu g/d$。

（五）烟酸

烟酸曾称为尼克酸,因它具有防治糙皮病的作用,所以又叫抗糙皮病因子,在体内以烟酰胺的形式存在,烟酰胺曾称为尼克酰胺,烟酸和烟酰胺总称为维生素 PP。维生素 PP 呈白色针状晶体,易溶于水,不易被酸、碱、热及光所破坏,是维生素中性质最稳定的一种,食物经烹煮后也能保存。烟酸在肠道内被吸收,体内储藏量甚少,过量的则随尿排出体外。

1. 生理功能和缺乏症

烟酸以烟酰胺的形式在体内构成辅酶Ⅰ和辅酶Ⅱ。这两种辅酶是多种不需氧脱氢酶的辅酶,是组织中重要的递氢体,在物质代谢和生物氧化过程中起着重要的作用。当人体缺乏烟酸时,代谢物不能进行正常氧化,引起代谢障碍,所以易患糙皮病。其典型症状是对称性皮炎、胃肠炎及神经炎,严重者可出现腹泻、痴呆。早期症状为食欲减退,消化不良,全身无力,继而两手、两颊及机体其他裸露部分出现对称性皮炎、双颊有色素沉着,并伴有胃肠功能失常、口舌发炎,甚至出现严重腹泻,有的患者还有精神明显失常的症状。因此,烟酸具有维持皮肤和神经健康,防止糙皮病和维持消化系统正常功能的作用。

2. 食物来源和参考摄入量

烟酸广泛存在于动植物食物中,其中以酵母、花生、全谷、豆类、肉类及肝脏含量最为丰富。人体需要的烟酸除了以食物为主要来源外,色氨酸也可以在体内转变成烟酸。因玉米中含色氨酸少,故以玉米为主食而缺乏副食供应的地区,容易发生烟酸缺乏。常见食物中烟酸的含量见表 1-20。

表 1-20　常见食物中烟酸的含量　　单位：$mg/100\ g$ 可食部

食物名称	含量	食物名称	含量
啤酒酵母	37.9	标准面粉	2.0
猪肝	15.0	全麦面粉	4.0
牛肝	11.9	糙米	2.3
牛心	6.8	豌豆（嫩）	2.3
猪心	6.8	马铃薯	1.1
鸡脚	7.1	芝麻酱	5.8
大黄鱼	1.9	稻米（籼,标三）	3.5
鲤鱼	2.7	蛋类	0.2
鸡（肉鸡,肥）	13.1	全奶	0.1
鸭	4.2	油菜	0.7

《中国居民膳食营养素参考摄入量》(2013版)建议的成年人膳食烟酸推荐摄入量为：18～49岁男子15 mg NE[①]/d量,女子12 mg NE/d;50～64岁男子为14 mg NE/d,女子为12 mg NE/d;65～79岁男子为14 mg NE/d,女子为11 mg NE/d;80岁以上男子为13 mg NE/d,女子为10 mg NE/d。

(六) 叶酸

叶酸因从菠菜叶中分离出来而命名,可以还原为四氢叶酸,只有四氢叶酸才具有生理意义。叶酸是一种淡黄色晶状体,微溶于水,在酸性环境下不稳定,加热和光照射易被破坏。食物在室温下较长时间储存时叶酸易损失。

1. 生理功能和缺乏症

叶酸在人体内被还原成有活性的四氢叶酸,四氢叶酸参与机体的代谢过程,尤其是参与嘧啶和嘌呤的合成而对核酸和蛋白质的合成产生影响。缺乏叶酸时,骨髓幼红细胞中DNA合成受阻,红细胞分裂增殖速度下降,红细胞体积增大数量减少,细胞核内染色质疏松,出现巨幼红细胞性贫血症。叶酸缺乏可使孕妇先兆子痫、胎盘早剥的发生率增高;胎盘发育不良导致自发性流产;叶酸缺乏尤其是患有巨幼红细胞贫血的孕妇,易出现胎儿宫内发育迟缓、早产及新生儿低出生体重。孕早期叶酸缺乏可引起胎儿神经管畸形,是指由于胚胎在母体内发育至第3～4周时,神经管未能闭合所造成的先天缺陷,主要包括脊柱裂和无脑儿等中枢神经系统发育异常。

2. 食物来源和参考摄入量

叶酸主要存在于新鲜绿叶蔬菜、肝、肾和酵母中,其次为牛肉、豆类、菜花、乳类、鱼类。富含叶酸的食物有猪肝(425.1 μg/100 g可食部)、猪肾(9.2 μg/100 g可食部)、油菜(103.9 μg/100 g可食部)、黄豆(181.1 μg/100 g可食部)、鸡毛菜(165.8 μg/100 g可食部)。《中国居民膳食营养素参考摄入量》(2013版)建议的成年人膳食叶酸推荐摄入量为400 μg DFE[②]/d。

(七) 泛酸

泛酸又称"遍多酸",曾称维生素B_3,因其广泛存在于生物界而得名。泛酸为淡黄色黏性油状物,具酸性,易溶于水及乙醇,在中性溶液中耐热,在酸性溶液中易水解,对氧化剂和还原剂稳定。

1. 生理功能和缺乏症

泛酸是辅酶A(coenzyme A,CoA)的组成成分,CoA是酰基转移酶的辅酶,在糖、脂肪和蛋白质代谢中起着转酰基作用。糖、脂肪、蛋白质氧化供能时必须先经过转酰基作用才能进入三羧酸循环,再释放出全部能量。CoA还与乙酰胆碱的合成有关,乙酰胆碱是一种神经递质,是传导神经脉冲和解除某些药物毒性所必需的。另外,CoA还是合成卟啉和参与肾上腺合成某些类固醇所必需的。泛酸还是葡萄糖载体系统的一部分,能促进肠黏膜对葡萄糖的吸收作用。

人体缺乏泛酸的现象较少见,但如摄入量低,很可能使许多代谢过程速度减慢,引起多种不十分明显的症状,如过敏、烦躁不安、足底灼痛、肌肉痉挛、肌肉活动失常、抗体形成速度

---

① NE表示烟酸当量,是膳食烟酸参考摄入量的计量单位。

② DFE表示膳食叶酸当量,当叶酸补充剂与天然食物混合摄入时,应以DFE计算叶酸摄入量。

下降、容易疲劳、精神抑郁、胃肠不适、上呼吸道感染等。

2. 食物来源和参考摄入量

各种食物中都含有泛酸。泛酸最好的来源是动物的肌肉和内脏、鸡蛋、蘑菇、甘蓝、全谷类等。肠道微生物也能合成泛酸，但吸收率有限。《中国居民膳食营养素参考摄入量》（2013版）建议的成年人膳食泛酸的适宜摄入量为 5.0 mg/d。

（八）维生素C

维生素C是一种抗坏血病的因子，因具有酸性，所以又称"抗坏血酸"。维生素C对人体及动物体是十分重要的，如果严重缺乏，会引起全身性出血的坏血病。它是一种白色结晶状的有机酸，易溶于水，不溶于脂肪，在酸性条件下稳定，但对热、碱、氧都不稳定，特别是和铜、铁金属元素接触时可促进其氧化破坏。它是所有维生素中最不稳定的一种，因此在加工食物时宜短时间高温，并切忌加碱，烧煮好后立即食用，以免维生素被破坏。蔬菜在储存过程中，维生素C都有不同程度的损失。但在某些植物中，特别是枣、刺梨等水果中含有生物类黄酮，能保护食物中维生素C的稳定性。

1. 生理功能和缺乏症

维生素C是一种活性很强的还原性物质，在体内的生理功能主要有以下几个方面。

（1）参与体内羟化反应。

维生素C参与体内许多重要的羟化反应，包括胶原蛋白、某些神经介质和肽激素的合成以及酪氨酸的代谢，从而发挥重要的生理功能。

（2）抗氧化作用。

维生素C作为抗氧化剂可清除自由基，在保护DNA、蛋白质和膜结构免遭损伤方面起着重要作用。

（3）改善铁、钙和叶酸的利用。

维生素C具有还原性，能将血浆中的铁传递蛋白中的 Fe^{3+} 还原为 Fe^{2+}，从而使铁被释放出来，提高了铁的利用率，有助于治疗缺铁性贫血。维生素C能在胃中形成一种酸性介质，防止了不溶性钙盐的生成及发生沉淀，从而促进钙的吸收。叶酸在体内必须转变成有生物活性的四氢叶酸才能发挥作用，而维生素C能将叶酸还原成四氢叶酸，从而防止叶酸缺乏而引起的巨红细胞性贫血的发生。

（4）预防心血管疾病。

维生素C可以参与类固醇的羟基化反应，促进胆固醇转变为胆酸，降低血清中胆固醇的含量，从而在预防心血管疾病上发挥作用。同时它对形成胶原有促进作用，对维持血管壁的健康有重要意义。

（5）防癌作用。

食物中的硝酸盐或亚硝酸盐，在一定的条件下可以形成致癌物质亚硝胺。维生素C具有一种阻断亚硝酸盐与仲胺结合的作用，起到防癌作用。维生素C还可以阻止联苯胺、萘胺的致癌作用。

（6）抗衰老作用。

维生素C是一种重要的自由基清除剂，它通过逐级供给电子而变成三脱氢抗坏血酸和脱氢抗坏血酸，以起到清除自由基、抗衰老、分解皮肤中色素、防止发生黄褐斑等作用。

（7）解毒作用。

维生素 C 对铅化物、砷化物、苯及细菌素等具有解毒作用,故临床上维生素 C 是常用的解毒剂之一。

维生素 C 缺乏时,胶原结构异常,血管壁通透性及脆性增加,易发生毛细血管出血,典型症状是坏血病,其主要特征是多处出血,依次出现疲倦、虚弱、关节疼痛、牙龈出血、牙龈炎及牙齿松动等症状,随后因毛细血管脆弱而引起皮下出血。小儿则出现生长迟缓、消化不良,逐渐出现牙龈萎缩,多处出血以及骨骼脆弱、坏死等症状。

尽管维生素 C 的毒性很小,但服用量过多仍可产生一些不良反应。有报告指出,成人维生素 C 的摄入量超过 2 g,可引起渗透性腹泻。当摄入量不足 1 g 时,一般不增加尿酸排出,当超过 1 g 时,尿酸排出明显增加。研究发现,每日服用 4 g 维生素 C,可使尿液中尿酸的排出量增加一倍,并因此而导致尿酸盐结石增多。

2. 食物来源及参考摄入量

人体内不能合成维生素 C,因此人体所需要的维生素 C 要靠食物提供。维生素 C 广泛存在于新鲜蔬菜和水果中,特别是绿叶蔬菜和酸性水果中含量丰富。水果中以刺梨、酸枣、冬枣、沙棘、猕猴桃、草莓等含维生素 C 较多。蔬菜中以柿子椒、菜花、苦瓜、雪里蕻、青蒜、甘蓝、油菜、芥菜、西红柿等含维生素 C 较多。谷类和干豆不含维生素 C,但豆类发芽后,如黄豆芽、绿豆芽则含有维生素 C,这是冬季和缺菜区维生素 C 的来源。动物性食物一般不含维生素 C,肝和肾仅含少量维生素 C。常见食物中维生素 C 的含量见表 1-21。

表 1-21　常见食物中维生素 C 的含量　　单位:mg/100 g 可食部

食物名称	含量	食物名称	含量
鲜枣	243	柿子椒(北京)	159
沙田柚	123	绿柿椒	72
山楂(鲜)	89	番茄	19
广柑	54	蒜苗(蒜薹)	35
柑	28	韭菜	24
柠檬	22	苋菜(绿)	47
柿	30	苋菜(紫)	30
番石榴(广西)	68	甘蓝(卷心菜)	40
杏	4	油菜	36
苹果	8	大白菜	28
鸭梨	4	胡萝卜(红)	13
中华猕猴桃	62	胡萝卜(黄)	16
西瓜(黑皮)	6	苦瓜	56
绿豆芽	6	冬瓜	18
黄豆芽	8	菠菜	32

因维生素 C 易溶于水,烹调加热过程中又易被破坏,再加之需要的摄入量高,因此其供给量应当充裕才能满足机体需要,才有益于健康和增强对疾病的抵抗力。《中国居民膳食营养素参考摄入量》(2013 版)建议的成年人膳食维生素 C 的推荐摄入量为 100 mg/d。

任务六　水认知

水是一种重要的营养素，是维持生命的基本物质，是生命的源泉。对人的生命而言，断水比断食的威胁更为严重，例如，人在断食而只饮水时尚可生存数周，但如断水，则只能生存数日，一般断水 5～10 d 即可危及生命。人在断食至所有体脂和组织蛋白质耗尽 50％时，才会死亡；而断水至失去全身水分的 10％时就可能死亡。可见水对于生命的重要性。

水是人体各种物质组成中含量最多的成分，占一个健康成年人体重的 60％～70％。水占人体体重的百分比随年龄的增大而减少，如胚胎约含水 98％，婴儿约 75％，成年人约 65％，老年人体内水分含量仅为其体重的 50％左右。

水是机体内每一个细胞和组织的基本组成成分，但不同的组织含水量也各不相同，如血液含水 83％，肌肉含水约 76％，皮肤含水约 72％，骨骼含水 22％，牙齿含水 10％，唾液含水 99.5％，脂肪组织含水 10％左右。

一、水的生理功能

1. 机体的重要组成成分

水是维持生命、保持细胞外形、构成各种体液所必需的物质，每种体液和组织都含有一定量的水。

2. 参与机体代谢

水具有很强的溶解性，能使许多物质溶解于其中，形成水溶液来发挥其生理功能。水的流动性很强，可以作为体内很多物质的载体，对营养物质的吸收和代谢废物的排泄起到了极其重要的作用。同时水本身也参与体内的很多化学反应。可以说，水是各种化学物质在体内正常代谢的保障。

3. 水具有调节体温的作用

水的比热容高、蒸发热大，从而可保证人体在冷热环境下体温的降低或升高不会过多。另外，水的导热性强，可保证体内各组织和器官的温度趋于一致。

4. 水具有润滑功能

水的黏度小，可使体内摩擦部分润滑，减少损伤。如泪液可防止眼球干燥，唾液及消化液有利于咽部的润滑和食物的消化，人体的关节部位、内脏之间需要水来润滑保护。水可以保持肌肤柔软有弹性以及维持腺体的正常分泌。

二、水的缺乏

水摄入不足或水丢失过多，可引起体内失水，亦称脱水。根据水与电解质丧失比例的不同，脱水分为三种类型。

1. 高渗性脱水

高渗性脱水的特点是以水的流失为主，电解质流失相对较少。当失水量占体重的 2％～4％时，为轻度脱水，表现为口渴、尿少、尿比重增高及工作效率降低等。当失水量占体重的

4%～8%时,为中度脱水,除上述症状外,还可见皮肤干燥、口舌干裂、声音嘶哑及全身软弱等表现。如果失水量超过体重的8%,即为重度脱水,还可见皮肤黏膜干燥、高热、烦躁、精神恍惚等。若达10%以上,则可危及生命。

2. 低渗性脱水

低渗性脱水以电解质流失为主,水的流失较少。此种脱水的特点是循环血量下降,血浆蛋白质浓度增高,细胞外液低渗,可引起脑细胞水肿,肌肉细胞内水过多并导致肌肉痉挛。

3. 等渗性脱水

等渗性脱水是水和电解质按比例流失,体液渗透压不变,临床上较为常见。其特点是细胞外液减少,细胞内液一般不减少,血浆 Na^+ 浓度正常,兼有上述两型脱水的特点,有口渴和尿少表现。

三、水的平衡

1. 水的摄入及来源

机体从以下三个来源获得水分。

(1)饮水和其他饮料。这包括饮用水、茶、咖啡和其他饮料,通过这些途径所摄取的水分占人体水分总来源的30%～40%。

(2)食物水。这包括固体食物(米饭、馒头、水果等)和液体食物(牛奶、汤等)。许多食物中都含有大量的水分,其中有一部分以结晶水的形式存在,一部分则以结合水的形式存在,但都可以被人体吸收利用。从食物中摄入的水分占人体水分总来源的一半以上。

(3)代谢水。代谢水是由营养素在体内氧化燃烧以后生成的,即食物进入体内后,某些营养成分在代谢过程中会生成一部分水分,不同食物成分在氧化过程中生成的水量各不相同(见表1-22),此途径为人体提供的水分约占人体水分总来源的10%。

表1-22　不同食物成分在体内氧化生成的水量　　　　单位:g/g 食物

食物成分	氧化生成的水量	食物成分	氧化生成的水量
碳水化合物	0.60	乙醇	1.17
脂肪	1.07	乳酸	0.60
蛋白质	0.42		

2. 水的排出

正常情况下,人体水分的摄入量应等于排出量,两者维持动态平衡。人体内的水主要通过以下途径排出体外。

(1)尿液。正常人摄入一般膳食所排出的尿量为1 000～1 500 ml/d,约占体内排出总水分的一半。

(2)汗液。通过汗液蒸发所排出的水分约为500 ml/d。

(3)肺呼吸。呼吸时也会丧失一部分水分,约300 ml/d。

(4)粪便。粪便中也含有少量的水分,正常人每天通过粪便排出的水分为200 ml 左右。

◣ 习题

一、名词解释

1. 必需氨基酸
2. 氨基酸模式
3. 蛋白质的利用率
4. 必需脂肪酸
5. 微量元素

二、选择题

1. 人体需要的六大营养素不包括（　　）。
   (A) 蛋白质、维生素　　(B) 氧　　　(C) 糖、脂　　(D) 矿物质、水

2. 蛋白质生物学价值最高的食物是（　　）。
   (A) 猪肉　　　　(B) 牛奶　　　(C) 鸡蛋　　　(D) 大米

3. 冬眠的动物和骆驼等，之所以可以长期不进食，就是靠体内储存的大量（　　）营养素来维持其在"禁食"期间的生存的。
   (A) 糖　　　　(B) 水　　　(C) 维生素　　　(D) 脂肪

4. 含必需脂肪酸较多的脂肪是（　　）。
   (A) 猪油　　　　(B) 牛油　　　(C) 羊油　　　(D) 花生油

5. 碳水化合物主要是由哪三种元素组成的？（　　）
   (A) 碳、氢、氧　　(B) 碳、氮、氢　(C) 氧、氢、氮　(D) 碳、氮、硫

6. 能被人体直接吸收的糖是果糖和（　　）。
   (A) 蔗糖　　　　(B) 乳糖　　　(C) 半乳糖　　　(D) 葡萄糖

7. 目前我国居民膳食能量主要来源于（　　）。
   (A) 碳水化合物　　(B) 脂肪　　　(C) 蛋白质　　　(D) 矿物质

8. 在高发病区流传着这样的民谣："一代甲（指甲状腺肿），二代傻，三代四代断根芽"。这很形象地道出了缺乏（　　）矿物质的严重后果。
   (A) 铁　　　　(B) 碘　　　(C) 蛋白质　　　(D) 钙

9. 人体内缺乏什么矿物质时易患贫血症？（　　）
   (A) 铁　　　　(B) 钙　　　(C) 锌　　　(D) 硒

10. 胡萝卜素在体内可转化为（　　）。
    (A) 维生素 A　　(B) 维生素 B　(C) 维生素 E　(D) 维生素 K

三、填空题

1. 蛋白质的基本结构单位是_____。人体蛋白质含有_____余种氨基酸。
2. 营养学上脂类包括_____和_____。
3. 脂肪是人体必需营养素之一，它与_____、_____组成三大产能营养素，在供给人体能量方面起着重要作用。
4. 维生素 A 缺乏容易患_____，维生素 D 缺乏容易患_____或_____。
5. 膳食中膳食纤维的主要来源是_____。
6. 脂溶性维生素主要包括_____、_____、_____和_____。

四、简答题

1. 脂类的生理功能有哪些?

2. 钙在自然界是含量最高的元素之一,为什么中国人还容易缺钙?

3. 人体内缺碘会对人的健康造成什么危害?

4. 胆固醇对人体健康有何作用?

5. 有人说多吃胡萝卜对眼睛有好处,是这样吗? 为什么?

6. 水对人体有哪些重要作用?

五、实训题

1. 吃面筋时加点豆腐和肉就能大大提高面筋蛋白质的营养价值,这是什么原因?

2. 老年人容易发生缺铁性贫血,请指导发生缺铁性贫血的老年人通过食物补充铁元素。

项目二　认识各类食物的营养价值

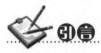 **引言**

　　"肚子一空,万事皆空",这句话道出了饮食的重要性。随着生活质量的提高,吃已经不是填饱肚子那么简单了,吃什么、怎么吃才是人们所关心的。而老年人要拥有真正健康的生活,全面均衡的膳食和营养是关键。因此,有必要对各类食物的营养价值进行全面深入的了解,从而更好地指导老年人的膳食。

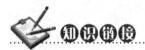 **知识链接**

　　食物按其来源和性质不同,可以分为三类:① 植物性食物,如谷类、薯类、豆类、坚果类、蔬菜、水果等;② 动物性食物,如畜禽肉类、奶类、蛋类、鱼类等;③ 各类食物的制品,即以动物性、植物性天然食物为原料,经过加工制作而成的食品,如糖、油、酒、糕点、罐头等。

　　食物的营养价值是指某种食物所含营养素和能量满足人体营养需要的程度。食物营养价值的高低,取决于食物中营养素的种类、数量、比例以及消化吸收的程度。由于不同食物营养素的构成不同,其营养价值有较大差异。例如,动物性食物的营养价值体现在能提供丰富的优质蛋白质,较多的脂肪、矿物质和维生素;谷类食物能提供较多的碳水化合物和能量,但蛋白质的含量和营养价值均较低;蔬菜、水果能提供丰富的矿物质、维生素及膳食纤维,但其蛋白质、脂肪的含量很低。即使是同一种食物,由于品种、产地和加工、烹调方法的不同,营养价值也会存在一定的差异。除母乳可满足新生儿及婴儿早期营养需要外,自然界还没有一种天然食物能完全满足机体对全部营养的需要。因此,必须合理搭配食物,才能全面满足机体对营养的需要。

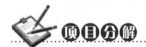 **项目分解**

　　为了保证老年人的膳食营养均衡,需全面了解各类食物的营养价值。按照食物的分类,将本项目分解为植物性食物的营养价值认知、动物性食物的营养价值认知以及其他食物的营养价值认知三部分。

任务一　植物性食物的营养价值认知

植物性食物包括谷类、薯类、豆类、坚果类、蔬菜和水果等，它们的营养作用各不相同，是人类主要的食物来源。

一、谷类、薯类的营养价值

在我国居民的膳食结构中，谷类食物占有突出地位，是我们的主食。谷类还是 B 族维生素和一些矿物质的主要来源，也是酿造业和畜禽业的重要原料及饲料。我国主要的谷类食物是小麦和稻米，此外还有玉米、小米和高粱等杂粮。

（一）谷类的结构和营养素分布

谷类都有相似的结构，其最外层是谷壳，主要起到保护谷粒的作用。谷粒去壳后从外到内分为谷皮、糊粉层、胚乳和胚芽四部分。

（1）谷皮。即谷粒外面包围着的数层被膜。谷皮在化学组成上不同于谷粒其他部分，主要由纤维素和半纤维素组成，并含有较高的灰分和脂肪。

（2）糊粉层。谷皮的里面是一层由多角形细胞构成的糊粉层，含有较多的蛋白质、脂肪和丰富的 B 族维生素及矿物质。它在植物学上属于胚乳的外层，在碾磨加工时容易与谷皮同时被分离下来而混入糠麸中，这对谷粒的营养价值会产生较大的影响。

（3）胚乳。胚乳是谷类的主要部分。胚乳由淀粉细胞构成，含有大量的淀粉和一定量的蛋白质，而脂肪、维生素和纤维素等含量都很低。

（4）胚芽。胚芽位于谷粒的一端，含有丰富的脂肪、蛋白质和维生素。胚芽的特点是脂肪及纤维素含量很高、质地比较松软而韧性较强，所以不易被粉碎，在磨粉加工过程中容易与胚乳分离而混入糠麸中。

（二）谷类的营养特点

1. 碳水化合物含量丰富

谷类主要成分是淀粉，含量为 40%～70%，集中在胚乳的淀粉细胞内。淀粉是机体最理想、最经济的能量来源。淀粉可分直链淀粉和支链淀粉，直链淀粉经烹调后容易消化吸收，但支链淀粉在加工糊化后较黏，不易消化，如糯米中几乎全是支链淀粉，所以煮出的粥比较黏稠。谷类中含有少量果糖和葡萄糖，虽然它们所占的比例小，但在食品加工上却有重要意义，例如，在制作面包的过程中，当面粉第一次发酵时，这少量的单糖则是供给酵母发酵最直接的糖原。

2. 蛋白质的生物价较低

谷类蛋白质含量一般为 8%～12%，多数在 8% 左右，但因其摄入量较多，所以谷类蛋白质也是膳食蛋白质的重要来源。虽然每日膳食中谷类食品所提供的蛋白质数量不少，但美中不足的是谷类蛋白质的质量较差，必需氨基酸的数量和种类皆存在一定的缺陷，其中最常见的是普遍存在赖氨酸的缺乏，这就导致机体对谷类蛋白质的生物利用率降低，尤其不利于儿童的生长发育。此外，谷类蛋白质必需氨基酸组成比值与人体蛋白质有较大的差距，造成蛋白质的氨基酸不平衡,合成人体蛋白质的效率较低,所以营养价值不高。

在谷类蛋白质中,最为缺乏的赖氨酸为第一限制氨基酸;其次为苏氨酸和苯丙氨酸(玉米为色氨酸)。谷类蛋白质的生物价比较低,除大米、莜麦及大麦可达70%左右外,一般为50%～60%。虽然谷类蛋白质的营养价值较低,但在膳食中对人体蛋白质营养发挥的作用仍很重要,目前已经有很多方法来改善谷类蛋白质营养价值,主要有两种:一是用其所缺少的氨基酸进行强化,如赖氨酸强化面包等;二是根据食物蛋白质互补作用的原理来克服谷类的这一缺陷。所谓"蛋白质互补作用",即利用不同食物互相补充必需氨基酸的不足。例如,小麦中缺乏赖氨酸,但大豆中赖氨酸的含量特别高,只要把小麦制品和大豆制品合在一起吃,就可解决小麦中赖氨酸不足的问题,使小麦中的蛋白质充分发挥其生物学作用,既经济又有效。

3. 脂肪的含量不高

谷类脂肪含量普遍不高,约2%,主要集中于胚芽与谷皮部分。谷类所提取的脂肪含必需脂肪酸非常丰富,营养价值甚高,具有降低血胆固醇、防止动脉粥样硬化的作用。例如,小麦胚芽油中不饱和脂肪酸约占80%以上,其中60%左右为亚油酸;玉米油中必需脂肪酸的含量约为80%以上,其中50%左右为亚油酸;米糠油中必需脂肪酸含量约为70%,其中44%左右为亚油酸。除此之外,谷类油脂中还含有有益健康的成分,包括丰富的卵磷脂和植物固醇,并含有大量的维生素E。卵磷脂在体内可形成传递神经信号的物质,对大脑活动有帮助,对心血管具有保健作用。植物固醇能够抑制胆固醇的吸收,对降低体内胆固醇的含量有益。维生素E具有抗氧化、抗衰老作用,在种子里常常存在油脂成分中。谷类的脂肪含量虽然不高,但它具有营养和保健的双重作用。

谷类脂肪有调节食物色香味的作用,使其各类制品在蒸制后产生一种特有的香气。但谷类在长期储存中,由于空气中氧的作用,脂肪会发生氧化酸败现象,使谷类食物的香气消失或减少,并产生令人不快的陈味。

4. 维生素易受损失

谷类食物是膳食中B族维生素,特别是维生素B_1和烟酸的重要来源,一般不含维生素C、维生素D和维生素A。谷类维生素主要存在于糊粉层和胚芽中。大米、白面由于进行了精细加工,B族维生素损失较多,而小米、高粱、荞麦和燕麦等杂粮不需要过多研磨,其维生素保存比较多,维生素B_1、维生素B_2的含量都高于我们日常所吃的大米、白面,是膳食中维生素B_1、维生素B_2很好的补充。

大米在烹调之前的淘洗,会使维生素B_1和维生素B_2大量损失,米越精白、搓洗次数越多、水温越高、浸泡时间越长,维生素的损失就越严重。因此,在我国南方以大米为主食的地区的人群,如果长期食用加工精度过高的大米,再由于蒸制方法不合理,就容易导致脚气病及其他B族维生素缺乏症的发生。

玉米中的烟酸主要以结合型存在,只有经过适当的烹调加工,如用碱处理,使之变为游离型的烟酸,才能被人体吸收利用。若不经处理,以玉米为主食的地区的人群就容易发生烟酸缺乏症而患糙皮病。

5. 矿物质消化吸收较差

谷类食物均含有一定数量的矿物质,主要存在于谷皮和糊粉层中。大米在烹调之前经过淘洗,会损失掉大部分矿物质。大米蛋白质的含量又比较低,钙与磷的比值小,并且不含维生素 D 等能帮助人体吸收钙的营养素,所以钙在人体中的吸收利用率较低;小麦中铁和钙的含量略高于大米,而且小麦粉在加工成食物的过程中,未经过淘洗,所以矿物质的保存率较高。

一般谷类都含有植酸,它能和铁、钙、锌等人体必需的矿物质结合,生成人体无法吸收的植酸盐,所以人体对谷类中矿物质的消化吸收较差。但由于小麦粉常是经发酵后蒸制成馒头或烤制成面包供人食用,在发酵过程中,植酸大部分被水解而消除;又由于小麦粉蛋白质含量丰富,消化时水解为氨基酸,能与钙等矿物质形成人体易于吸收的可溶性盐类,因而有利于人体的吸收利用。

(三) 谷类的合理利用

谷类的营养价值随着加工、烹调、储藏等条件的影响会发生一些变化,应对其进行合理利用。

1. 合理加工

谷类加工有利于谷类的食用和消化吸收。但由于蛋白质、脂肪、维生素和矿物质主要存在于谷粒表层和胚芽中,加工精度越高,营养素损失越大,尤以 B 族维生素损失显著。谷类加工粗糙时虽然出米、出粉率高,营养素损失小,但是感官性状差,消化吸收率也相应降低,而且由于植酸和纤维素含量较多还会影响其他营养素的吸收。所以,应合理加工谷类,既要保持良好的感官性能和消化率,又要最大限度地保留各种营养素。一般以标准米和标准面较好。

2. 合理烹调

谷类食物经烹调后,改善了感官性状,能促进消化吸收。烹调使纤维素变软,同时增加了其主要成分——淀粉的适口性。但烹调加工过程可使某些营养素损失,如淘米时,可以使水溶性维生素和矿物质发生损失。而且各种营养素的损失,将随着搓洗次数增多、浸泡时间延长、水温增高而加重。

米和面采用不同烹调方法会不同程度地损失一些营养素,主要是 B 族维生素的损失。如制作米饭采用蒸的方式,B 族维生素的损失要比捞饭的方式少得多;米饭在电饭煲里保温时,随时间的延长维生素 B_1 将损失。采用蒸、烙、烤的方式制作面食,B 族维生素损失较少,但是高温油炸的方式则损失较大。

面食在焙烤过程中,还原糖和氨基化合物发生褐变反应产生褐色物质。这种褐色物质在消化道中不易被水解,无营养价值,而且使赖氨酸失去效能。为此,应注意控制焙烤温度和糖的使用量。

3. 合理储藏

在适宜的条件下谷类可以储藏较长时间,其蛋白质、维生素、矿物质含量变化不是很大。但是当储藏条件改变,如相对湿度增大或温度升高时,谷类中的酶活性变大,呼吸作用增强,会促进真菌的生长,引起蛋白质、脂肪、碳水化合物分解产物堆积,发生霉变,使谷类的营养价值降低,甚至引起食物中毒。因此,谷类应在避光、通风、干燥和阴凉的环境中储藏。

4. 食用全谷类食物,粗粮与细粮搭配

食用多种全谷类食物,粗粮与细粮搭配,适当增加一些加工精度低的米、面,有利于合理摄入营养素,避免肥胖和糖尿病等慢性疾病的发生。《中国居民膳食指南(2022)》推荐:成年人每天应摄入谷类 200～300 克,其中全谷类和杂豆类 50～150 克。若每天食用 85 克左

右的全谷食品能减少若干慢性疾病的发病风险，可以帮助控制体重。居民在购买食物时应注意选择成分标签上注明是全谷类的食物。

越来越多的科学研究表明，我国居民坚持采用植物性食物特别是谷类食物为主的膳食结构是预防欧美发达国家高能量、高脂肪和低纤维素膳食模式造成的现代"文明病"的最佳方法，对预防心脑血管疾病、糖尿病和癌症有益。

（四）薯类的主要营养价值

薯类主要指马铃薯、甘薯、红薯、紫薯、木薯、芋头以及山药。它们的营养成分略有不同，但都有以下共同的营养特点。

（1）淀粉含量丰富，高于谷类食物。薯类食物中含有优质的淀粉，尤其是由木薯生产的淀粉极易消化，常适宜婴儿及病弱者食用。并且淀粉又是烹调中上浆、挂糊、勾芡的主要原料。淀粉还是碳水化合物的重要来源。

（2）含有丰富的膳食纤维，是谷类的1～2倍。薯类食物中所含有的纤维素、半纤维素、果胶等膳食纤维，有利于肠道蠕动，能促进食物消化。

（3）含有丰富的胡萝卜素和维生素C，但谷类食物中基本上不含有这类维生素。

（4）含有较多的矿物质，在薯类食物中钙、铁的含量较高。

（5）含有某些特殊的营养保健成分，如黏蛋白，它可以预防心血管系统的脂肪沉积，保持动脉血管弹性，防止动脉粥样硬化过早发生。同时，薯类食物对于减少眼干燥症的发生和预防某些癌症有着重要作用。

二、豆类的营养价值

豆类是我国的传统食物之一，古时就有"五谷宜为养，失豆则不良"的说法，这足以说明豆类的营养价值之高。豆类可分为大豆类和其他豆类。大豆类按其色泽又可分为黄、青、黑、褐和双色大豆五种，其他豆类包括蚕豆、豌豆、绿豆和赤豆等。前者含有较多的蛋白质和脂肪，碳水化合物较少；后者含有较少的蛋白质和脂肪，而碳水化合物相对较多。大豆及其制品是我国居民膳食中优质蛋白质的重要来源，充分利用大豆及其制品是解决居民膳食中蛋白质摄入不足的重要途径。

（一）豆类的营养价值

1. 大豆的营养成分

（1）蛋白质：大豆约含有22％～37％的蛋白质，是植物性食物中含蛋白质最高的食物。其氨基酸组成接近人体需要，且富含谷类蛋白质较为缺乏的赖氨酸，具有较高的营养价值。

（2）脂肪：大豆脂肪含量约为15％～20％，其中85％左右为不饱和脂肪酸，油酸含量约为32％～36％，亚麻酸约为2％～7％，亚油酸含量占50％以上，是防治冠心病、原发性高血压、动脉粥样硬化等慢性疾病的理想食物。另外，大豆油中还含有约1.64％的磷脂和具有较强抗氧化能力的维生素E。

（3）碳水化合物：大豆中含碳水化合物30％～37％，其中一半为可供利用的淀粉、阿拉伯糖、半乳聚糖和蔗糖，另一半为人体不能消化吸收的棉子糖和水苏糖，它们存在于大豆的细胞壁中，在肠道细菌作用下发酵产气可引起胀气，也可促进肠道中双歧杆菌的增殖，具有保健作用。

（4）矿物质：大豆含丰富的钙，每100 g 大豆中含钙量高达 200 mg 左右，比牛肉、猪肉高很多，是生长发育中的儿童和易患骨质疏松症的老年人膳食钙的极好来源。另外，每 100 g 大豆中约含铁 8 mg，还富含磷、锌等矿物质，是植物性食物中矿物质的良好来源。

（5）维生素：大豆含丰富的维生素 B_1、维生素 B_2、维生素 PP。另外，还含有较多的胡萝卜素和维生素 E，大豆几乎不含维生素 C，但发芽后可产生一定量的维生素 C。

2. 大豆中的抗营养因子

大豆中含有一些天然的抗营养因子，可影响人体对某些营养素的吸收，如蛋白酶抑制剂、胀气因子、植酸及植物凝集素等，它们使大豆蛋白质的消化率只有 65％ 左右。在食用大豆时，可通过水泡、磨浆、加热、发酵、发芽等方法将其加工成豆制品，合理地处理抗营养因子，能提高大豆的消化率，充分发挥其营养价值。

3. 其他豆类的营养价值

其他豆类蛋白质含量均低于大豆，一般为 20％ 左右，脂肪含量很少，碳水化合物约占 50％～60％，主要以淀粉形式存在。其他营养素与大豆相似，也是营养价值较高的一类植物性食物，起着丰富人们膳食结构的作用。

（二）豆制品的营养价值

豆制品是以大豆或其他豆类为原料加工制成的各类副食品。根据制造工艺不同可分为：非发酵豆制品，主要有豆腐及其制品、豆浆和豆芽等；发酵豆制品，主要有豆腐乳、豆豉、豆瓣酱等。

豆腐及其制成的豆腐干等豆制品是生物价较高的优质蛋白质，而且当大豆制成豆腐后蛋白质消化率由 65％ 左右提高至 92％～96％，大大提高了大豆的营养素的吸收。同时，豆腐也是钙和 B 族维生素的良好来源。

豆浆中蛋白质含量近似牛奶，其中必需氨基酸种类较齐全，消化率为 85％ 左右，铁的含量比牛奶高很多，也是多种营养素含量丰富的传统食品。需注意的是，在食用豆浆时必须充分煮沸，避免由于豆中胰蛋白酶抑制剂破坏不充分，使得蛋白质难以消化吸收而导致恶心、呕吐等不良症状。

豆芽是用大豆、绿豆在适宜的水分和温度下发芽生成。大豆在发芽过程中蛋白质分解成氨基酸或多肽，淀粉转化成单糖和低聚糖，同时破坏了胰蛋白酶抑制剂，提高了蛋白质的生物利用率。在发芽过程中，由于酶的作用，使矿物质和维生素含量倍增，尤其是维生素 C，发芽前几乎为零，发芽后可达 6～8 mg/100 g，可作为冬季或某些地区缺乏蔬菜时维生素 C 的良好来源，尤其在蔬菜供应淡季可起到重要的调节作用。

豆腐乳虽源于黄豆，所含成分与豆腐相近，但其营养和保健功能都高于豆腐。除具备降血脂、降血压、调节胰岛素等生理功能外，还具有预防骨质疏松症、清除自由基、促进人体造血、营养神经和防治老年性痴呆症的功能。

（三）豆类食品在我国膳食中的地位和作用

我国目前膳食结构的主要特点是以谷类为主，动物性食物相对不足，膳食结构不合理，食物单调，营养不足与过剩并存，部分农村地区营养不良现象仍存在，与此同时，一些城市居民"富裕病"发病率有增高趋势。豆类和豆制品营养丰富，可在我国以谷类为主的膳食结构中发挥重要的营养与保健作用。

（1）大豆蛋白质的功能。大豆的蛋白质含量高于牛肉、猪肉，为谷类和薯类的3～8倍，且是优质蛋白质，尤其是富含谷类缺乏的赖氨酸等，与谷类同食可发挥蛋白质的互补作用，提高膳食的营养价值。为提高农村居民蛋白质的摄入量及预防城市居民过多消费肉类带来的不利影响，应大力倡导食用豆类及其制品。

（2）优质的食用油。大豆的脂肪含量高，消化吸收率高达97％以上，脂肪中的不饱和脂肪酸比例高，其中一半是亚油酸。另外，大豆还含有丰富的卵磷脂。大豆油已成为我国居民膳食中最常见的优质食用油。

（3）提供矿物质和维生素。豆类的矿物质、维生素含量丰富，制作成豆腐或加工成豆芽后，其含量更加丰富，更易吸收，是人体多种矿物质、维生素的重要来源。

（4）丰富人们的菜肴。豆类可制作成多种食品，特别是大豆可制成豆浆、豆腐、豆腐脑、豆腐干、腐竹、豆腐乳、豆豉、豆芽等多种营养丰富的食品，丰富了人们的菜肴。

（5）大豆的保健作用。大豆具有多种生物活性物质，有降低血糖、抗氧化、抗动脉粥样硬化和免疫调节等作用，大豆磷脂有激活脑细胞、提高记忆力和注意力的作用。大豆皂苷通过增加超氧化物歧化酶含量，清除自由基和降低过氧化脂质，具有提高人体免疫力、抗过敏、抗高血压、抗衰老的作用。大豆中的异黄酮能有效地延缓更年期和绝经期女性因卵巢分泌的激素减少而引起的骨密度降低。凡经常吃豆制品的地区，居民肿瘤发生率低于以肉食为主的地区。现已发现，大豆中至少含有异黄酮等5种以上具有抗肿瘤生物活性的化学物质。

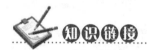 知识链接

大豆家族包括黄大豆、黑大豆和青大豆等主要成员，而绿豆、红豆、芸豆等淀粉豆并不是大豆家族成员。《中国居民膳食指南（2022）》建议每人每周摄入105～175克大豆或相当量的豆制品。

大豆中的蛋白质含量高，且属于优质蛋白质，有利于人体的消化吸收和利用。所有植物性食物中，只有大豆蛋白质可以和肉、鱼及蛋等动物性食物中的蛋白质相媲美。大豆中的脂肪以不饱和脂肪酸为主，其中的卵磷脂有助于血管壁上的胆固醇代谢，预防血管硬化。大豆中还富含钙、镁、铁等矿物质，同时还含有丰富的维生素 B_1、维生素 E、膳食纤维等。大豆中还有众多活性物质，如大豆皂苷、大豆异黄酮、大豆多肽、大豆低聚糖、植物甾醇等，这些成分具有降血脂、抗氧化、抗衰老等作用。

增加大豆的摄入，机体在一定程度上可避免动物性食物食用过多带来的肥胖风险，有效预防慢性病的发生。但有关数据显示，中国居民平均每人每天大豆类摄入量为4.2克，远低于《中国居民膳食指南（2022）》的建议摄入量。这其中，跟很多人对大豆的误解有一定关系。

第一个误解：大豆制品嘌呤高，引发痛风。虽然在同等重量的前提下，大豆嘌呤含量与瘦肉类相似，但100克瘦肉很容易吃下，100克大豆就有些困难了。而且在大豆制品加工、制作、烹调过程中，有相当一部分嘌呤会溶解于水中而被去除。有研究表明，大豆制品等摄入量高的人群未见其痛风发作有明显增高。

第二个误解：大豆制品含雌激素，会诱发乳腺癌。有研究发现，植物雌激素对女性体内雌激素水平起到的是双向调节作用，当人体内雌激素水平低时，大豆异黄酮表现出

提高雌激素水平的功效,而当体内雌激素水平偏高时,它会表现出降低体内雌激素水平的作用。事实上,食用豆制品会降低乳腺癌的发生风险。此外,豆制品也不会影响男性性征、使男人女性化。

第三个误解:大豆制品会伤肾。虽然大豆制品蛋白质含量较高,但只要适量食用,并不会伤害肾脏。有研究表明,大豆制品所含的多种非蛋白物质,例如,大豆异黄酮和大豆多肽有改善肾功能、延缓肾病进程的作用。

三、坚果类的营养价值

坚果是植物的果实,通常用来泛指由坚硬的果皮、油性的果仁(一般为一粒)组成并且在果实成熟时果皮不开裂的这样一类果实。坚果分两类:一是树坚果,包括杏仁、腰果、榛子、核桃、松子、板栗、白果(银杏)、开心果、夏威夷果等;二是种子,包括花生、葵花子、南瓜子、西瓜子等。

(一) 坚果的主要营养价值

坚果中含有较丰富的蛋白质、脂肪,维生素 B、维生素 E,矿物质磷、钙、锌、铁,膳食纤维,多种抗氧化剂,单不饱和脂肪酸、多不饱和脂肪酸,等等。常食坚果能促进人体生长发育、增强体质、预防疾病。

(二) 坚果储存的注意事项

坚果存放不当会发生霉变,凡是霉变的坚果都有可能存在黄曲霉毒素。黄曲霉毒素是一种有强烈生物毒性的化学物质,对人及动物肝脏组织有很强的破坏作用,已经被世界卫生组织认定为一类致癌物,以黄曲霉毒素 B_1 最为多见,其毒性和致癌性也最强。坚果容易滋生黄曲霉毒素,储存时,要保持低温、通风、干燥、避光,尽可能不囤积,注意控制保存期。因黄曲霉毒素耐高温,一般的加热不易破坏,如果发现坚果霉变,一定不要食用。

四、蔬菜和水果的营养价值

蔬菜和水果品种繁多,是人类膳食的重要组成部分。蔬菜、水果富含人体所必需的维生素、矿物质和膳食纤维,含蛋白质、脂肪很少。此外,由于蔬菜、水果中含有各种有机酸和色素等成分,使它们具有良好的感观性状,对增进食欲、促进消化、丰富食物多样性具有重要意义。另外,许多蔬菜和水果还具有营养和药用价值。

(一) 蔬菜的营养价值

蔬菜按其品种和可食部分,分为叶菜类、根茎类、瓜茄类等,不同种类的蔬菜营养成分有较大的差异。

(1) 叶菜类:是矿物质和维生素的重要来源。在这类蔬菜中尤以绿色叶菜为蔬菜类食物的代表,如油菜、菠菜、卷心菜、香菜、小白菜、雪里蕻、荠菜、韭菜等,它们含有较多的胡萝卜素、维生素 C,并含有一定量的维生素 B_2。绿叶菜也含有较多的矿物质,如钙、磷、钾、镁、铁、铜、锰等,且钙、磷、铁的吸收和利用较好,是钙、铁等矿物质的重要来源。但也有一部分蔬菜(菠菜、苋菜、空心菜)因含有较多的草酸,能与钙结合,形成不能被人体吸收的草酸钙,这类蔬菜在炒之前若能焯水去掉涩味,则可除去部分草酸。

（2）根茎类：是介于粮食与蔬菜之间的食物。如土豆、莲藕、甜薯、芋头等，含淀粉较多，可供给较多的能量，与稻、麦、玉米、高粱并称为全球五大农作物，很多国家的居民把这类食物作为主食。这类食物每 100 克可提供热量约为 $330 \sim 420$ kJ，而一般蔬菜每 100 克可提供热量约为 $40 \sim 170$ kJ。根茎类食物中蛋白质、矿物质和维生素的含量相对较低。

（3）瓜茄类：指黄瓜、南瓜、冬瓜、丝瓜、苦瓜、葫芦等，这类蔬菜大部分夏秋季节上市，在绿叶菜较少的季节，是矿物质与维生素的重要来源。

蔬菜一般含蛋白质和脂肪很少，主要营养成分有碳水化合物、矿物质和维生素。

1. 碳水化合物

蔬菜中的碳水化合物包括可被机体吸收利用的单糖、双糖、淀粉及膳食纤维。其种类和含量因蔬菜的种类和品种而有很大差别。蔬菜中含碳水化合物较高的有胡萝卜、西红柿、南瓜等。

蔬菜所含的纤维素、半纤维素等多糖类是人们膳食纤维的主要来源。膳食纤维虽不参与体内代谢，但可促进肠道蠕动，利于通便；减少或阻止胆固醇等物质的吸收，有益于健康；在防治糖尿病和预防肠道肿瘤等方面有积极作用。

2. 矿物质

蔬菜中含有丰富的矿物质，如钙、磷、铁、钾、钠、镁、铜等，是膳食中矿物质的主要来源，对维持人体内的酸碱平衡起重要作用。叶菜类，如菠菜、雪里蕻、油菜、苋菜含钙较多。叶菜中含铁一般约为 $1 \sim 2$ mg/100 g，但其吸收率较低，约为 5%。

3. 维生素

新鲜蔬菜是维生素 C、胡萝卜素、维生素 B_2 和叶酸的重要来源。各种蔬菜都含有一定量的维生素 C，一般叶菜中的含量较瓜茄类高，如苋菜中维生素 C 约为 47 mg/100 g，小白菜约为 28 mg/100 g，黄瓜约为 9 mg/100 g。

胡萝卜素与蔬菜的颜色密切相关，在绿色、黄色或红色蔬菜中含量较多，如胡萝卜、南瓜、苋菜等。习惯上丢弃的芹菜叶、莴苣叶、萝卜叶等，胡萝卜素含量也很丰富，故应加以利用。胡萝卜素也是我国居民膳食中维生素 A 的重要来源。

（二）水果的营养价值

新鲜水果含水分多，蛋白质和脂肪含量少，水果的营养价值与新鲜蔬菜相似，是人体矿物质和维生素的重要来源，其营养特点如下。

1. 碳水化合物

水果所含碳水化合物主要是果糖、葡萄糖和蔗糖，在不成熟的水果内则有淀粉。水果种类不同，所含碳水化合物的种类和数量也有较大差异。例如，苹果和梨以果糖为主，桃、李、柑橘以蔗糖为主，葡萄、草莓则以葡萄糖和果糖为主。许多水果还富含纤维素、半纤维素和果胶等。水果中的膳食纤维主要以果胶类物质为主。果胶对果酱的加工有重要意义，以苹果、山楂、海棠等含量为多。

2. 矿物质

水果也是人体所需矿物质如钙、磷、铁、锌、铜、镁的良好来源，与蔬菜一样也是碱性食品。

3. 维生素

新鲜水果含较多的维生素 C，以刺梨中最多，可高达 2 585 mg/100 g，酸枣、沙棘、山楂、柑橘、鲜荔枝、草莓、柠檬中的含量也很高。杏果、柑橘、杏等含胡萝卜素较多。

每 100 g 常见水果中三种维生素的含量,见表 2-1。

表 2-1 每 100 g 常见水果中三种维生素的含量

	鲜枣	猕猴桃	柑	橘	杏果	苹果	葡萄	桃	草莓
维生素 C(mg)	243	62	28	19	23	4	25	7	47
胡萝卜素(μg)	240	30	890	520	8050	20	50	20	30
维生素 B_2(mg)	0.09	0.02	0.04	0.03	0.04	0.02	0.02	0.03	0.03

干果因加工时的营养损失,维生素含量明显降低。但是蛋白质、碳水化合物和矿物质则因加工使水分减少,含量相对增加。如鲜葡萄加工成葡萄干后,蛋白质、碳水化合物、钙的含量均有所增加。加工后的干果,虽失去鲜果的某些营养特点,但易于运输和储存,有利于食品的调配,使饮食多样化。

4. 色素与有机酸

富含色素是水果的一大特色,它赋予水果不同的颜色。如花青素使水果呈紫色,能溶于水,在果皮中含量最高,对光、热敏感,加热可被破坏,在酸性环境稳定,遇碱呈紫色,遇铁、铝呈灰紫色;胡萝卜素使水果呈黄色,其中 β-胡萝卜素可转化为维生素 A。水果中的有机酸主要有苹果酸、柠檬酸、酒石酸,微量的琥珀酸、苯甲醋酸等。水果具有酸涩味,与富含有机酸有关。浆果类柠檬酸含量最多,常与苹果酸共存;仁果类苹果酸最多;葡萄中含有酒石酸;琥珀酸、延胡索酸有明显的涩味,主要存在于未成熟的水果中。另外,水果的颜色越深,其营养价值就越高。即使是同一品种的水果或同一个水果的不同部位,其颜色越深,维生素及其他营养成分的含量就越高。

(三) 野菜、野果和食用蕈藻类的营养价值

我国地域辽阔,可食用的野菜、野果和蕈藻类资源丰富,种类繁多,而且许多品种有很高的营养价值。

1. 野菜

常见的可食用野菜有苜蓿、启明菜、马齿苋、灰菜、野苋菜等,这些野菜含有丰富的胡萝卜素、维生素 B_2、维生素 C、叶酸、钙、铁等,含量皆是普通蔬菜的数倍甚至数十倍,其蛋白质含量一般也高于普通蔬菜,氨基酸组成比较平衡,具有很好的食用价值。

2. 野果

我国许多地区,特别是山区生长着各种可食野果,如沙棘(醋柳)、刺梨、酸枣等。这些野果各具特色风味,富含维生素 C,并含有大量胡萝卜素、有机酸和生物类黄酮及其他具有营养和保健作用的物质。可用于制作果汁、饮料、果脯、罐头或用于酿酒。

3. 食用蕈藻类

从广义上讲,蕈藻类食物属于一种蔬菜,包括食用蕈和藻类。食用蕈是指供人类食用的真菌,可分野生菌与人工栽培菌两类。野生的食用蕈有牛肝菌、鸡油菌等。栽培的食用蕈主要有洋蘑菇、香菇、银耳、黑木耳等。藻类是无胚并以孢子进行繁殖的低等植物,可供人类食用的有海带、紫菜、发菜等。

蕈藻类食物是一类低能量,蛋白质、膳食纤维、维生素和微量元素含量丰富的食物。富含多种营养素和一些生物活性成分，味道鲜美，是日常餐桌上不可多得的佳肴。蕈藻类蛋白质的含量可达 20% 以上，与瘦猪肉、牛肉等动物性食物的蛋白质含量相当，如蘑菇含蛋白质高达 21 g/100 g，香菇约为 20.0 g/100 g，紫菜约为 26.7 g/100 g。并且，蕈藻类食物蛋白质氨基酸的组成较合理，必需氨基酸含量占 60% 以上，是人类膳食中植物蛋白质的良好补充。

蕈藻类食物 B 族维生素（如维生素 B_1、维生素 B_2 和烟酸）含量丰富，尤以维生素 B_2 含量最为丰富。其中蘑菇含维生素 B_2 约为 1.10 mg/100 g，香菇约为 1.26 mg/100 g，比其他植物性食物都高。对于以植物性食物为主的、同时维生素 B_2 容易缺乏的中国人的膳食，蕈藻类食物是维生素 B_2 良好的食物来源。

蕈藻类食物中微量元素含量丰富，尤其是铁、锌和硒，其含量是其他食物的数倍甚至十几倍。如铁的含量，黑木耳约为 97.4 mg/100 g，紫菜约为 54.9 mg/100 g，发菜约为 99.3 mg/100 g，所以蕈藻类食物是良好的补铁食品；再如锌的含量，香菇约为 8.57 mg/100 g，蘑菇约为 6.29 mg/100 g，黑木耳约为 3.18 mg/100 g 左右。蕈藻类食物中还含有较多的硒，蘑菇中硒含量高达 39.2 μg/100 g 左右。另外，蕈藻类食物中的海产品，如海带、紫菜还含有丰富的碘。

蕈藻类食物除了提供丰富的营养素外，还具有重要的保健作用。研究发现，蘑菇、香菇和银耳中含有香菇多糖和银耳多糖，具有增强免疫力功能和抗肿瘤作用。香菇中所含的香菇嘌呤，有降血胆固醇的作用。黑木耳能抗血小板聚集，防止血栓形成。海带在日本备受重视，日本医学专家认为海带有重要的食疗作用，如抗癌、降血压、预防动脉硬化和便秘、防止血液凝固和甲状腺肿、维持钾钠平衡以及减肥等。

蕈藻类食物来源充足，不受季节影响，价格也较便宜，加之食法多样，深受大家喜爱，在膳食中我们应当有计划地选择食用。

（四）蔬菜、水果的合理利用

1. 蔬菜的合理利用

（1）储藏对蔬菜营养价值的影响。

蔬菜为家庭日常饮食中必不可少的食物，若储藏不当，可发生食后中毒现象。有些蔬菜，如菠菜、莴苣、萝卜等含有硝酸盐物质，储藏过久会发生腐烂变质。某些细菌，如大肠杆菌、梭状芽孢杆菌等，会将蔬菜中的硝酸盐还原成亚硝酸盐，食用后引起头痛、腹痛、腹泻、呕吐等症状。因此，蔬菜不宜储藏过久，应尽量食用新鲜的蔬菜。

（2）加工烹调对蔬菜营养价值的影响。

蔬菜在加工烹调中主要损失的营养素是维生素和矿物质。蔬菜因直接暴露在自然环境中或埋藏在泥土中生长，加之施肥或农药的影响，在烹调前需要仔细清洗。但如果清洗方法不当，则会对其中的水溶性维生素和矿物质造成破坏和损失，特别是维生素 C。因此，蔬菜应在较完整的状态下清洗，正确的方法是先洗后切，不损伤叶片。切忌先切后洗或在水中浸泡时间过长，以免大量的营养素溶于水而损失。

此外，择菜也是蔬菜营养素保存的关键影响因素之一。丢弃外层叶片或削皮过厚会造成营养素损失，因为蔬菜外部绿色叶片的营养价值高于中心的黄白色叶片，靠皮的外层部分营养素浓度高于中心部分。例如，圆白菜外层绿叶中胡萝卜素的浓度比中心的白色部分高20 多倍，矿物质和维生素 C 高数倍。

制作脱水蔬菜时，维生素 C 有部分损失。一般来说，真空冷冻干燥法的营养素损失最小。腌制蔬菜时维生素和矿物质损失严重。速冻蔬菜的水溶性维生素有一定损失,但胡萝卜素损失不大。蔬菜汁的营养价值虽然较高,但除去了蔬菜中的大部分膳食纤维。

蔬菜的烹调方法有炒、煮和凉拌等,在烹调过程中因高热可使维生素破坏,并能促进维生素的氧化,所以蔬菜烹调加工时适宜急火快炒,否则烹调时间愈长,则维生素损失愈多。烹调后的蔬菜,放置时间过长,不仅感官性状有改变,维生素也会有损失。适宜生食的蔬菜如青瓜、生菜、西红柿等,应尽量生食,如做成可口凉拌菜或蔬菜沙拉等。在烹调时,应使用合理的加工方法,即先洗后切;凉拌、急火快炒和快速蒸煮;现做现吃;烧汤时,开汤下菜是保存蔬菜中营养素的有效措施。此外,烹调时适当加些醋,可以提高维生素 C 对热的稳定性,减少烹调损失。

另外,不同质地的烹饪用具对蔬菜中维生素 C 的影响也不同,例如,铜锅烹调时蔬菜维生素 C 损失最多,比使用其他材质的锅具损失多 2~6 倍,铁锅次之,因此在烹调蔬菜时要注意选择适当的烹调用具。

（3）食用蔬菜时的注意事项。

① 未成熟的西红柿不宜食用:未成熟的西红柿中含有一种叫番茄碱的有毒成分,人食后会发生中毒,表现为头昏、恶心、呕吐等症状。番茄碱在成熟的西红柿中含量甚少。

② 鲜黄花菜不宜食用:鲜黄花菜中含有一种无毒的秋水仙碱,被人体肠道吸收后,转变为有毒的二氧秋水仙碱,可使人产生恶心、呕吐、腹痛等症状,重者便血、尿血。干黄花菜是由鲜黄花菜经蒸晒干燥制成,其内含有的秋水仙碱已被破坏,故可放心食用。

③ 未煮熟的秋扁豆不宜食用:扁豆中含有凝集素和溶血素两种毒素。这两种毒素在秋季成熟的扁豆中含量较高,如果未将秋扁豆充分煮熟,食用后往往会发生头痛、头晕、恶心、呕吐、腹泻等症状。故烹调扁豆时,应彻底加热煮熟、煮烂后才可食用。

④ 腌制不透的蔬菜不宜食用:在腌制蔬菜时,用盐不足会使得一部分细菌没有得到抑制,腌菜中的硝酸盐还原成有害的亚硝酸盐,这种化学变化大约在腌制后一星期左右达到最高峰,如果此时食用可能发生急性亚硝酸盐中毒。因此,蔬菜最好在腌制 15 天后再食用。

⑤ 腐烂的蔬菜不要吃:新上市蔬菜从表面看似乎停止了生长,实际上仍然进行着复杂的生理和生化变化,其营养成分逐渐下降。所以应尽量选择新鲜蔬菜,特别注意不要吃腐烂的蔬菜,尤其是烂白菜。因为白菜中含有大量的硝酸盐,腐烂后经细菌作用,可转变成亚硝酸盐。亚硝酸盐不仅能使血液中的低铁血红蛋白变成高铁血红蛋白,使血液失去载氧能力而引起食物中毒,还能与胺形成致癌物质——亚硝胺类化合物。

2．水果的合理利用

（1）储藏对水果营养价值的影响。

水果储藏时间不宜太长,以免维生素被氧化、破坏。萎蔫和高温会加速水果中维生素 C 的损失。通常,酸性水果在常温环境下储藏较好;苹果宜放在阴凉处,一般可保存 7~10 天;香蕉放置温度以 12~13 ℃为佳。

（2）加工对水果营养价值的影响。

水果榨汁产生的带果肉的混浊汁含有除部分膳食纤维之外全部的营养素,没有果肉的水果澄清汁则只含有糖分、矿物质和部分水溶性维生素。制作果酱和果脯时,精制糖加入量较大;制作水果干时维生素 C 损失较大,但可使矿物质得到浓缩。

任务二　动物性食物的营养价值认知

动物性食物种类很多，主要有畜肉、禽肉、水产品、蛋、奶等。动物性食物营养丰富，能提供人体需要的优质蛋白质、脂肪、矿物质和维生素等多种营养成分，是人类重要的食物来源。

一、畜肉、禽肉及水产品的营养价值

畜肉、禽肉和水产在动物性食物中占的比重较大，该类食物能提供大量的蛋白质，丰富的脂肪、矿物质和维生素，是食用价值较高的食物。

（一）畜肉的营养价值

畜肉指猪、牛、羊等家畜的肌肉、内脏、头、蹄、骨、血及其制品，因畜肉肌肉颜色较深，呈暗红色，所以有"红肉"之称。总体而言，畜肉富含蛋白质、脂肪、矿物质和维生素，但营养素的分布因动物种类、年龄、肥瘦程度及部位不同而异。在肥瘦不同的肉中，脂肪和蛋白质差异大。相对而言，内脏中脂肪少，蛋白质、维生素、矿物质和胆固醇较高。

1. 蛋白质

畜肉的蛋白质大部分存在于肌肉组织中，含量占 10%～20%。其中，牛羊肉的蛋白质含量高于猪肉。同一家畜不同部位的蛋白质含量也有所不同。以猪肉为例，猪里脊肉的蛋白质含量约为 21%，猪后臀尖约为 15%，猪肋条肉约为 10%，而猪奶脯肉蛋白质含量很低，只有 8%。

畜肉的蛋白质为完全蛋白质，其中人体必需氨基酸含量十分充足，而且种类和比例接近人体的需要，因此易被人体消化吸收，充分利用，其营养价值很高，为优质蛋白质。然而，在结缔组织中，如猪皮和筋腱，虽然蛋白质含量也较高，可达 35%～40%，但缺乏色氨酸和蛋氨酸等人体必需氨基酸，利用率低，为不完全蛋白质。因此，以猪皮和筋腱为主要原料的食物，常常需要搭配其他食物来补充必需氨基酸。

2. 脂肪

畜肉的脂肪含量因家畜的种类、年龄不同而有较大的差异。以猪肉、羊肉、牛肉为例，其中猪肉的脂肪含量最高，羊肉次之，牛肉最低。脂肪含量也因家畜的肥瘦程度和部位不同有较大的差异，以猪肉为例，猪里脊肉的脂肪含量远远低于猪前肘和猪五花肉，而猪肥肉的脂肪含量最高。

畜肉的脂肪以饱和脂肪酸为主，主要为中性脂肪，即甘油三酯，还有少量卵磷脂、胆固醇和游离脂肪酸。家畜内脏中的胆固醇含量远远高于肌肉，例如，猪瘦肉的胆固醇含量约为 81 mg/100 g，猪肝和猪肾的胆固醇含量是猪瘦肉的 3～4 倍多（分别约为 288 mg/100 g 和 354 mg/100 g），而猪脑则高达 30 倍（约为 2 571 mg/100 g）。

因此，对于血脂异常、血胆固醇比较高的人群，在日常膳食摄入中要尽量减少动物内脏的摄入量。膳食中动物脂肪的主要作用是提供给人体所需能量，所以应合理控制，防止能量摄入过多，引起肥胖和其他慢性疾病，如心血管疾病。

3. 碳水化合物

畜肉的碳水化合物主要以糖原形式存在于肌肉和肝中，含量极少，而且在动物屠宰后，含量逐渐降低。

4．矿物质

畜肉的矿物质含量一般约为 0.8%～1.2%，瘦肉中的含量高于肥肉，内脏高于瘦肉，是膳食铁和锌的重要来源。畜肉中的铁含量较高，以血红素铁形式存在，生物利用率很高，而且吸收率不受食物中植酸、鞣酸等各种干扰物质的影响。肝中的铁含量最高，例如猪肝中的铁含量约为 22.6 mg/100 g。此外，畜血也是膳食铁的优质来源。畜肉中锌、硒、铜等微量元素较为丰富，且吸收利用率远远高于植物性食物，但畜肉中的钙含量比较低，仅约为 7.9 mg/100 g。

5．维生素

畜肉富含维生素，包括维生素 B_1、维生素 B_2、维生素 A、维生素 E、维生素 B_6、维生素 B_{12}、叶酸、烟酸等，其中脂溶性维生素含量较低，而水溶性维生素含量较高，但维生素 C 除外，其含量较低。

一般而言，畜肉的 B 族维生素含量丰富，尤其是猪肉，其维生素 B_1 含量比牛肉和羊肉都高。

家畜内脏含有多种维生素，不同程度地高于肌肉，特别是维生素 D、维生素 A 和维生素 B_{12}。例如，猪肝中维生素 A 含量为 4 973 μg/100 g，羊肝中维生素 A 含量更高，为 20 972 μg/100 g。我国中医很早就采用羊肝来治疗夜盲症。

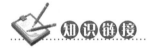 知识链接

动物内脏的营养价值

一般来说，可食用的动物内脏主要包括肝、肾、心等。与肌肉相比，动物内脏中蛋白质含量高，脂肪含量低，各种维生素、矿物质远较肌肉中丰富。然而动物内脏中的胆固醇含量较瘦肉中高，需要控制胆固醇摄入量的人最好少吃内脏。

肝脏是维生素在动物体内的储藏场所，因而它是各种维生素的宝库，特别是维生素 A、维生素 D、维生素 B_2 的极好来源。肝脏中还含有动物性食物中较少见的维生素 C 和维生素 E。我国传统医学很早就已发现，肝脏具有养肝明目的作用，为肝病目疾之良药，对夜盲症具有非常好的疗效，羊肝的效果较猪肝更好，科学证明这是因为羊肝中的维生素 A 含量较猪肝高。100 g 羊肝中含维生素 A 超过 20 000 μg，是成人一日需要量的 25 倍，所以偶尔少量食用肝脏，可以增加体内维生素 A 的储备。

肝脏是铁的储藏器官，含铁量为各部位之冠。每 100 g 猪肝中含铁 22.6 mg，相当于成年男子一日需要量的 1.7 倍，而且肝脏所含铁为血红素铁，吸收率在各种食物中最高。因此，肝脏是最佳的补血食品之一。

心、肾等内脏的维生素和矿物质含量也十分丰富，营养价值高于瘦肉，但不及肝脏。血液和脾脏中含铁极为丰富，它们和肝脏一样也是膳食铁的优质来源。例如，每 100 g 猪脾脏中含铁 11.3 mg，可满足成年男子一天的铁需要。

需要注意的是，肝脏也是动物体内的解毒器官，如果动物患病或食用过有毒物质或药物等，往往在肝脏中会有残留，因此选购时应选择经过检疫、新鲜而健康的肝脏。

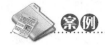案例

....

动物内脏——老年人改善贫血的好帮手

李阿姨初来××养老机构时，体检报告显示，李阿姨有营养不良、贫血、糖尿病、高血压、低胆固醇血症等状况，体重仅 35 kg，BMI 为 17.5 kg/m²。营养师为其评估时发现，李阿姨的饮食结构单一，能量、脂肪摄入不足，虽每日均食用牛奶、鸡蛋和新鲜蔬菜，但其余优质蛋白质（鱼、肉、大豆制品）均摄入较少。随后营养师建议其增加能量摄入，且适量食用动物肝脏、鸭血、瘦肉等富含血红素铁的食物。但李阿姨却不停地摇头，说："我在电视上都看了，专家说内脏胆固醇高、红肉脂肪含量多，老年人不能多吃；加上我还有糖尿病，就更不能吃了。"营养师耐心地向李阿姨解释："您说的没错，但是需辩证地看问题。您现在营养不良、贫血，而总胆固醇也偏低，因此适量食用动物内脏等食物会逐渐改善您的贫血与营养不良状态，我会为您单独开具治疗饮食食谱，每日限量食用，咱们尝试几天再说。"李阿姨考虑许久后，终于点头同意。

营养师为李阿姨单独开具了食谱，除了平衡饮食外，每隔 2 日供应 25 g 猪肝或鸭肝。一个月后，李阿姨进行复查，其体重增加了 1 kg，总胆固醇恢复正常，血红蛋白也有所上升，而血糖、血压等指标无明显变化。为此，李阿姨特意到营养师的办公室表达了谢意。

分析：动物内脏虽胆固醇含量较高，但其富含血红素铁、脂溶性维生素、B 族维生素等营养素。虽然某些植物性食材也富含铁元素，但其利用率较低，因而不是老年人改善贫血的首选。对于血清总胆固醇正常或偏低的老年人，改善贫血时，在平衡饮食的基础上，适量增加动物内脏效果更佳。

（二）禽肉的营养价值

禽肉包括鸡、鸭、鹅、鸽、鹌鹑等的肌肉、内脏及其制品，由于禽肉类和水产类的肉色较浅，呈白色，因此又有"白肉"之称。禽肉类的营养价值与畜肉类相似，可为人体提供蛋白质、脂肪、矿物质和维生素。

1. 蛋白质

禽肉的蛋白质含量为 16%～20%，鸡、鸭、鹅中，鸡肉的蛋白质含量最高，鹅肉次之，鸭肉相对较低，而各种禽内脏的蛋白质含量最低。

2. 脂肪

禽肉的脂肪含量相对畜肉较低，为 9%～14%。禽肉脂肪中不饱和脂肪酸比例较高，以单不饱和脂肪酸为主，多不饱和脂肪酸比例较低。

3. 矿物质

禽肉也提供多种矿物质，家禽内脏的矿物质含量高于肌肉。家禽内脏中的铁不仅含量丰富，而且消化利用率高，是膳食铁的最佳来源。其中，鸭肝中铁含量最丰富，是缺铁性人群补充铁的非常好的食物来源。

4. 维生素

禽肉可提供多种维生素，以维生素 A 和 B 族维生素为主。家禽内脏中维生素含量高于

肌肉。

常见禽肉主要营养素含量见表 2-2。

表 2-2 常见禽肉主要营养素含量(每 100g 可食部)

食物名称	蛋白质(g)	脂肪(g)	视黄醇当量(μg)	维生素 B₁ (mg)	维生素 B₂ (mg)	钙(mg)	铁(mg)	胆固醇(mg)
鸡	19.3	9.4	48	0.05	0.09	9	1.4	106
鸡肝	16.6	4.8	10 410	0.33	1.10	7	12.0	356
鸡肫	19.2	2.8	36	0.04	0.09	7	4.4	174
鸭	15.5	19.7	52	0.08	0.22	6	2.2	94
鸭肝	14.5	7.5	1 040	0.26	1.05	18	23.1	341
鸭肫	17.9	1.3	6	0.04	0.15	12	4.3	135
鹅	17.9	19.9	42	0.07	0.23	4	3.8	74
炸鸡	20.3	17.3	23	0.03	0.17	109	2.2	198

最常食用的禽肉是鸡肉,其肉质嫩,味鲜美,是一种低脂肪、高蛋白质的肉类,比牛羊肉更容易消化。鸡皮下组织中的脂肪含量较高,因此带皮鸡肉的脂肪含量较无皮部分高,如鸡翅膀的脂肪含量较鸡胸脯肉高。鸡肉中胆固醇含量约为 106 mg/100 g。鸡肉中的维生素 B₂含量较牛羊肉低,维生素 B₁ 含量不及猪肉,但其中富含烟酸。与其他肉类一样,鸡肉是铁和锌等微量元素的良好来源。小鸡肉中含水分较高,脂肪含量稍低,肉质细,适合炒食;老鸡肉中肌纤维较粗,含水量较低,脂肪含量高,因而适合煮汤。许多人认为鸡汤中的养分多于鸡肉,这是一种误解。鸡汤中溶解了鸡肉的可溶养分,包括氨基酸、蛋白质、B 族维生素和部分矿物质,但总的来说,大部分蛋白质和矿物质仍然留在鸡肉中。因此,不可食汤而弃肉。

(三)水产品的营养价值

水产品包括鱼类、甲壳类和软体动物类。根据生活环境不同,鱼类可分为海水鱼和淡水鱼。甲壳类包括小虾、对虾、龙虾、蟹类等。软体动物类包括扇贝、牡蛎、蛤类等双壳类和章鱼、乌贼等无壳类。

1. 蛋白质

鱼类是人类使用最多的水产品,其蛋白质含量约为 15%～25%,氨基酸组成较为平衡,与人体需要接近,利用率高,属于优质蛋白质。与畜肉类相比,鱼类蛋白质利用率稍低,但鱼肉的肌纤维细、短,间质蛋白少,更易消化吸收。

2. 脂肪

鱼类的脂肪含量很少,为 1%～10%,不同种类的鱼其脂肪含量差别较大。鱼类的脂肪主要分布于皮下和内脏周围,肌肉中含量很低。需要注意的是,鱼肉中胆固醇含量较少,但鱼子中含量较高，因此对于血脂异常、胆固醇含量较高的人群，在食用鱼子时尤其要控制量。

鱼类中的脂肪多含不饱和脂肪酸，熔点较低，消化吸收率较高，可达 95%。多不饱和脂肪酸主要存在鱼油中，主要是 EPA 和 DHA，在许多婴幼儿辅食或婴幼儿奶粉、代乳品中都添加了 EPA 和 DHA，可以促进大脑神经系统和视觉系统的发育。此外，EPA 和 DHA 可以降低血中低密度脂蛋白胆固醇，升高高密度脂蛋白胆固醇，从而防治动脉粥样硬化，预防冠心病的发生。同时，EPA 和 DHA 也可以降低肿瘤发生的危险。因此常吃鱼，尤其是深海鱼，能降低心血管疾病和肿瘤的发生率。

3. 矿物质

鱼类的矿物质含量以锌和硒的含量较丰富，钙、钠、钾、镁等的含量也较多。海产鱼类富含碘，一般可达 $50\sim100\ \mu g/100\ g$，而淡水鱼碘含量相对较低，仅为 $5\sim40\ \mu g/100\ g$。

4. 碳水化合物

与畜肉、禽肉一样，鱼类的碳水化合物含量较低，主要储藏在肌肉和肝脏中。

5. 维生素

鱼类含有一定量的维生素 A、维生素 D、维生素 E、维生素 B_1、维生素 B_2 和烟酸。其中，鱼油是维生素 A 和维生素 D 的重要来源，也是维生素 E 的一般来源。

除鱼类外，其他水产品还包括甲壳类和软体动物类，即虾、蟹、扇贝、牡蛎、乌贼、章鱼等。这些水产品的蛋白质含量较高，脂肪和碳水化合物含量较低，维生素含量与鱼类近似。钙、钾、锌、硒和碘等矿物质含量也非常丰富。一般而言，甲壳类和软体动物类的钙含量在 $150\ mg/100\ g$ 以上，其中虾皮的钙含量很高，可达 $991\ mg/100\ g$。此外，牡蛎、扇贝的锌含量较高，河蚌和田螺的铁含量较高。因此，虾皮、牡蛎、扇贝等海产品是补充钙和锌的重要食物来源。在膳食中用水产品替代一部分畜肉、禽肉，既可改善口味，又能保证营养平衡，对身体是十分有益的。

（四）加工烹调对畜肉、禽肉、水产品食物营养素的影响

畜肉、禽肉、水产品食物在加工、烹调过程中，蛋白质含量的变化不大，而且经烹调后，更有利于人体对蛋白质的消化吸收。矿物质和维生素在用炖、煮、烧方法加工时，可部分溶于水，若连汤一起食用，则损失不大；在高温制作过程中，B 族维生素损失较多。不同的烹调方法，对 B 族维生素的影响不同，如猪肉切丝炒时，维生素 B_1 可大部分保存，做蒸肉丸时大约能保存一半多，清炖猪肉时（用大火煮沸后，再用小火煨半小时）保存率则约为 40%。

二、蛋及蛋制品的营养价值

蛋是指禽类所产卵，包括鸡蛋、鸭蛋、鹅蛋、鹌鹑蛋、鸽蛋等，经常食用的是鸡蛋。蛋的营养成分大致相同。蛋制品是指以蛋类作为主要原料的食品，如松花蛋、蛋黄酱、咸蛋、蛋粉等。蛋类的营养素含量丰富，是营养价值很高的食物。不同种类的蛋营养成分大致相同。

（一）蛋的营养价值

1. 蛋白质

蛋类蛋白质的营养价值很高，优于其他动物性蛋白质，蛋的蛋白质含量约为 13%。蛋类含人体所需的各种氨基酸，且组成模式与合成人体组织所需的蛋白质模式最为接近，容易消化吸收，生物价高达 95%，是最理想的天然优质蛋白质。

2. 脂肪

蛋类的脂肪含量为 $10\%\sim15\%$，集中于蛋黄中。蛋黄中的脂肪颗粒细小，易消化吸收，大部分为中性脂肪，即甘油三酯，且以单不饱和脂肪酸最为丰富。此外，蛋黄是磷脂的极好来源。蛋黄中的磷脂主要包括卵磷脂和脑磷脂，其中卵磷脂可以降低血胆固醇水平，促进脂溶性维生素的吸收。

需要注意的是，蛋黄中的胆固醇含量较高，其中以鹅蛋黄中的含量最高，鸭蛋黄、鸡蛋黄次之，鹌鹑蛋黄中含量最低。

3. 碳水化合物

同其他动物性食物一样，蛋类的碳水化合物含量也非常低，约为 1.5%。

4. 矿物质

蛋类的矿物质主要存在于蛋黄中，含量为 $1.0\%\sim1.5\%$，其中磷含量最为丰富，其次为钙。蛋类是多种矿物质元素的良好来源，包括铁、硫、镁、钾等。但需要注意，蛋类的铁以非血红素铁的形式存在，且与磷蛋白结合，因而利用率很低，仅为 3%。所以在婴幼儿的喂养过程中，如果添加的辅食以蛋类为主，需要注意铁的补充，否则易发生缺铁性贫血。

5. 维生素

蛋类的维生素主要存在蛋黄中，含量十分丰富，而且品种也较为齐全，包括所有的 B 族维生素、维生素 A、维生素 D、维生素 E、维生素 K 和微量的维生素 C，其中以维生素 A 和维生素 B_2 最为突出。

（二）加工烹调对蛋类营养价值的影响

不同的加工烹调方式对蛋类的营养价值影响也不同，其中煎、烤、炸等烹调方法会导致蛋中的维生素 B_1 和维生素 B_2 损失较大。制作成皮蛋后，也会损失大量维生素 B_1 和维生素 B_2。一般而言，水煮蛋营养素损失不大。制作成咸蛋后，其钠含量大幅度上升，因此高血压患者应限制咸蛋的食用。

三、奶及奶制品的营养价值

奶呈乳白色，是由水、蛋白质、脂肪、乳糖、矿物质、维生素等组成的复杂乳胶体。味道温和，稍有甜味，并有香味。奶中营养素种类齐全、比例适当、易消化吸收，营养价值极高。以牛奶食用最为普遍，适合于所有健康人群，更是母乳不足的新生儿、婴儿等人群的理想食品。与母乳相比，牛奶含蛋白质较多，乳糖较少，故以牛奶为代乳品时，应适当调整使其接近人乳的成份，有益于乳儿的生长发育。我国居民奶制品的消费量仍低于发达国家，在膳食中适当增加奶制品，对提高优质蛋白质、钙及维生素的供应，增强整个民族体质具有重要意义。

（一）奶的营养价值

奶作为食品，主要提供优质蛋白质、脂肪、碳水化合物、矿物质和维生素。除牛奶外，羊奶、马奶也比较常见。

1. 蛋白质

奶中蛋白质含量平均为 3%，主要由酪蛋白、乳清蛋白和乳球蛋白组成。其中，乳球蛋白与机体免疫有关。奶蛋白质的必需氨基酸含量和构成与鸡蛋相似，符合人体需要，属于优质蛋白质，含有丰富的赖氨酸，是谷类食物的天然互补食品。

2. 脂肪

奶的脂肪含量约为3%～4%,以微粒状的脂肪球分散在乳浆中。静置时,脂肪球集于一处,从而形成奶油浮于牛奶的上层。奶的脂肪熔点较低,易消化,吸收率达97%。此外,奶中还有少量的卵磷脂、胆固醇,并含有脂溶性维生素。母乳中含有较高的脂解酶,可以促进脂肪消化,使其转变为能量。

3. 碳水化合物

奶中碳水化合物主要为乳糖,有调节胃酸、促进胃肠蠕动和促进消化液分泌的作用;还能促进钙的吸收,助长肠道乳酸菌繁殖,抑制腐败菌的生长等。消化道中的乳糖酶可使乳糖分解为葡萄糖和半乳糖,但随着年龄的增长乳糖酶渐少,甚至缺乏,有些人食用牛奶后常发生乳糖不耐受出现腹泻等症状。我们可采用少量多次饮用的方式,以便肠道逐渐适应对牛奶的消化,或饮用酸奶,来避免此症。

4. 矿物质

奶中矿物质含量以钙、磷、钾等为多,而微量元素有锌、碘、硅等。一般100 ml牛奶中含钙100 mg左右,且吸收率高,是钙的良好来源。但奶中铁元素的含量偏低。

5. 维生素

奶中含有人体所需的各种维生素,如维生素A、维生素D、维生素B_1、维生素B_2等,是维生素B_2的良好来源。牛奶中维生素含量的多少与奶牛的饲养方式有关,如放牧期的奶牛产出的牛奶中的维生素A、维生素D、胡萝卜素和维生素C含量,较冬春季在棚内饲养的奶牛所产的牛奶中的含量明显增多。鲜牛奶中的维生素C含量较少,经过加工处理后更是所存无几。此外,牛奶中还含有丰富的色氨酸,在体内可少量转成烟酸。

(二) 奶制品的营养价值

鲜奶经过加工可制成多种产品以满足不同需要,主要包括巴氏杀菌乳(消毒鲜奶)、奶粉、酸奶、炼乳、复合奶、奶油、奶酪等。

1. 巴氏杀菌乳(消毒鲜奶)

巴氏杀菌乳(消毒鲜奶)是将鲜牛奶过滤、加热杀菌后,分装出售的饮用奶,是奶制品中产量最大的一种。除维生素B_1和维生素C有损失外,其营养价值与鲜牛奶差别不大,且常强化维生素A、维生素D和维生素B_1等营养素。

2. 奶粉

根据是否脱脂及调制,奶粉可分为全脂奶粉、脱脂奶粉和调制奶粉。

(1) 全脂奶粉:鲜奶消毒后,除去适量的水分,采用喷雾干燥法把奶喷成雾状微粒。此加工方式对蛋白质的性质、奶的色香味及其他营养成分影响很小。

(2) 脱脂奶粉:生产工艺类似全脂奶粉,但原料奶因经过脱脂处理,而造成脂溶性维生素损失,适合腹泻的婴儿及要求少脂膳食的人群。

(3) 调制奶粉:即母乳化奶粉,是以牛奶为基础,按照母乳组成的模式及特点加以调制,使营养成分的种类、含量和比例接近母乳,以适合婴幼儿生长发育的需要。如调制牛奶中酪蛋白的含量和酪蛋白与乳清蛋白的比例,添加乳糖,以适当比例强化维生素A、维生素D、维生素B_1、维生素B_2、维生素C、叶酸和微量元素等。

3. 酸奶

酸奶是一种发酵奶制品,是以鲜奶、奶粉或炼乳为原料接种乳酸菌,经过不同工艺发酵制成的,其中以酸牛奶最为普遍。发酵后,将乳糖变成乳酸,蛋白质凝固和脂肪不同程度水解,形成独特的风味,备受使用者喜爱。酸奶营养丰富,且易消化吸收,还可刺激胃酸分泌,乳酸杆菌和双歧杆菌具有整肠作用,蛋白质被部分水解产生活性肽类,提高了维生素 B_{12} 和叶酸含量,乳酸可降低肠腔中的 pH 值,有利于钙元素的吸收。酸奶尤其适合消化功能不良的婴幼儿、老年人饮用,并能使成人原发性乳糖酶缺乏者的乳糖不耐受症状减轻。

4. 炼乳

炼乳是一种浓缩乳,按其成分可分为甜炼乳、淡炼乳、全脂炼乳、脱脂炼乳,若添加维生素 D 等营养物质可制成各种强化炼乳。市场上常见的是甜炼乳和淡炼乳。

(1)甜炼乳:是在牛奶中加入约 16% 的蔗糖,并经浓缩制成的一种乳制品。成品中蔗糖含量为 40%～45%,渗透压增大,可抑制细菌的生长,成品保质期较长。甜炼乳因糖分高,食用前需加水稀释,造成蛋白质等营养成分相对降低,主要用于家庭甜食的制作或冲入咖啡饮用。

(2)淡炼乳:为无糖炼乳,又称蒸发乳。淡炼乳是将牛奶浓缩后装罐密封,经加热灭菌并通过均质操作制成的耐保存乳品。淡炼乳经高温处理后,维生素 B_1 损失,若予增补,其营养价值与鲜奶几乎相同。高温处理后形成的软凝乳块经均质处理后,脂肪球微细化,有利于消化吸收。

5. 复合奶

将脱脂奶粉和无水奶油分别溶解,按一定比例混合,再加入一定量的鲜奶即成复合奶,其营养价值与鲜奶相似。

6. 奶油

奶油是由牛奶中分离的脂肪制成的乳制品,一般含脂肪 80%～83%,而水分含量低于16%,主要用于佐餐和制作糕点等。

7. 奶酪

奶酪的主要原料是牛奶,制作 1 kg 的奶酪大约需要 10 kg 的牛奶,因此,奶酪又称为"奶黄金"。除含有较多优质蛋白质外,奶酪还含有碳水化合物、有机酸、钙、磷、钠、钾、镁、铁、锌,脂溶性维生素 A,胡萝卜素和水溶性的维生素 B_1、维生素 B_2、维生素 B_6、维生素 B_{12},烟酸,泛酸,生物素等多种营养成分。

由于奶酪加工工艺的需要,会添加钙离子,使钙的含量增加,易被人体吸收。每 100 g 软奶酪可满足成人钙日需求量的 30%～40%、磷日需求量的 12%～20%。每 100 g 硬奶酪可完全满足成人每日的钙需求量,40%～50% 的磷日需求量。

(三)储藏和加工对奶及奶制品营养价值的影响

1. 加热处理

牛奶杀菌可以采用 60～70 ℃的传统巴氏杀菌、90～130 ℃的高温短时杀菌、130～135 ℃的超高温瞬时杀菌等方法。超高温瞬时杀菌对保存营养素最为有利,该方法对蛋白质的生物价无显著影响,但对消化吸收率的影响是有利的。

2. 发酵处理

发酵处理对保存奶类的营养价值是有利的。

(1)降低奶中有害细菌繁殖,延长保质期。

(2)增加某些 B 族维生素含量。

（3）提高蛋白质含量和质量。

（4）提高蛋白质的消化吸收率。

（5）提高微量元素的生物利用率。

（6）调整肠道菌群平衡。

3．脱水处理

奶类常用的脱水方法有喷雾干燥、滚筒干燥和真空冷冻浓缩。喷雾干燥法营养损失小，但水溶性维生素有一定损失；滚筒干燥法会使赖氨酸和维生素受到较严重的损失，蛋白质的水合能力也大大降低；真空冷冻浓缩法对奶的品质影响最小。

4．储藏条件的影响

鲜牛奶必须储藏在 4 ℃以下，并应尽快消费。牛奶应使用不透明的包装，并存放在避光处。奶粉应使用隔氧、避光的包装，宜储藏在阴凉处。奶酪应储藏在 4 ℃以下，黄油应储藏在 0 ℃以下。

任务三　其他食物的营养价值认知

调味品、食用油、茶、酒、糖果和巧克力等其他食物，不仅能满足食物烹调加工以及人们饮食习惯的需要，也是补充人体营养素的一个重要途径，其中有些食物还具有一定的保健功能。了解这些食物的组成特点和营养价值，对合理选择和利用这些食物具有重要意义。

调味品能调节食物的色、香、味，也称调料或作料。调味品的种类繁多，日常生活中最常用的有盐、酱油、酱、醋、糖、味精、姜、辣椒、胡椒等。目前，我国调味品大致可以分为以下六大类。

（1）发酵调味品：包括酱油类、食醋类、酱类、腐乳类、豆豉类、料酒等多个门类。

（2）酱腌菜类：包括酱渍、糖渍、糖醋渍、糟渍、盐渍等各类制品。

（3）香辛料类：包括辣椒制品、胡椒制品、大蒜、葱、洋葱、香菜等。

（4）复合调味品类：包括酱类、风味调料类、方便调料类、增鲜调料类等。

（5）其他调味品：包括盐、糖、水解植物蛋白、鲣鱼汁、海带浸出物、香菇浸出物等。

（6）各种食品添加剂：味精、鸡精、酶制剂、柠檬酸、甜味剂、酵母、香精香料、乳化增稠剂、品质改良剂、防腐剂等。

（一）主要调味品的特点和营养价值

1．盐

咸味是食物中最基本的味道，而膳食中咸味的来源是食盐，也就是氯化钠。低钠食盐当中加入 1/3 左右钾盐，包括氯化钾和谷氨酸钾等，可以在基本不影响调味效果的同时减少钠的摄入量。由于我国居民平均摄盐量远高于世界卫生组织的推荐数值，因此在日常生活中应当注意控制食盐摄入量，已经患有高血压病、心血管疾病、肾脏病等疾病的患者应当选择低钠盐。另外，咸味和甜味可以相互抵消。因而在很多感觉到甜咸两味的食品当中，食盐的浓度要比感觉到的更高。另一方面，酸味可以强化咸味，因此烹调中加入食醋调味可以减少食盐的用量，从而有利于减少钠的摄入。

2. 酱油和酱类调味品

（1）蛋白质和氨基酸：酱油和酱的鲜味主要来自含氮化合物，含量高低是其品质的重要标志。

（2）碳水化合物和甜味物质：酱油中含有少量还原糖以及少量糊精，它们也是构成酱油浓稠度的重要成分。

（3）维生素和矿物质：酱类维生素 B_1 含量与原料含量相当，而维生素 B_2 含量在发酵之后显著提高。

（4）酱油和酱中的咸味来自氯化钠。

（5）酱油和酱中的香气成分主体为酯类物质，包括醋酸乙酯、乳酸乙酯、乙酸丙酯、苯甲酸丙酯、琥珀酸乙酯等约 40 种酯类，此外，醛类也是其香气的主要来源。

3. 醋类

与酱油相比，醋中蛋白质、脂肪和碳水化合物的含量都不高，但却含有较为丰富的钙和铁。另外，炒菜时放点儿醋，不但味道鲜美，而且还可保护维生素 C（北方地区饮用水呈碱性，因而略加少量食醋可使食品的鲜味增强）。

4. 味精和鸡精

食物中鲜味的主要来源是氨基酸、肽类、核苷酸和有机酸及其盐类。其中味精是最主要的鲜味调味剂，它是咸味的助味剂，也有调和其他味道、掩盖不良味道的作用。味精即谷氨酸单钠结晶而成的晶体。鸡精等复合鲜味调味品中含有的核苷酸类物质容易被食品中的磷酸酯酶分解，最好在菜肴加热完成之后再加入这类含有鲜味的调味品。此外，味精加热时间太久，温度过高，易于变质，因此炒菜及做汤时均宜在起锅前或出锅后加入味精。

5. 糖和甜味剂

日常使用的食糖主要成分为蔗糖。木糖醇、山梨醇、甘露醇等糖醇类物质为糖类加氢制成，为保健型甜味剂，保持了糖类的基本物理性质的同时不升高血糖、不引起龋齿，已经广泛应用于糖尿病病人、减肥者食用的甜食，以及口香糖、糖果等食品当中。

（二）食用油的特点和营养价值

食用油的食物来源有两种：一种是来自动物脂肪的烹调油（简称动物油），如猪油、羊油、鸡油、黄油等，另一种是来自植物种子的烹调油（简称植物油），如豆油、花生油、芝麻油、菜籽油等。植物油较动物油易于消化吸收，而且所含不饱和脂肪酸，特别是必需脂肪酸、维生素 E 比动物油多。

常见食用植物油中脂肪酸组成比例见表 2-3。

表 2-3　常见食用植物油中脂肪酸组成比例

品名	成分			
	饱和脂肪酸	单不饱和脂肪酸	多不饱和脂肪酸	
			n-6（亚油酸）	n-3（α-亚麻酸）
亚麻油	10%	23.1%	15.2%	51.7%～57%
大豆油	10%～13%	20%～25%	50%～55%	5%～7%
橄榄油	9%～11%	84%～86%	4%～7%	1%
玉米油	10%～13%	23%～30%	56%～60%	1%
花生油	17%～18%	50%～68%	22%～28%	0～1%
菜籽油	5%～10%	70%～80%	5%～10%	0～1%

1．几种常见食用油的营养价值及营养特点

（1）花生油。

花生油淡黄透明，色泽清亮，气味芬芳，滋味可口，营养丰富，是比较容易被人体消化吸收的食用油。花生油中含有不等量的钙、磷、铁、锌等物质，其中锌的含量是食用油中最高的。花生油的脂肪酸构成较好，易于人体消化吸收，对调节人体机能及预防疾病方面都有重要的作用。

花生油可使人体内胆固醇分解为胆汁酸并排出体外，从而降低血浆中胆固醇的含量。另外，花生油中还含有固醇、麦胚酚、磷脂、维生素 E、胆碱等对人体有益的物质。经常食用花生油，可以防止皮肤皲裂老化、保护血管壁、降解胆固醇、防止血栓形成，有助于预防动脉硬化和冠心病。花生油中的卵磷脂和胆碱，还可有效地改善人的记忆力，延缓脑功能衰退，是中老年人理想的食用油脂之一。

（2）菜籽油。

菜籽油是以十字花科植物芸薹即油菜的种子榨制所得的透明或半透明状的液体。菜籽油是我国主要食用油之一，主产于长江流域及西南、西北等地，产量居世界首位。菜籽油一般呈金黄或棕黄色泽，有一定的刺激气味，这种气味是其中含有一定量的芥子苷所致。

菜籽油的胆固醇很少或几乎不含，所以控制胆固醇摄入量的人可以放心食用。植物油中，菜籽油所含的饱和脂肪酸最少，不饱和脂肪酸占 90％ 以上。所以菜籽油有利胆功能，也有利于降低人体中的胆固醇。菜籽油适用于胆或胆管病患者、胆固醇高的老年人及胃肠消化吸收功能不佳者。人体对菜籽油消化吸收率很高，可达 99％，不过菜籽油中缺少亚油酸等人体必需脂肪酸，且其中脂肪酸构成不平衡，所以营养价值比一般植物油低。另外，菜籽油中含有大量芥酸，如果长期食用富含芥酸的食用油，会导致芥酸过多地在体内蓄积，容易引发血管壁增厚和心肌脂肪沉积。因此，联合国粮农组织及世界卫生组织已对菜籽油中芥酸的含量做出限量规定，即菜籽油芥酸的含量应低于 5％。

（3）大豆油。

大豆油是一种营养价值很高的优良食用油，是我国最常见的植物油之一。大豆油的色泽较深，有特殊的豆腥味，热稳定性较差，加热时会产生较多的泡沫，不宜长时间高温烹炸食物。大豆油含有较多的亚麻油酸，较易氧化变质并产生"豆臭味"。

大豆中还含有大量的维生素 E、维生素 D 以及丰富的卵磷脂，对人体健康均非常有益，其人体消化吸收率高达 98％。

（4）葵花籽油。

葵花籽油是营养价值很高，有益于人体健康的优良食用油。精炼后的葵花籽油呈清亮好看的淡黄色或青黄色，其气味芬芳，滋味纯正。葵花籽油的人体消化吸收率高，含有丰富的亚油酸，有"亚油酸王"之称。葵花籽油有显著降低胆固醇，防止血管硬化和预防冠心病的作用。另外，葵花籽油的维生素 E 含量较高，其中最具生物活性的 α-生育酚有很好的抗氧化功能，长期食用可以延缓衰老。长期过多摄入富含多不饱和脂肪酸的植物食用油，会引起体内过氧化物增加，但葵花籽油中的维生素 E 可以防止不饱和脂肪酸在体内过度氧化，从而避免了一般植物油的缺陷。

（5）橄榄油。

橄榄油是将油橄榄鲜果中冷榨出来的果汁分离水分后取得的油脂，是世界上最重要、最古老的油脂之一。橄榄油被认为是"迄今所发现的油脂中最适合人体营养的油脂",具有非常高的营养价值。

橄榄油能阻止动脉粥样硬化,调节血脂,降低血压和血液黏度,预防血栓的形成,保护心脏免受冠心病的危害,减少心血管疾病发生。橄榄油中含有大量的角鲨烯、黄酮类物质和多酚化合物,能抑制肿瘤细胞生长,降低癌症发病率。橄榄油富含单不饱和脂肪酸,能增强人体对矿物质的吸收,可以适度控制血糖水平,改善脂类代谢。橄榄油中丰富的维生素 E、维生素 K、维生素 A、维生素 D、酚类抗氧化物质等,能起到消除面部皱纹、防止肌肤衰老、护发和防治手足皲裂等作用,是可以吃的美容护肤品。

橄榄油性质稳定,适合高温烹调,只要最高温度不超过 190 ℃,橄榄油不会分解。用橄榄油炸过的食物,虽然也有一层金黄色的脆壳,但油不会渗入食物内部,比较清淡,更易消化。橄榄油加热后会迅速膨胀,烹制同样菜肴,橄榄油的需要量比其他的油少。

（6）粟米油。

粟米油又称玉米胚芽油,由玉米胚芽精炼而成。粟米油的脂肪酸组成中,不饱和脂肪酸的含量居多,其中亚油酸的含量占 60％ 左右,它能抑制肠道对胆固醇的吸收,从而降低血脂,保护血管,减少动脉硬化的发生。粟米油中的卵磷脂,也有此功效。粟米油含有丰富的维生素 E,它是一种天然的抗氧化剂,对延缓人体衰老有一定作用,还含有较多的维生素 B_1、维生素 B_2 及固醇等物质,这些都是对人体健康非常有用的物质。此外,粟米油容易被人体吸收,其人体消化吸收率高达 97％。对大多数老年人来说,它是一种理想的食用油和保健油。

（7）芝麻油。

芝麻油是以芝麻为原料所制取的油品,人体消化吸收率达 98％。芝麻油中不含对人体有害的成分,而含有特别丰富的维生素 E 和比较丰富的亚油酸。经常食用芝麻油可调节毛细血管的渗透作用,加强人体组织对氧的吸收能力,改善血液循环,延缓衰老。芝麻油也是食用品质好、营养价值高的优良食用油。

（8）亚麻籽油。

亚麻籽油又称胡麻油,其中 α-亚麻酸含量为 51.7％～57％。α-亚麻酸是人体必需脂肪酸,在人体内可转化为 EPA 和 DHA。α-亚麻酸有抗肿瘤、抗血栓、降血脂、营养脑细胞、调节植物神经等作用。

亚麻籽油的营养成分在高温中容易被破坏,所以最好选择有机冷榨的,在食用时最好凉拌和调汤,尽量不用来煎炒烹炸。亚麻籽油最好与其他食用油混合,做成调和油,这样各种营养成分就达成均衡。

（9）调和油。

调和油是由几种烹调油经过搭配调和而成。其中,以大豆油和菜籽油为主,加入少量花生油以增加香气的调和油比较常见。调和油的营养价值依原料不同而有所差别,但都富含不饱和脂肪酸、维生素 E。它具有良好的风味和稳定性,且价格合理,最适合日常炒菜。

（10）动物油。

动物油以猪油为代表,含饱和脂肪酸和胆固醇较多。动物油具有促进脂溶性维生素 A、维生素 D、维生素 E、维生素 K 等的吸收作用。另外,动物油中的胆固醇还是人体组织细胞的重要成分,是合成胆汁和某些激素的重要原料。动物油与一般植物油相比,有不可替代的特殊香味,可以增进人们的食欲,特别是与萝卜、粉丝及豆制品相配时,可以获得用其他调料难以达到的美味。动物油中含有多种脂肪酸,其中饱和脂肪酸和不饱和脂肪酸的含量相当,不仅具有一定的营养,而且能提供极高的能量。过多食用动物油易引起高血压、动脉硬化、冠心病、高脂血症等疾病,对人体不利。

2. 如何合理选购、利用食用油

选购食用油除考虑品牌、口味和价格之外,更要注重其营养成分,当其营养成分与人体对营养素的需要相吻合才能达到最佳的营养效果。制作工艺并不是决定植物油好坏的绝对标准,只要是符合国家标准的食用油都是安全、放心的。选择哪种食用油更适合自己,要对比油中的营养成分,看当前自己更需要摄取哪些营养成分,因为原料的不同决定了每种食用油含有的营养成分及其含量高低也不同。

食用油不宜久存。食用油很容易变质,因为油脂会自动发生氧化作用。油脂氧化会产生很多有毒的氧化分解物质,人如果长期食用已经氧化的油脂,会使细胞功能衰竭,诱发多种疾病。油脂氧化后形成的过氧化物会造成酸败,产生令人不愉快的气味。油脂的酸败不像食物腐败霉变那样容易引起人们的注意,当我们闻到油脂的不正常的气味时,油脂的过氧化物含量已经大大超过国家标准规定的数值了。因此建议购买小容量的桶装油。

(三) 其他食品的营养价值

1. 酒

酒提供的能量的多少主要取决于其中所含乙醇的量,酒类的能量来源都是一些小分子物质,极易被机体吸收利用,因此酒提供的能量高效而且迅速。肥胖者过多地饮用啤酒、葡萄酒、黄酒等对减肥不利。

2. 茶叶

茶叶中的营养成分包括蛋白质、脂肪、碳水化合物、多种维生素和矿物质。茶叶所含的各种脂肪酸中以亚油酸和亚麻酸较多。茶叶中的非营养成分较多,主要有酚类、色素、茶氨酸、生物碱、芳香物质、皂苷等。茶叶的保健作用包括：预防肿瘤、预防心血管病、抑菌、消炎、解毒和抗过敏等。

▶ 习题

一、选择题

1. 我国居民膳食结构中蛋白质的主要来源是(　　　)。

    (A) 谷类　　　　(B) 蔬菜类　　　(C) 肉类　　　(D) 蛋类　　　(E) 豆类及其制品

2. 在谷类中,下列哪一种营养成分占的比重最大?(　　　)

    (A) 碳水化合物　(B) 蛋白质　　　(C) 脂肪　　　(D) 维生素　　(E) 矿物质

3. 下列哪种食物可提供丰富的蛋白质、脂肪、矿物质、维生素,且脂肪多由不饱和脂肪酸组成,人体消化吸收率可达 95%?(　　　)

    (A) 牛肉　　　　(B) 羊肉　　　　(C) 奶类　　　(D) 禽肉类　　(E) 鱼类

4. 下列食物中蛋白质含量最高的是(　　　)。

    (A) 谷类　　　　(B) 大豆　　　　(C) 肉类　　　(D) 蛋类　　　(E) 奶类

5. 谷类加工越细,越容易损失下列何种维生素? (   )

(A) 维生素 B_1 (B) 维生素 C   (C) 维生素 D   (D) 维生素 A   (E) 维生素 E

二、填空题

1. 食物按其来源和性质不同,可以分为三类: _____、_____、_____。

2. 谷类的结构基本相似,都是由 _____、_____、_____、_____四部分组成。

3. 味精最好在 _____加入。

4. 为了满足人体的需要,在膳食中植物油不应低于总脂肪来源的 _____。

5. 奶类作为食品,主要提供的营养素包括 _____、_____、_____和 _____。

6. 谷类食物的第一限制氨基酸为 _____。

三、简答题

1. 简述谷类食物的营养特点。

2. 简述豆类食品在我国膳食中的地位和作用。

3. 烹调加工对蛋类的营养价值有何影响?

4. 奶类与蛋类的营养有何异同点?

5. 简述茶叶的营养价值。

6. 什么是蛋白质的互补作用? 为充分发挥食物蛋白质的互补作用,在调配膳食时,应遵循的原则是什么?

四、实训题

李奶奶,60 岁,长年以素食为主,最近经常出现双下肢无力、走路不稳等症状,体检发现维生素 B_{12} 缺乏,请给李奶奶制定一份饮食建议。

项目三　为老年人选择安全食品

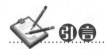

引言

　　随着社会经济的发展和人民生活水平的提高,人们对食品的质和量有了更高的需求,其中食品安全和卫生问题也愈来愈受关注。由于老年人的消化系统功能退化,因此对食品的安全与卫生要求更高。为老年人选择安全食品,预防食品污染和食品中毒,加强食品的卫生管理,是非常重要的膳食营养指导内容。

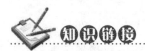

知识链接

　　为老人选择安全食品要做到以下三方面:
　　首先,应了解预防食品污染和预防食物中毒的内容,以避免老年人食用受污染或有毒食品;
　　其次,要学会识别食品添加剂,避免选择含有不利于老年人已有疾病的添加剂的食品;
　　最后,要学会选择无公害农产品、绿色食品和有机食品,保证老年人膳食的安全。

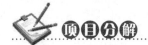

项目分解

　　本项目主要分解为预防食品污染,预防食物中毒,识别食品添加剂,选择无公害农产品、绿色食品和有机食品四个方面。

任务一　预防食品污染

　　食品污染是指食品被外来的、有害人体健康的物质所污染。按照污染物的性质,可分为生物性、化学性及物理性污染三类。
　　生物性污染包括微生物、寄生虫和虫卵、昆虫等污染。其中以微生物污染范围最广、危害也最大,主要有细菌与细菌毒素、真菌与真菌毒素等的污染。出现在食品中的细菌除包括可引起食物中毒、人畜共患传染病等的致病菌外,还包括能引起食品腐败变质的非致病菌。寄生虫和虫卵主要有囊虫、蛔虫、绦虫、华支睾吸虫等,它们主要是通过病人、病畜的粪便直接污染食品或通过水体和土壤间接污染食品。昆虫污染主要有粮食中的甲虫类、螨类、谷蛾以及动物食品和发酵食品中的蝇、蛆等污染。

化学性污染种类繁多,来源复杂,主要包括各种有害的无机化合物、有机化合物或人工合成物的污染。例如,农药使用不当,残留于食品原料中;工业"三废"(废气、废水、废渣)不合理排放,致使汞、镉、砷、铬、酚等有害物质对食品的污染;食品容器包装材料质量低劣或使用不当,致使其中的有害金属或有害塑料单体等溶入食品;N-亚硝基化合物、多环芳烃化合物等污染食品;滥用食品添加剂和化学制剂的污染。

物理性污染主要有杂物污染和放射性污染等。例如,食品产、存、储、运等过程中的杂物污染,食品掺杂掺假,放射性物质的开采、冶炼、生产以及在生活中的应用与排放造成的污染,等等。

一、生物性污染及其预防

(一)细菌性污染与食品腐败变质及其预防

1. 常见细菌性污染的菌属及其危害

致病菌对食品的污染有两种情况:第一种是生前感染,如奶、肉在畜体生前即潜存着致病菌。生前感染的致病菌主要有引起食物中毒的肠炎沙门菌、猪霍乱沙门菌等沙门菌,也有能引起人畜共患的结核病的结核分枝杆菌,布鲁氏菌病的布鲁氏菌,炭疽病的炭疽杆菌。第二种是外界污染,致病菌来自外界环境,与畜体的生前感染无关。来自外界环境的致病菌主要有痢疾志贺菌、副溶血性弧菌、致病性大肠埃希菌、伤寒沙门菌、肉毒梭菌等。这些致病菌通过带菌者粪便、病灶分泌物、苍蝇、工(用)具、容器、水、工作人员的手等途径传播,造成食品的污染。

条件致病菌也是导致食品污染的因素之一,它是指通常情况下不致病,但在一定的特殊条件下才有致病力的细菌。常见的条件致病菌有葡萄球菌、链球菌、变形杆菌、韦氏梭菌、蜡样芽孢杆菌等,能在一定条件下引起食物中毒。

非致病菌在自然界分布极为广泛,在土壤、水体、食物中更为多见。食物中的细菌绝大多数都是非致病菌,这些非致病菌中,有许多都与食品腐败变质有关,能引起食品腐败变质的细菌,称为腐败菌,是非致病菌中最多的一类。

2. 食品腐败变质

食品腐败变质是指食品在一定环境因素影响下由微生物的作用而引起食品成分和感官性状发生改变,并失去食用价值的一种变化。食品腐败变质的原因如下。

(1)食品本身的组成和性质:动植物食品本身含有各种酶类,在适宜温度下酶类活动增强,使食品发生各种改变,如新鲜的肉和鱼的后熟,粮食、蔬菜、水果的呼吸作用。这些作用可引起食品组成成分分解,加速腐败变质。

(2)环境因素:主要有温度、湿度、紫外线和氧等。环境温度不仅可加速食品内的化学反应过程,而且有利于微生物的生长繁殖。水分含量高的食品易于腐败变质。紫外线和空气中的氧均有加速食品组成物质氧化分解的作用,特别是对油脂作用尤为显著。

(3)微生物的作用:在食品腐败变质中起主要作用的是微生物。除一般食品细菌外,微生物还包括酵母与真菌,但在一般情况下细菌常比真菌和酵母菌占优势。微生物本身具有能分解食品中特定成分的酶,一种是细胞外酶,可将食物中的多糖、蛋白质水解为简单的物质;另一种是细胞内酶,可将已吸收到细胞内的简单物质进行分解,产生的代谢产物使食品具有不良的气味和味道。

食品腐败变质时，首先使感官性状发生改变，如刺激性气味、异常颜色、酸臭味以及组织溃烂、黏液污染等；其次使食品成分分解，营养价值严重降低，不仅蛋白质、脂肪、碳水化合物被破坏，而且维生素、矿物质等也有大量破坏和流失；此外，腐败变质的食品一般都有微生物的严重污染，菌相复杂和菌量增多，因而增加了致病菌和产毒真菌存在的机会，极易造成食物中毒。

为防止食品腐败变质，可采用以下方法。

(1) 低温防腐：低温可以抑制微生物的繁殖，降低酶的活性和食品内化学反应的速度。低温防腐一般只能抑制微生物生长繁殖和酶的活动，使组织自溶和营养素的分解变慢，并不能杀灭微生物，也不能将酶破坏，食品质量变化并未完全停止，因此保藏时间应有一定的期限。一般情况下，肉类在 4 ℃ 可存放数日，0 ℃ 可存放 7～10 d，−10 ℃ 以下可存放数月，−20 ℃ 可保存更长时间。但鱼类如需长时间保存，则需在 −30～−25 ℃ 为宜。

(2) 高温灭菌防腐：食品经高温处理，可杀灭其中绝大部分微生物，并可破坏食品中的酶类。如结合密闭、真空、迅速冷却等处理，可有效地控制食品腐败变质，延长保存时间。高温灭菌的目的在于杀灭微生物，食品在 115 ℃ 左右的温度、大约 20 min，可杀灭繁殖型和芽孢型细菌，同时可破坏酶类，获得接近无菌的食品，如罐头的高温灭菌常用温度为 100～120 ℃。

(3) 脱水干燥防腐：将食品水分含量降至一定限度以下（如细菌为 10％ 以下，真菌为 13％～16％ 以下，酵母为 20％ 以下），微生物则不易生长繁殖，酶的活性也受抑制，从而可以防止食品腐败变质。脱水干燥是保藏食品常用的方法，包括日晒、冰冻干燥等方法。日晒法虽然简单方便，但其中的维生素几乎全部损失。冰冻干燥（又称真空冷冻干燥、冷冻升华干燥、分子干燥）是将食物先低温速冻，使水分变为固冰，然后在较高的真空度下使固态水分变为气态而挥发。它能使大多数食品长期保藏，既保持食品原有的物理、化学、生物学性质不变，又保持食品原有的感官性状。食用时，将食品加水复原后可恢复到原有的形状和结构。

(4) 提高渗透压防腐：常用的有盐腌法和糖渍法。盐腌法可提高渗透压，微生物处于高渗状态的介质中，可使菌体原生质脱水收缩并与细胞膜脱离而死亡。食盐浓度为 8％～10％ 时，可停止大部分微生物的繁殖，但不能杀灭微生物。杀灭微生物需要食盐的浓度达到 15％～20％。糖渍法是利用高浓度（60％～65％）糖液，作为高渗溶液来抑制食品中的微生物繁殖。不过此类食品还应在密封和防湿条件下保存，否则容易吸水，降低防腐作用。糖渍食品常见的有甜炼乳、果脯、蜜饯和果酱等。

(5) 提高氢离子浓度防腐：大多数细菌一般不能在 pH 4.5 以下正常发育，故可通过提高氢离子浓度进行防腐。提高氢离子浓度的方法有醋渍和酸发酵等，多用于各种蔬菜的防腐，比如黄瓜等。醋渍法是向食品内加食醋；酸发酵法是利用乳酸菌和醋酸菌等发酵产酸防止食品腐败。

(6) 添加化学防腐剂：化学防腐剂属于食品添加剂，其作用是抑制或杀灭食品中引起腐败变质的微生物。由于化学防腐剂中某些成分对人体有害，因此在使用时只能限于我国规定允许使用的几种防腐剂，例如苯甲酸及其钠盐、山梨酸及其钠盐和亚硫酸及其盐类等。

(7) 辐照保藏防腐：食品辐照保藏是 20 世纪 40 年代开始发展起来的一种保藏技术，主要利用 ^{60}Co、^{137}Cs 产生的 γ 射线及电子加速器产生的电子束作用于食品进行灭菌、杀虫、抑制发芽,从而达到食品保鲜并延长食品保存期限的目的。

3. 细菌性污染预防要点

（1）加强防止食品污染的宣传教育,在食品生产、加工、储存、销售过程以及食用前的各个环节应保持清洁卫生,防止细菌对食品的污染。

（2）合理储藏食品,控制细菌生长繁殖。

（3）采用合理的烹调方法,彻底杀灭细菌。

（4）细菌学监测,常监测的指标有食品中菌落总数、大肠菌群、致病菌等。

（二）真菌与真菌毒素污染及其预防

真菌在自然界分布很广,种类繁多。有些真菌对人类是有益的,如在发酵酿造工业和抗生素医药制造等方面起重要作用的真菌。但有些真菌污染食品后能迅速繁殖,导致食品腐败变质,失去食用价值。甚至有些真菌在一定条件下产生毒素,使人和畜中毒。真菌毒素与细菌毒素不同,它不是复杂的蛋白质分子,不会产生抗体。它的形成受菌株、环境、气候、生态学等因素的影响,在 0 ℃以下和 30 ℃以上多数真菌产毒能力减弱或消失。因此,造成真菌毒素人畜中毒常有地区性和季节性的特点。

真菌毒素一般按其产生毒素的主要真菌名称来命名,比较重要的有黄曲霉毒素、杂色曲霉毒素、镰刀菌毒素、展青霉素及黄绿青霉素等。其中,黄曲霉毒素尤其常见。

1. 黄曲霉毒素的易污染食品

黄曲霉毒素在自然界分布十分广泛,在土壤、粮食、油料作物、种子中均可见到。我国在对 26 个省市食品中黄曲霉毒素 B_1 的污染普查发现,受黄曲霉毒素污染较重的地区是长江流域以及长江以南的广大高温高湿地区,北方各省污染较轻。污染的品种以花生、花生油、玉米最严重,大米、小麦、面粉较轻,豆类一般较少受污染。其他食品如白薯干、甜薯、胡桃、杏仁等也曾有报道受到污染。

2. 黄曲霉毒素的危害

（1）急性中毒:黄曲霉毒素是剧毒物质,对鱼、鸡、鸭、大鼠、豚鼠、兔、猫、狗、猪、牛、猴及人均有强烈毒性。黄曲霉毒素属于肝毒,它除了抑制肝细胞 DNA、RNA 的合成外,也抑制肝蛋白质的合成,一次口服中毒剂量后,2～3 d 可出现肝实质细胞坏死、胆管上皮增生、肝脂肪浸润及肝出血等急性病变。人体组织的体外试验证实黄曲霉毒素对人体组织有毒性,如含 10 mg/L 黄曲霉毒素的组织培养液可使人胚胎肝细胞 RNA 减少,细胞核形状改变,1 mg/L 可阻止肝细胞 DNA 和 RNA 的合成。

黄曲霉毒素引起人类急性中毒,国内外均有发生。中毒患者的临床表现以黄疸为主,且有呕吐、厌食和发热,重者出现腹水,下肢水肿,肝、脾变大及肝硬化,解剖时发现肝有广泛肝胆管增生及胆汁淤积。

（2）慢性中毒:长期少量持续摄入黄曲霉毒素可引起慢性中毒,主要表现为动物生长障碍,肝出现亚急性或慢性损伤。黄曲霉毒素慢性中毒引起肝功能改变,可见血中转氨酶、碱性磷酸酶、异柠檬酸酶的活力升高和球蛋白含量升高,白蛋白、非蛋白氮、肝糖原和维生素 A 降低。肝组织学检查可见到肝实质细胞坏死、变性、胆管上皮增生、肝纤维细胞增生,形成再生结节,甚至肝硬化等慢性损伤等。

（3）致癌性:黄曲霉毒素能引起猴、大鼠、鱼类及家禽等多种动物实验性致癌。实验证实,用黄曲霉毒素含量为 15 μg/kg 的饲料喂大鼠,68 周后 12 只雄性大鼠全部出现肝癌。黄曲霉毒素诱发肝癌的能力比 N-亚硝基二甲胺大几十倍，是目前公认的强化学致癌物质之一。黄曲霉毒素不仅可诱发动物肝癌，对动物其他部位也可致肿瘤，如胃腺、肾、直肠、乳腺、卵巢和小肠等部位肿瘤。从亚非国家及我国肝癌流行病学调查研究发现，人群膳食中黄曲霉毒素污染程度与居民原发性肝癌的发生率呈正相关。

3. 黄曲霉毒素污染的预防

黄曲霉毒素污染的预防要点是防霉、经常性食品卫生监测等，并以防霉为主。

（1）防霉：食品中真菌生长繁殖的条件，主要是有适宜的湿度、温度和氧气，尤以湿度最为重要。所以控制粮食中的水分是防霉的关键。在粮食收获后，必须迅速将水分含量降至安全水分以下。所谓安全水分，就是使粮食不易发霉的最高水分含量。不同粮粒的安全水分不同，如一般粮粒含水分在 13% 以下，玉米在 12.5% 以下，花生在 8% 以下。粮食入仓之后应注意通风，保持粮库内干燥。采用除氧充氮的方法对粮食防霉也有较好的效果。

（2）经常性食品卫生监测：根据国家有关食品卫生要求和规定，加强食品卫生监测，限制各种食品中黄曲霉毒素的含量，是控制黄曲霉毒素对人体危害的重要措施之一。

二、化学性污染及其预防

（一）农药污染及其预防

农药能防治病、虫、鼠害，提高农畜产品产量，是获取农业丰收的重要措施。但如果使用不当，对环境和食品会造成污染。施用农药后，在食品表面及食品内残存的农药及其代谢产物、降解物或衍生物，统称为农药残留。食用含有农药残留的食品，大剂量可能引起急性中毒，低剂量长期摄入可能有致畸、致癌和致突变作用。

农药污染的主要预防措施如下。

（1）发展高效、低毒、低残留农药：所谓高效就是用量少，杀虫效果好；而低毒是指对人畜的毒性低，不致癌、不致畸、不产生特异病变；低残留是农药在施用后降解速度快，在食品中残留量少。

（2）合理使用农药：我国对主要作物和常用农药规定了最高用药量或最低稀释倍数，最高使用次数和安全间隔期（最后一次施药到距收获时的天数）。

（3）加强对农药生产经营和使用的管理：许多国家都有严格的农药管理和登记制度。我国规定未取得农药登记和农药生产许可证的农药不得生产、销售和使用。

（4）限制农药在食品中的残留量。

（二）有毒金属污染及其预防

环境中的金属元素主要是通过消化道，也可通过呼吸道和皮肤接触等途径进入人体。有些金属是构成人体组织必需的元素，如钙、铁、磷、钾、钠等；而有些金属在较低摄入量的情况下即对人体产生毒性作用，如铅、汞、镉、砷等，它们被称为有毒金属。

1. 污染途径

（1）工业"三废"。含有有毒金属的工业"三废"排入环境中，可直接或间接污染食品，而污染水体和土壤的有毒金属还可通过生物富集作用，使其在食品中的含量显著增高。

（2）食品生产加工过程污染。食品在生产加工过程中，接触不符合卫生要求的机械设备、管道、容器或包装材料，在一定条件下，其有毒金属可溶出污染食品；在食品运输过程中，由于运输工具被有毒金属污染,也可使食品污染。

(3)农药和食品添加剂污染。某些金属农药(如有机汞、有机砷等),或农药不纯含有金属杂质,在使用过程中均可污染食品。食品在生产加工过程中,使用含有金属杂质的食品添加剂,也可造成对食品的污染。

(4)某些地区自然环境中本底含量高。生物体内的元素含量与其所生存的空气、土壤、水体中这些元素的含量呈正相关,高本底有毒金属的地区生产的动植物食品中有毒金属含量高于低本底地区。

2.预防措施

(1)消除污染源。有毒金属污染食品后,由于残留期较长,不易去除。因此,消除污染源是降低有毒金属对食品污染的最主要措施。应重点做好工业"三废"的处理工作,并严格控制工业"三废"的排放;加强卫生监督,禁用含砷、铅、汞的农药和不符合卫生标准的食品添加剂、容器包装材料,禁止食品加工中使用化学物质等措施。

(2)严格执行各类食品中有毒金属最高允许限量标准,加强食品卫生质量检测和监督工作。

(3)严格管理有毒有害金属及其化合物,防止误食、误用、投毒或人为污染食品。

(三)N-亚硝基化合物污染及其预防

N-亚硝基化合物是一类对动物有较强致癌作用的物质。其前体包括含氮的硝酸盐、亚硝酸盐和胺类,在环境中广泛存在,可通过化学或生物学途径合成各种N-亚硝基化合物。

1.污染来源

食品中天然存在的N-亚硝基化合物含量极微,但其前体亚硝酸盐及胺类等则广泛存在于自然界。例如,施用硝酸盐化肥可使蔬菜中含有较多的硝酸盐,当蔬菜腌渍时,若时间、盐分不够,蔬菜则容易腐败变质,腐败菌可将硝酸盐还原为亚硝酸盐,导致亚硝酸盐含量增高;食物在烹调、烟熏、制罐过程中可使仲胺含量增高,食物若霉变,其仲胺含量则可增高数十倍至数百倍;肉、鱼类食品加工时,常用硝酸盐做防腐剂、发色剂;食品中的硝酸盐在细菌硝基还原酶的作用下,可形成亚硝酸盐。

2.对人体的危害

N-亚硝基化合物可通过消化道、呼吸道、皮肤接触或皮下注射诱发肿瘤。一次大剂量摄入,可产生以肝坏死和出血为特征的急性肝损害。长期小剂量摄入,则产生以纤维增生为特征的肝硬化,并在此基础上发展为肝癌。

3.预防措施

(1)制定食品中硝酸盐、亚硝酸盐使用量及残留量标准。根据《食品安全国家标准 食品中污染物限量》(GB 2762—2017)的规定,肉制品(肉类罐头除外)和熟肉干制品中N-亚硝基二甲胺的允许限量均为 3.0 μg/kg;水产制品(水产品罐头除外)和干制水产品中N-亚硝基二甲胺的允许限量均为 4.0 μg/kg。

(2)防止微生物污染及食物霉变,做好食品保藏,防止蔬菜、鱼肉腐败变质产生亚硝酸盐及仲胺。这对降低食物中N-亚硝基化合物的含量极为重要。

(3)阻断N-亚硝基化合物合成。维生素C具有阻断N-亚硝基化合物合成的作用。抗坏血酸盐与亚硝酸盐在一起能很快起作用,抗坏血酸被氧化,生成脱氢抗坏血酸,亚硝酸盐则被还原生成一氧化氮,使硝酸盐离子浓度降低,胺的亚硝化作用从而受到阻断。据研究资料表明,维生素 E、维生素 A、大蒜及大蒜素可抑制 N-亚硝基化合物的合成,茶叶、猕猴桃、沙棘果汁也有阻断 N-亚硝基化合物合成的作用。

（4）施用钼肥。钼在植物中的作用主要是固氮和还原硝酸盐。如植物体内缺钼,则硝酸盐含量增加。施用钼肥不仅可以使粮食增产,而且能使粮食中钼含量增加,硝酸盐含量下降。

（四）多环芳烃类化合物污染及其预防

多环芳烃类化合物种类繁多,多数具有致癌性,其中苯并[a]芘是多环芳烃类化合物中的一种主要的食品污染物。

1. 食品的污染来源

（1）熏烤食品污染。熏烤食品时所使用的熏烟中含有多环芳烃。熏烤时,滴于火上的食物脂肪炭化产生热聚合反应,形成苯并[a]芘,附着于食物表面,这是烤制食物中苯并[a]芘的主要来源。例如烤焦的鱼皮,苯并[a]芘高达 53.6～70 $\mu g/kg$。

（2）油墨污染。油墨中含有炭黑,炭黑含有几种致癌性多环芳烃。有些食品使用油墨未干的包装纸,导致炭黑里的多环芳烃污染食品。

（3）沥青污染。沥青有煤焦沥青及石油沥青两种。煤焦沥青中苯并[a]芘含量较高,石油沥青中苯并[a]芘含量较煤焦沥青少。我国一些地方的农民常将粮食晒在用煤焦沥青铺的马路上,从而使粮食受到污染。

（4）环境污染食物。大气、水和土壤中如果含有多环芳烃类化合物,则可污染植物,如粮食作物、蔬菜和水果等。

2. 对人体的危害

苯并[a]芘主要通过食物或水进入机体,在肠道被吸收,入血后很快分布于全身。可在乳腺和脂肪组织中蓄积。动物实验发现,经口摄入苯并[a]芘可通过胎盘进入胎儿体内,引起毒性及致癌作用。苯并[a]芘主要经过肝、胆道从粪便排出体外。苯并[a]芘对兔、豚鼠、大鼠、小鼠、鸭、猴等多种动物,均能引起胃癌,并可经胎盘使子代发生肿瘤,造成胚胎死亡及仔鼠免疫功能下降。苯并[a]芘的致癌机制与其代谢活化过程有关。苯并[a]芘在体外并不能与 DNA、RNA 或蛋白质以共价结合,但是进入体内后,即被微粒体混合功能氧化酶氧化成环氧化物,则可与核酸大分子中的亲核基团结合而诱发肿瘤。

3. 预防措施

（1）减少污染。改进食品的烤熏工艺;加强环境质量监控,减少多环芳烃化合物对环境及食品的污染。

（2）限制食品中苯并[a]芘的含量。有研究者认为每人每年从食物中摄入的苯并[a]芘总量为 1～2 mg,也有些研究者认为在 40 年内,人体摄入苯并[a]芘总量达 8 mg 时,就有可能致癌。我国《食品安全国家标准 食品中污染物限量》(GB 2762—2017)规定:熏烤动物性食品中苯并[a]芘含量应不超过 5 $\mu g/kg$,油脂及其制品中苯并[a]芘含量应不超过 10 $\mu g/kg$。

（五）杂环胺类化合物污染及其预防

杂环胺类化合物包括氨基咪唑氮杂芳烃（AIAs）和氨基咔啉两类。AIAs 包括喹啉类（IQ）、喹噁啉类（IQx）和吡啶类。AIAs 咪唑环上的氨基在体内可转化为 N-羟基化合物而具有致癌和致突变活性。AIAs 亦称为 IQ 型杂环胺,其胍基上的氨基不易被亚硝酸钠处理而脱去。氨基咔啉类包括 α 咔啉、γ 咔啉和 δ 咔啉,其吡啶环上的氨基易被亚硝酸钠脱去而丧失活性。

1. 危害性

杂环胺类化合物主要引起突变和致癌。但杂环胺在哺乳动物细胞体系中致突变性较细菌体系弱。杂环胺需代谢活化才具有致突变性。杂环胺对啮齿动物均具不同程度的致癌性,致癌的主要靶器官为肝,有些可诱发小鼠肩胛间及腹腔中褐色脂肪组织的血管内皮肉瘤及大鼠结肠癌。

2. 杂环胺的生成

食品中的杂环胺类化合物主要产生于高温烹调加工过程,尤其是蛋白质含量丰富的鱼、肉类食品在高温烹调过程中更易产生。影响食品中杂环胺形成的因素主要有以下两方面。

(1) 烹调方式。杂环胺的前体物是水溶性的,加热反应主要产生 AIAs 类杂环胺。加热温度是杂环胺形成的重要影响因素,当温度从 200 ℃ 升至 300 ℃ 时,杂环胺的生成量可成倍增加。烹调时间对杂环胺的生成亦有一定影响,在 200 ℃ 油炸温度时,杂环胺主要在前 5 min 形成,在 5～10 min 形成速度减慢,进一步延长烹调时间杂环胺的生成量则不再明显增加。而食品中的水分是杂环胺形成的抑制因素。因此,加热温度越高、5～10 min 内水分含量越少,产生的杂环胺越多。故烧、烤、煎、炸等直接与火接触或与灼热的金属表面接触的烹调方法,由于可使水分很快丧失且温度较高,产生杂环胺的数量远远大于炖、焖、煨、煮及微波炉烹调等温度较低、水分较多的烹调方法。

(2) 食物成分。在烹调温度、时间和水分相同的情况下,营养成分不同的食物产生的杂环胺种类和数量有很大差异。一般而言,蛋白质含量较高的食物产生杂环胺较多,而蛋白质的氨基酸构成则直接影响所产生杂环胺的种类。

3. 预防措施

(1) 改变不良烹调方式和饮食习惯。杂环胺的生成与不良烹调方式有关,特别是过高温度烹调食物。因此,应注意不要使烹调温度过高,烧焦食物,并应避免过多食用烧、烤、煎、炸的食物。

(2) 增加蔬菜、水果的摄入量。膳食纤维有吸附杂环胺并降低其活性的作用,蔬菜、水果中的某些成分有抑制杂环胺的致突变性和致癌性的作用。因此,增加蔬菜、水果的摄入量对于防止杂环胺的危害有积极作用。

(3) 灭活处理。使用次氯酸、过氧化酶等处理可使杂环胺氧化失去活性,使用亚油酸可降低其诱变性。

(4) 加强监测。建立和完善更加精确的杂环胺的检测方法,加强食物中杂环胺含量监测,等等。

三、物理性污染及其预防

(一) 食品的杂物污染及其预防

1. 污染途径

(1) 生产时的污染。例如,生产车间密闭不严而又处于锅炉房的附近,在大风天气时食品可能会受到灰尘和烟尘的污染；在粮食收割时常有不同种类和数量的草籽的混入；动物在宰杀时血污、毛发及粪便对畜肉污染；加工过程中设备的陈旧或故障引起加工管道中金属颗粒或碎屑对食品污染。

（2）食品储存过程中的污染。例如，苍蝇、昆虫的尸体和鼠、雀的毛发、粪便等对食品的污染；食品包装容器和材料的污染，包括大型酒池、水池、油池和回收饮料瓶中昆虫、动物尸体及脱落物品、承装物品等杂物的污染。

（3）食品运输过程中的污染。例如，运输车辆、装运工具、不清洁铺垫物和遮盖物对食品的污染。

（4）意外污染。例如，戒指、头上饰物、头发、指甲、烟头、废纸、杂物的污染；抹布、拖把头、线头等清洁卫生用品的污染。

（5）掺杂、掺假食品。掺杂、掺假是一种人为的故意向食品中加入杂物的过程，其主要目的是非法获得更大利润。掺杂、掺假所涉及的食品种类繁杂，涉及的污染物众多，例如，粮食中掺入的沙石，肉中注入的水，奶粉中掺入的大量的糖，牛奶中加入的米汤、糖、盐等。掺杂、掺假严重破坏了市场的秩序，危害人体健康，有的甚至造成人员中毒和死亡，必须加强管理，严厉打击。

2．预防措施

（1）加强食品生产、储存、运输、销售过程的监督管理，执行良好的生产规范。

（2）通过采用先进的加工工艺设备和检验设备，如筛选、磁选和风选去石，清除有毒的杂草籽及泥沙石灰等异物，定期清洗专用池、槽，防尘、防蝇、防鼠、防虫，尽量采用食品小包装。

（3）严格执行食品卫生标准。如《小麦粉》（GB 1355—1986）中规定了磁性金属物的限量，应严格执行。

（二）食品的放射性污染及其预防

食品的放射性污染是指食品吸附或吸收了外来的（人为的）放射性核素，使其放射性高于自然放射性本底。预防食品的放射性污染可从以下几方面着手。

（1）加强卫生防护和食品卫生监督。食品加工厂和食品仓库应建立在从事放射性工作单位的防护监测区以外的地方，对产生放射性废物和废水的单位加强监督，对单位周围的农、牧、水产品等定期进行放射性物质的监测。

（2）严格执行国家卫生标准。我国1994年实施的《食品中放射性物质限制浓度标准》（GB 14882—1994）中规定了粮食、薯类、蔬菜水果、肉鱼虾类和鲜奶等食品中人工放射性核素的限制浓度，应严格执行。

（3）妥善保管食品。选择坚固，不易燃烧、表面光滑和防护性能好的包装材料包装食品；在没有掩蔽条件下堆放的食品应严密覆盖。

任务二　预防食物中毒

食物中毒是指摄入了含有生物性和化学性有毒、有害物质的食品，或把有毒、有害物质当作食品摄入后出现的非传染性急性或亚急性疾病。食物中毒既不包括因暴饮暴食而引起的急性胃肠炎、食源性肠道传染病（如伤寒）和寄生虫病（如旋毛虫病、猪囊尾蚴病），也不包括因一次大量或长期少量摄入某些有毒、有害物质而引起的以慢性毒害为主要特征（如致癌、致畸、致突变）的疾病。在我国引起食物中毒的各类食物中，动物性食物引起的食物中毒较为常见，占50%以上。其中，肉及肉制品引起的食物中毒居首位。

食物中毒发生的原因各不相同，但发病具有如下共同特点：

① 发病呈暴发性，潜伏期短，来势迅猛，短时间内可能有多数人发病，发病曲线呈上升的趋势。

② 中毒患者一般具有相似的临床表现，常常出现恶心、呕吐、腹痛、腹泻等消化道症状。

③ 发病与食物有关，患者在近期内都食用过同样的食物，发病范围局限在食用该有毒食物的人群，停止食用该食物后，人群中的发病状况很快停止，发病曲线在突然上升之后即突然呈下降趋势，无余波。

④ 食物中毒患者对健康人不具传染性。

食物中毒按病原物质不同可分为4类：

① 细菌性食物中毒，主要有沙门菌食物中毒、变形杆菌食物中毒、副溶血性弧菌食物中毒、葡萄球菌肠毒素食物中毒、肉毒毒素食物中毒、蜡样芽孢杆菌食物中毒、致病性大肠埃希菌食物中毒等。

② 有毒动植物中毒，是指误食有毒动植物或摄入因加工、烹调不当未除去有毒成分的动植物食物而引起的中毒，其发病率较高，病死率因动植物种类而异。有毒动物中毒，如河鲀、有毒贝类等引起的中毒；有毒植物中毒，如毒蕈、含氰苷果仁、木薯、四季豆等中毒。

③ 化学性食物中毒，是指误食有毒化学物质或食入被其污染的食物而引起的中毒，发病率和病死率均比较高，如某些金属或类金属化合物、亚硝酸盐、农药等引起的食物中毒。

④ 真菌毒素和霉变食品中毒，是指食用被产毒真菌及其毒素污染的食物而引起的急性疾病，其发病率较高，死亡率因菌种及其毒素种类而异，如赤霉病麦中毒、霉变甘蔗中毒等。

一、预防细菌性食物中毒

细菌性食物中毒是由于吃了含有大量细菌或细菌毒素的食物而引起的中毒，是食物中毒中最常见的一类。由活菌引起的食物中毒为感染型，由菌体产生的毒素引起的食物中毒为毒素型。有的食物中毒既有感染型，又有毒素型。细菌性食物中毒发生的基本条件：① 细菌污染食物。② 在适宜的温度、水分、pH值及营养条件下，细菌急剧大量繁殖或产毒。③ 进食前食物加热不充分，未能杀灭细菌或破坏其毒素。

（一）细菌性食物中毒的特点

1. 季节性强、夏秋季发病率高

细菌性食物中毒全年都可发生，但高峰期多集中在气温较高的夏秋季节，通常每年4～5月份开始发病，6～9月份进入高峰期，12月到第2年3月份发病明显减少。这主要是由于夏秋季节温度较高，湿度大，适于细菌生长繁殖。另一方面，夏秋季节人体肠道的防御机能下降，易感性强。

2. 病原食物集中

动物性食物是引起细菌性食物中毒的主要食物，其中禽畜肉类及其制品居首位，鱼、奶、蛋亦占一定比例。植物性食物如剩饭、米糕、米粉也会引起中毒。这是因为这些食物营养丰富,含水量大,易被细菌污染,并适合细菌生长,所以引发食物中毒的机会较多。

3. 污染环节众多,病原菌各异

食物在屠宰或收割、运输、储藏、销售、加工等过程中都会受到致病菌污染。食物在食用前未烧熟、煮透,熟食受到生熟交叉污染或受食品从业人员中带菌者的污染,都可导致食用后引起中毒。病原菌各异,如沙门氏菌、葡萄球菌、肉毒梭菌、副溶血性弧菌等。

4. 发病率高,病死率低

细菌性食物中毒的发病率较高,约占食物中毒总数的 50%～90%,中毒人数占全部食物中毒人数的 70%～90%。但病死率则明显低于其他种类的食物中毒,且恢复快,无后遗症。

(二)沙门菌食物中毒及预防

沙门菌属种类繁多,其中引起食物中毒的主要有鼠伤寒沙门菌、猪霍乱沙门菌、肠炎沙门菌等。沙门菌进入肠道后大量繁殖,除使肠黏膜发炎外,大量活菌释放的内毒素同时引起机体中毒。

1. 流行病学特点

(1)中毒全年都可发生,但多以夏秋季为主,主要在 5～10 月,其中 7～9 月最多。

(2)引起中毒的食品以动物性食物为多见,主要是肉类,如病死牲畜肉、冷荤、熟肉等。

(3)中毒主要是由加工食品用具、容器、食品存储场所生熟不分产生交叉污染,而食用前又未加热处理或加热不彻底引起。

2. 中毒表现

沙门菌食物中毒有多种多样的表现,临床有 5 种类型,即胃肠炎型、类霍乱型、类伤寒型、类感冒型和败血症型,其共同特点如下:

(1)潜伏期一般为 12～36 h,短者 6 h,长者 48～72 h。

(2)中毒初期表现为头痛、恶心、食欲不振,以后出现呕吐、腹泻、腹痛、发热,重者可引起痉挛、脱水、休克等。

(3)腹泻一日数次至十余次或数十次不等,主要为水样便,少数带有黏液或血。

3. 预防措施

(1)防止污染。不食用病死牲畜肉,加工冷荤熟肉一定要生熟分开。要采取积极措施控制感染沙门菌的病畜肉类流入市场。

(2)高温杀灭。烹调时肉块不宜过大,禽蛋煮沸 8 min 以上。

(3)控制繁殖。沙门菌繁殖的最适温度为 37 ℃,但在 20 ℃ 以上即能大量繁殖,因此低温储存食品是一项重要预防措施。冷藏食品如果控制在 5 ℃ 以下,并做到避光、隔绝氧气,则效果更佳。

(三)葡萄球菌食物中毒及预防

葡萄球菌在空气、土壤、水、粪便、污水及食物中广泛存在,主要来源于动物及人的鼻腔、咽喉、皮肤、头发及化脓性病灶。葡萄球菌可产生多种毒素和酶类,引起食物中毒的主要是能产生肠毒素的葡萄球菌,其中以金黄色葡萄球菌致病力最强。此菌耐热性不强,最宜生长温度约为 37 ℃,最适宜的 pH 值约为 7.4,大约 50% 以上的金黄色葡萄球菌菌株可在实验室条件下产生两种或两种以上的葡萄球菌肠毒素。食物中的葡萄球菌肠毒素耐热性强,一般烹调温度不能使其被破坏,只有在218～248 ℃油温下经30 min才能被破坏。

1. 流行病学特点

(1) 中毒多发生在夏秋季节,其他季节亦可发生。

(2) 引起中毒的食物主要为奶及奶制品、蛋及蛋制品、各类熟肉制品,其次为含有奶制品的冷冻食品,个别也有含淀粉类食品。

(3) 中毒原因主要是被葡萄球菌污染后的食物在较高温度下保存时间过长,如在25～30 ℃环境中放置5～10 h,就能产生足以引起食物中毒的葡萄球菌肠毒素。

2. 中毒表现

(1) 起病急,潜伏期短,一般在2～3 h,多在4 h内,最短1 h,最长不超过10 h。

(2) 中毒表现为典型的胃肠道症状,表现为恶心、剧烈而频繁地呕吐(严重者可呈喷射状,呕吐物中常有胆汁、黏液和血)、腹痛、腹泻(水样便)等。

(3) 年龄越小对葡萄球菌肠毒素的敏感性越强,因此儿童发病较多,病情较成年人严重。

(4) 病程较短,一般在1～2 d痊愈,很少死亡。

3. 预防措施

(1) 防止污染。

① 防止带菌人群对各种食物的污染,定期对食品加工人员、饮食从业人员、照护人员进行健康检查,对患局部化脓性感染(疖疮、手指化脓)、上呼吸道感染(鼻窦炎、化脓性咽炎、口腔疾病等)者,应暂时调换其工作。② 防止葡萄球菌对奶的污染,要定期对奶牛的乳房进行检查,患化脓性乳腺炎时其分泌的牛奶不能食用;健康奶牛的奶在挤出后,除应防止葡萄球菌污染外,亦应迅速冷却至10 ℃以下,防止在较高温度下,该菌的繁殖和毒素的形成。此外,奶制品应以消毒奶为原料。③ 患局部化脓性感染的畜禽肉应按病畜肉、病禽肉处理。

(2) 防止肠毒素的形成。

在低温、通风良好的条件下储存食物,不仅可防止葡萄球菌生长繁殖,也是防止葡萄球菌肠毒素形成的重要条件。因此,食物应冷藏或置阴凉通风的地方,如剩饭在常温下存放应置阴凉通风的地方,其放置时间不应超过6 h,在气温较高的夏秋季节,食前还应彻底加热。

(四) 肉毒梭菌食物中毒及预防

肉毒梭菌是厌氧菌,具有芽孢,主要存在土壤、江河湖海的淤泥及人畜粪便中。中毒是由肉毒梭菌产生的肉毒毒素所致,该类毒素是一种强烈的神经毒素。

1. 流行病学特点

(1) 四季均可发生中毒,多发生在冬春季节。

(2) 引起中毒的食物与饮食习惯有关,主要为家庭自制的豆类制品(发酵豆、面酱、臭豆腐),其次为肉类和罐头食物。

(3) 中毒原因主要是被污染了肉毒毒素的食品在食用前未进行彻底的加热处理。

2. 中毒表现

(1) 潜伏期数小时至数天不等,一般为12～48 h,最短者6 h,长者可达8～10 d。

(2) 中毒主要表现为运动神经麻痹症状,如头晕、无力、视物模糊、眼睑下垂、复视、咀嚼无力、步态不稳、张口和伸舌困难、咽喉阻塞感、饮食发呛、吞咽困难、呼吸困难、头颈无力、垂头等。

（3）症状的轻重程度可有所不同,病死率较高。

3. 预防措施

（1）停止食用疑似引起中毒的食物。

（2）自制发酵酱类时,原料应清洁新鲜,腌前必须充分冷却,盐量要达到 14% 以上,并提高发酵温度。要经常日晒,充分搅拌,使氧气供应充足。

（3）不吃生酱。

（4）高湿消毒。肉毒毒素不耐热,加热 80 ℃经 30 min 或 100 ℃经 10～20 min,可使其破坏,所以对可疑食物进行彻底加热是破坏毒素预防肉毒梭菌食物中毒的可靠措施。

（五）副溶血性弧菌食物中毒及预防

副溶血性弧菌是一种嗜盐性细菌,存在于近岸海水、海底沉积物和鱼、贝类等海产品中,副溶血性弧菌为有鞭毛,兼性厌氧菌,在含 2%～4% 氯化钠的普通培养基上生长最佳,在无食盐培养基上不生长,但在营养成分丰富的无机盐培养基上,仍能良好生长。副溶血性弧菌中毒是我国沿海地区最常见的一种食物中毒。

副溶血性弧菌不耐热,75 ℃加热 5 min 或 90 ℃加热 1 min 即可杀灭。副溶血性弧菌对酸敏感,在稀释 1 倍的食醋中经 1 min 即可死亡。在淡水中生存不超过 2 d,海水中能生存 47 d 以上。带有少量副溶血性弧菌的食物,在适宜温度下经 3～4 h,菌量可急剧增加,并可引起食物中毒。

1. 流行病学特点

（1）副溶血性弧菌食物中毒多发生在高温季节（6～9 月份）、海产品大量上市时。

（2）引起中毒的食物主要是海产品,其次为咸菜、熟肉、蛋（约半数为腌制品）。

（3）中毒原因主要是烹调时未烧熟、煮透或熟制品污染后未再彻底加热。

2. 中毒表现

（1）潜伏期一般在 6～10 h,最短者为 1 h,长者为 24～48 h。

（2）发病急,主要症状为恶心、呕吐、腹泻、腹痛、发热,尚有头痛、多汗、口渴等症状。

（3）呕吐、腹泻严重,腹泻多为水样便,重者为黏液便和脓血便,失水过多者可引起虚脱并伴有血压下降。

（4）大部分病人发病后 2～3 d 恢复正常;少数重症病人可休克、昏迷而死亡。

3. 预防措施

（1）停止食用疑似引起中毒的食物。

（2）加工海产品,如鱼、虾、蟹、贝类一定要烧熟、煮透。或用盐渍,也可有效地杀死副溶血性弧菌。

（3）烹调或调制海产品生冷拼盘时可加适量食醋。

（4）加工过程中生熟用具要分开,宜在低温下储藏。对烹调后的鱼虾和肉类等熟食品,应放在 10 ℃以下存放,存放时间最好不超过 2 d。

二、预防有毒动植物中毒

有毒动植物中毒,主要指有些动植物中含有某种天然有毒成分,往往由于其形态与无毒品种类似,容易混淆而误食,或食用方法不当而引起中毒。如含河鲀毒素的河鲀,含组胺高的鱼类,含毒蕈碱的毒蕈等,它们均可引起中毒。还有些食品,在一般情况下,并不含有毒物质,但由于储存不当,则可形成某种有毒物质,如土豆发芽后可产生龙葵素,食用后也可引起中毒。

(一) 河鲀毒素中毒及预防

河鲀毒素中毒是指食用了含有河鲀毒素的河鲀引起的食物中毒。在我国,河鲀毒素中毒主要发生在沿海地区及长江、珠江等河流入海口处。河鲀毒素对热稳定,220 ℃以上方可分解。河鲀的卵巢和肝毒性最强,其次为肾、血液、眼睛、鳃和皮肤。若河鲀死亡时间较久长,内脏毒素可渗入肌肉,使本来无毒的肌肉也含毒。河鲀的毒素常随季节变化而有差异,每年2～5月为卵巢发育期,毒性最强;6～7月产卵后,卵巢萎缩,毒性减弱。故河鲀毒素中毒多发生于春季。

1. 中毒表现

(1) 发病急,潜伏期一般 10～45 min,长者达 3 h。

(2) 先感觉手指、口唇、舌尖麻木或有刺痛感,然后出现恶心、呕吐、腹痛、腹泻等胃肠道症状,并有四肢无力、口唇、舌尖及肢端麻痹,进而四肢肌肉麻痹,以致身体摇摆、行走困难,甚至全身麻痹成瘫痪状。严重者眼球运动迟缓,瞳孔散大,对光反射消失,然后言语不清、发绀、血压和体温下降,呼吸先迟缓、浅表,而后呼吸困难,最后呼吸衰竭而死亡。

2. 预防措施

(1) 严禁出售鲜活河鲀,加工宰杀必须严格执行规定的操作程序。

(2) 加强宣传河鲀的毒性及危害,学会识别河鲀。

(3) 严禁饭店、酒店违法加工制作河鲀。

(二) 鱼类引起的组胺中毒及预防

引起组胺中毒的鱼大多是含组胺高的鱼类,主要是海产鱼中的青皮红肉鱼类,如金枪鱼、秋刀鱼、竹荚鱼、沙丁鱼、青鳞鱼、金线鱼、鲐鱼等。当鱼不新鲜或腐败时,鱼体中游离组氨酸经脱羧酶作用产生组胺,若组胺积蓄至一定量,食后便可引起中毒。

1. 中毒表现

中毒的潜伏期一般为 0.5～1 h,最短可为 5 min,最长达 4 h。以局部或全身毛细血管扩张、通透性增强、支气管收缩为主,主要症状为脸红、头晕、头痛、心慌、脉速、胸闷和呼吸窘迫等,部分出现眼结膜充血、瞳孔散大、视物模糊、脸发胀、唇水肿、口和舌及四肢发麻、恶心、呕吐、腹痛、荨麻疹、全身潮红、血压下降等。中毒特点是发病快、症状轻、恢复迅速,偶有死亡病例报道。

2. 预防措施

(1) 不吃腐败变质的鱼,特别是青皮红肉的鱼类。市售鲜鲐鱼等应冷藏或冷冻,要有较高的鲜度。

(2) 选购青皮红肉的鱼等要特别注意其鲜度,如发现鱼眼变红、色泽不新鲜、鱼体无弹性时,不得食用。选购后应及时烹调,如盐腌,应劈开鱼背并加 25% 以上的食盐腌制。

(3) 烹调前应去内脏、洗净,切成两寸段,用水浸泡 4～6 h,可使组胺量下降 44%,烹调时加入适量雪里蕻或红果,组胺可下降 65%,不宜油煎或油炸。

(4) 过敏性疾病患者,以不吃此类鱼为宜。

（5）不擅自吃沿海地区捕捞或捡拾的不认识的鱼。

（三）毒蕈中毒及预防

毒蕈又称毒蘑菇，是指食后可引起中毒的蕈类。由于生长条件的差异，不同地区发现的毒蕈种类、大小、形态不同，所含毒素亦不一样。

毒蕈的有毒成分十分复杂，一种毒蕈可以含有几种毒素，而一种毒素又可存在于数种毒蕈之中。毒蕈中毒全国各地均有发生，多发生在高温多雨的夏秋季节，以家庭散发为主，有时在一个地区连续发生多起，常常是由于误采毒蕈食用而中毒。

毒蕈中毒的临床表现复杂多样，因毒蕈种类不同，其有毒成分、临床表现也不同。一般将毒蕈中毒临床表现分为以下 4 种类型。

1. 胃肠炎型

潜伏期一般为 30 min～6 h，多在食后 2 h 左右发病，最短仅 10 min。主要症状为剧烈恶心、呕吐，阵发性腹痛，有的呈绞痛（以上腹部和脐部为主），剧烈腹泻，水样便，每日可多达 10 余次，不发热。该型中毒病程较短，一般 2～3 d，经过适当对症处理可迅速恢复，预后良好，死亡率低。

2. 神经精神型

引起该型中毒的毒蕈约有 30 种，所含毒性成分多种多样。潜伏期一般为 30 min～4 h，最短仅 10 min。临床表现最为复杂多变，以精神兴奋、精神抑制、精神错乱、矮小幻觉或以上表现交互出现为特点。病人常狂笑、手舞足蹈、行动不稳、共济失调，可出现矮小幻觉，闭眼时幻觉更明显，还可有迫害妄想，类似精神分裂症。重症病人出现谵妄、精神错乱、抽搐、昏迷等。可有副交感神经兴奋症状，如流涎、流泪、大量出汗、瞳孔缩小、脉缓、血压下降等。也可引起交感神经兴奋，如瞳孔散大、心跳加快、血压上升、颜面潮红。部分有消化道症状。病程 1～2 d，病死率低。

3. 溶血型

引起溶血型中毒的多为鹿花蕈（又称马鞍蕈）、赭鹿花蕈等。潜伏期 6～12 h，最长可达 2 d，初始表现为恶心、呕吐、腹泻等胃肠道症状，发病 3～4 d 后出现溶血性黄疸、肝脾大、肝区疼痛，少数病人出现血红蛋白尿。严重者出现心律不齐、谵妄、抽搐或昏迷。也可引起急性肾衰竭，导致预后不良。给予肾上腺皮质激素治疗可很快控制病情，病程 2～6 d，一般死亡率不高。

4. 脏器损害型

脏器损害型中毒最为严重，病情凶险，如不及时抢救，死亡率极高。按病情发展可分为 5 期：潜伏期、胃肠炎期、假愈期、脏器损害期、恢复期，但有时分期并不明显。出现肝、肾、心、脑等脏器损害，经积极治疗，一般在 2～3 周后进入恢复期，中毒症状消失、肝功能好转。

预防毒蕈中毒的主要措施如下。

（1）停止食用，并销毁毒蕈和用毒蕈制作的食品，加工盛放毒蕈食品的容器、炊具也应洗刷干净。

（2）毒蕈中毒的原因主要是误食，由于毒蕈难以鉴别，在中毒发生后应及时通过新闻媒体进行广泛宣传，教育当地群众不要采集野生蕈类食用，以免中毒再次发生。

（3）关于毒蕈与食用蕈的鉴别，目前尚缺乏简单可靠的方法，一般认为毒蕈有如下一些特征可供参考：颜色奇异鲜艳，形态特殊，蕈盖有斑点、疣点，损伤后流浆、发黏，蕈柄上有蕈环、薹托,气味恶劣,不长蛆,不生虫,破碎后易变色,煮时能使银器变色、大蒜变黑等。

(四) 含氰苷类植物中毒及预防

氰苷味苦,易溶于水、醇,极易被酸或同存于同种植物中的酶水解,生成糖类、醛酮和氢氰酸,水解后会产生具有毒性的氰化物。常见的含氰苷的食物有苦杏仁、木薯和亚麻籽,此外,苦桃仁、枇杷仁、李子仁、樱桃仁也都含有氰苷。苦杏仁中毒是最常见的含氰苷类植物中毒。

1. 苦杏仁中毒表现

苦杏仁中毒潜伏期为半小时至数小时,主要症状为口内苦涩、头晕、头痛、恶心、呕吐、心慌、脉速、四肢无力,继而出现胸闷、不同程度的呼吸困难,有时呼出气可闻到苦杏仁味;严重者意识不清、呼吸微弱、四肢冰冷、昏迷,常发出尖叫,继之意识丧失,瞳孔散大,对光反射消失,牙关紧闭,全身阵发性痉挛,最后因呼吸麻痹或心跳停止而死亡。空腹、年幼及体弱者中毒症状重,死亡率高。

2. 含氰苷类植物中毒的预防措施

应加强宣传教育,不生吃各种苦味果仁,也不能食用炒过的苦杏仁。若食用果仁,必须用清水充分浸泡,再敞锅蒸煮,使氢氰酸挥发掉。不吃生木薯,食用时必须将木薯去皮,加水浸泡 2 天,再敞锅蒸煮后食用。

(五) 菜豆中毒及预防

菜豆包括豆角、扁豆、四季豆、刀豆等,菜豆中毒一年四季均可发生,但多发生于秋季。一般认为,是由于其中所含的皂素和血球凝集素引起的中毒,中毒潜伏期为数十分钟至几小时。

1. 中毒表现

菜豆中毒表现主要为胃肠炎症状,恶心、呕吐、腹痛、腹泻。以呕吐为主,并伴有头晕、头痛、出冷汗,有的四肢麻木,胃部有烧灼感,预后良好,病程一般为数小时或 1～2 d。

2. 预防措施

菜豆的烹调加工方法不当,加热不彻底,内含的毒素不能被破坏,即可引起中毒。菜豆中毒多发生在集体食堂,主要原因是锅小加工量大,翻炒不均,受热不匀,不易把菜豆烧熟焖透;有的厨师喜欢把菜豆先在开水中焯一下,然后再用油炒一下,误认为两次加热就保险了,实际上,哪一次加热都不彻底,最后还是没把毒素破坏掉;有的厨师不懂得菜豆煮不透可以引起中毒的常识,贪图菜豆颜色好看,没有把菜豆煮透。因此,预防菜豆中毒的方法非常简单,只要把全部菜豆煮熟焖透,使菜豆外观失去原有的生绿色,吃起来没有豆腥味,就不会中毒。集体食堂加工菜豆,每一锅的量不应超过锅容量的一半,用油炒过后,加适量的水,加上锅盖焖 10 分钟左右,并用铲子不断翻动菜豆,使它受热均匀。另外,还要注意不买、不吃老菜豆;把菜豆两头和豆荚摘掉,因为这些部位含毒素较多。

(六) 发芽土豆中毒及预防

土豆是一种大众蔬菜,尤其在北方的冬天,是许多家庭的冬储菜和常吃蔬菜之一。然而食用未成熟的土豆,或发芽、腐烂了的土豆,却可导致人体中毒。土豆中含有一种叫龙葵素的毒素,由于含量极少,一般情况下不会使人中毒。但如果土豆尚未成熟,或土豆发芽、变绿、腐烂,龙葵素含量就明显增多,而且较集中地分布在发芽、变绿和溃烂的部分。

1. 中毒表现

龙葵素毒性较强，约数分钟至数小时后中毒者就会感到舌咽麻痒、发干，胃部灼痛，恶心，呕吐，腹痛，腹泻，伴有头晕、耳鸣、瞳孔散大等症状，严重的可因呼吸中枢麻痹而死亡。

2. 预防措施

为了预防龙葵素中毒，应把土豆存放在干燥、阴凉处，防止其发芽变质。尽量不食用未成熟、发芽、变绿、腐烂的土豆。烹调土豆时可放些醋，醋酸可以使龙葵素分解，并且还有解毒作用。

（七）未煮熟的大豆类食物中毒及预防

大豆类食物因其富含营养，味道鲜美而成为人们膳食中的主要食品之一。然而没有煮熟的大豆类食物却可在人体内产生毒性反应。

1. 中毒表现

未煮熟的大豆类食物中含有植物凝集素、皂素和抗胰蛋白酶因子等抗营养因子，进入人体后使人出现一些胃肠道症状，如恶心、呕吐、腹痛、腹泻等。食入未煮熟的大豆类食物发生中毒后，中毒症状一般会持续数小时或 1～2 d，一般不会留下不良反应及后遗症。

2. 预防措施

为预防此类中毒，大豆类食物在食用前必须煮熟煮透，尤其是豆浆，必须加热到 95 ℃ 以上，才能使其中所含的毒性物质因充分分解破坏而失去毒性。豆浆由于皂素作用，当加温至 80 ℃ 左右时，便出现泡沫，以后泡沫越来越多，此时有害物质未被破坏，而有人则以为豆浆已经烧开了，喝了这种豆浆，豆浆内的有害物质就会兴风作浪。煮豆浆时，豆浆不可盛得太满，要先用旺火烧到泡沫上溢时，立即用小火慢煮，待泡沫逐渐消失后，豆浆便已烧开了，此时温度为 100 ℃，皂素等有害物质已被破坏，而各种营养成分保留无损。另外，在烧煮过程当中，不要随意加入生豆浆。

（八）鲜黄花菜中毒及预防

鲜黄花菜中含有秋水仙碱，秋水仙碱的氧化物会刺激胃肠器官引起病变。

1. 中毒表现

秋水仙碱中毒以胃肠道症状为主，主要有恶心、呕吐、腹痛、腹泻、头昏、头痛、口渴喉干。严重者可出现抽搐、虚脱，最后因呼吸抑制而死亡。潜伏期短，多在食用后 0.5～4 h 发病。病程较短，轻者 1～2 d 即可痊愈。

2. 预防措施

食用鲜黄花菜时应先摘掉所有花蕊，用水洗净浸泡，再用沸水焯烫，而后弃汤再行烹炒。加热要彻底，使其熟透再食，即不会引起中毒。食量不宜过多，应适当间隔进食，才比较安全。经干制后的黄花菜，引发中毒的物质已经被破坏，可放心食用。

三、预防化学性食物中毒

化学性食物中毒，指误食有毒化学物质或食入被其污染的食物而引起的中毒，发病率和病死率均比较高，如亚硝酸盐引起的食物中毒。亚硝酸盐食物中毒是指食用了含亚硝酸盐的蔬菜或误食亚硝酸盐后引起的一种高铁血红蛋白血症，也称肠源性青紫病。

（一）食物中亚硝酸盐的来源

（1）新鲜的叶菜类，如菠菜、芹菜、大白菜、小白菜、圆白菜、生菜、韭菜、甜菜、菜花、萝卜叶、灰菜、荠菜等，含有较多的硝酸盐，它们在肠道内硝酸盐还原菌的作用下转化为亚硝酸盐。新鲜蔬菜储存过久，腐烂的蔬菜及放置过久的煮熟蔬菜，其中亚硝酸盐的含量均明显增高。

（2）刚腌不久的蔬菜中含有大量亚硝酸盐，尤其是加盐量少于 12%、气温高于 20 ℃ 的情况下，可使菜中亚硝酸盐含量增加，第 7～8 d 达高峰，一般于腌后 20 d 消失。

（3）苦井水含较多的硝酸盐，当用该水煮了食物，再在不洁的锅内放置过夜后，则硝酸盐在细菌作用下可还原成亚硝酸盐。

（4）食用蔬菜过多时，大量硝酸盐进入肠道，对于儿童、胃肠功能紊乱、贫血、蛔虫症等消化功能欠佳者，其肠道内的细菌可将蔬菜中硝酸盐转化为亚硝酸盐，且在肠道内过多、过快地形成以致来不及分解，导致大量亚硝酸盐进入血液引起人体中毒。

（5）腌肉制品加入过量硝酸盐及亚硝酸盐。

（6）误将亚硝酸盐当作食盐。

（二）中毒表现

（1）潜伏期一般为 10～15 min，大量食入蔬菜或未腌透菜类者，一般为 1～3 h，个别可长达 20 h 后发病。

（2）症状体征有头痛、头晕、无力、胸闷、气短、嗜睡、心悸、恶心、呕吐、腹痛、腹泻、口唇、指甲及全身皮肤、黏膜青紫等。严重者可有心率减慢、心律不齐、昏迷和惊厥，常因呼吸循环衰竭而死亡。

（三）急救处理

（1）消除毒物。催吐、洗胃和导泻。

（2）解毒剂。氧化型亚甲蓝可使高铁血红蛋白还原为低铁血红蛋白，恢复携氧功能，一般人用药 30 min 后中毒症状即可缓解。1～2 h 后可重复半量或全量，以后根据病情适当延长用药间隔或减少用量，直至青紫消失。此外，维生素 C 亦可还原高铁血红蛋白，故可口服大量维生素 C 或静脉注射维生素 C 500 mg。临床上用亚甲蓝、维生素 C 和葡萄糖三者合用，效果较好。

（3）对症治疗。中毒者若出现严重发绀应吸氧。若经亚甲蓝、维生素 C 及输液治疗后，症状仍明显存在者，可输入适量新鲜血液。

（四）预防措施

（1）保持蔬菜新鲜，禁食腐烂变质蔬菜。短时间不要进食大量含硝酸盐较多的蔬菜；勿食大量刚腌的菜，腌菜时盐应稍多，至少待腌制 15 d 以上再食用。

（2）控制肉制品中硝酸盐和亚硝酸盐的用量，严格执行相关食品安全国家标准的规定，不可多加。

（3）不喝苦井水，不用苦井水煮饭、煮粥，尤其勿将苦井水煮过的食物存放过夜。

（4）妥善保管好亚硝酸盐，防止错把其当成食盐或碱而误食中毒。

任务三　识别食品添加剂

食品添加剂是指为改善食品品质和色、香、味以及为防腐、保鲜和加工工艺的需要而加入食品中的人工合成物质或者天然物质。食品添加剂具有以下三个特征：一是作为加入食品中的物质，它一般不单独作为食品来食用；二是既包括人工合成的物质，也包括天然物质；三是加入食品中的目的是为改善食品品质和色、香、味，为防腐、保鲜以及加工工艺的需要。

一、食品添加剂的作用

食品添加剂大大促进了食品工业的发展，并被誉为现代食品工业的灵魂，这主要是它给食品工业带来许多好处，其主要作用大致如下。

1. 防止变质

防腐剂可以防止由微生物引起的食品腐败变质，延长食品的保存期，同时还具有防止由微生物污染引起的食物中毒作用。抗氧化剂则可阻止或推迟食品的氧化变质，以提供食品的稳定性和耐藏性，同时也可防止可能有害的油脂自动氧化物质的形成。此外，它还可用来防止食品，特别是水果、蔬菜的酶促褐变与非酶褐变。

2. 改善食品感官性状

适当使用着色剂、增味剂、漂白剂、食用香料以及乳化剂、增稠剂等食品添加剂，可以明显提高食品的感官性状，满足人们的不同需要。

3. 保持和提高食品的营养价值

在食品加工时适当地添加某些属于天然营养范围的食品营养强化剂，可以大大提高食品的营养价值。这对防止人们营养不良和营养缺乏，促进营养平衡、提高健康水平具有重要意义。例如，在食品中添加营养强化剂，能够补充原始食物中营养成分的缺损，为身体提供更多的营养。

4. 方便供应

市场上可供消费者选择的食品，尽管其生产大多经过不同加工方法处理并有一定的包装，但在生产过程中，一些色、香、味俱全的产品，大都不同程度地添加了着色剂、增香剂、调味剂乃至其他食品添加剂。正是这些众多的食品，尤其是方便食品的供应，给人们的生活和工作带来极大的方便。

5. 方便加工

在食品加工中使用消泡剂、助滤剂和絮凝剂等，可有利于食品的加工操作。例如，当使用葡萄糖酸δ内酯作为豆腐凝固剂时，可有利于豆腐生产的机械化和自动化。

6. 满足其他特殊需要

通过食品添加剂满足人们的特殊需求。例如，糖尿病病人不能吃糖，则可用无营养甜味剂或低热能甜味剂，如三氯蔗糖或阿斯巴甜制成无糖食品供应给糖尿病病人。

二、食品添加剂的安全使用

时有报道的食品安全事故使得民众谈食品添加剂色变，认为食品添加剂都是"有毒、有害"的东西。但实际上,我们需要明确两个概念,一个是"食品添加剂",一个是"非食品用物质"。食品添加剂是一个专有名词,它特指那些国家许可使用添加于食品当中的物质,而令民众"色变"的甲醛、苏丹红、三聚氰胺等有毒、有害物质则被称为非食品用物质。非食品用物质无论在食品中加多少,都是违法行为;食品添加剂则不同,只要不超量、不超范围使用,就是合法的。比如说,在糖果中加入国家许可的食用色素,只要含量不超标就不违法。

食品添加剂的使用原则包括以下几点。

(1)不应对人体产生任何健康危害;

(2)不应掩盖食品的腐败和变质;

(3)不应掩盖食品本身或加工过程中的质量缺陷;

(4)不应以掺杂、掺假、伪造为目的而使用食品添加剂;

(5)不应降低食品本身的营养价值;

(6)在达到预期的效果下尽可能降低在食品中的用量;

(7)食品工业用添加剂一般应在制成最后成品前除去,有规定食品中残留量的除外;

(8)婴儿食品不得使用色素、糖精和香精等。

食品添加剂遍布几乎所有的加工食品中,尽管按照国家规定使用食品添加剂是安全的,但值得注意的是每一种食品添加剂都会有微弱的副作用,如果在膳食中摄入量过大,仍有可能影响健康。所以在选购食品时,还要多加注意,把好入口关。

(1)要选择正规商场和超市,挑选优质、信誉较好的厂家生产的产品。因为这些产品通常能够严格执行国家关于食品添加剂的管理规定。

(2)要认清产品类别。由标签上的食品类别可看出食品本质,例如,一盒食品起名"咖啡乳",它究竟是饮料还是牛奶产品?如果看见标签上的食品类别项目注明"调味牛奶",就说明这是在牛奶当中加了咖啡和糖。而如果是在水里面加了糖、增稠剂、咖啡和少量牛奶,那么在食品类别上就属于"乳饮料",而不属于牛奶了。

(3)要看清配料表。每种食品添加剂都会在配料表中注明,尽量购买含添加剂少的食品,就可以控制每日摄取的添加剂数量和种类。

(4)不要过分关注食品的颜色。如果食品外表异乎寻常地白和亮,则可能存在漂白剂等添加剂超标问题;若食品颜色过分浓艳,则可能是着色剂滥用。切记不要被食品艳丽的外表所迷惑。购买食品时,尽量选择加工度低的食品,加工度越高,添加剂也就越多。

任务四 选择无公害农产品、绿色食品和有机食品

第二次世界大战以后,很多国家在工业现代化的基础上,先后实现了农业现代化。这一方面大大地丰富了这些国家的食品供应,另一方面也出现了严重的问题,就是随着农用化学物质源源不断地、大量地向农田中输入,造成有害化学物质通过土壤和水体在生物体内富集,并且通过食物链进入农作物和畜禽体内,导致食物污染,最终损害人体健康。随着人们科技知识的普及以及人们健康意识的不断提高,现代人在食品选择上,越来越重视无公害农产品、绿色食品和有机食品。

一、无公害农产品

无公害农产品是指产地环境、生产过程和产品质量符合国家有关标准和规范的要求，经认证合格获得认证证书并允许使用无公害农产品标志的优质农产品及其加工制品。无公害农产品的标志图形见图 3-1。

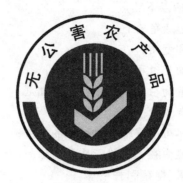

图 3-1 无公害农产品标志图形

无公害农产品生产是指采用无公害栽培（饲养）技术及其加工方法，按照无公害农产品生产技术规范，在清洁、无污染的良好生态环境中生产和加工的，安全性符合国家无公害农产品标准的优质农产品及其加工制品。

当代农产品生产需要由普通农产品发展到无公害农产品，再发展至绿色食品或有机食品。无公害农产品在生产过程中允许限量、限品种、限时间地使用人工合成的安全的化学农药、兽药、肥料、饲料添加剂等，它符合国家食品卫生标准，但比绿色食品标准要宽。无公害农产品能保证人们对食品质量安全最基本的需要，是最基本的市场准入条件，普通食品都应达到这一要求。

无公害农产品的技术保障主要体现在以下几方面。

（1）无公害农产品生产基地环境控制技术。

无公害农产品生产基地应建立在生态农业建设区域之中，在生态农业建设中强化无公害技术份额。具体来说，其基地在土壤、大气、水质上必须符合无公害农产品产地环境标准，其中土壤评价指标主要是重金属指标，大气评价指标主要是硫化物、氮化物和氟化物等指标，水质评价指标主要是重金属、硝态氮、全盐量、氯化物等指标。无公害农产品产地环境评价是选择无公害农产品基地的标尺，只有通过环境评价，才具有生产无公害农产品的条件和资格。

（2）无公害农产品生产过程控制技术。

无公害农产品的生产过程控制主要是指农用化学物质使用限量的控制及替代过程，重点生产环节是病虫害防治和肥料施用。病虫害防治要以不用或少用化学农药为原则，强调以预防为主，以生物防治为主。肥料施用强调以有机肥为主，以底肥为主，按土壤养分库动态平衡需求调节肥量和用肥品种。在生产过程中制定相应的无公害生产操作规范，建立相应的文档、备案待查。

（3）无公害农产品质量控制技术。

无公害农产品最终体现在产品的无公害化。其产品可能是初级产品，也可能是加工产品,其收获、加工、包装、储藏、运输等后续过程均应制定相应的技术规范和执行标准。产品是否无公害要通过检测来确定。无公害农产品首先在营养品质上应是优质的,营养品质检测可以依据相应检测机构的结果。

二、绿色食品

绿色食品是指遵循可持续发展原则,按照特定生产方式生产,经专门机构认证,许可使用绿色食品标志的无污染的安全、优质、营养类食品。安全、优质、营养是绿色食品的特征。无污染是指在绿色食品生产、加工过程中,通过严密监测、控制,防范农药残留、放射性物质、重金属、有害细菌等对食品生产各个环节的污染,以确保绿色食品的洁净。

(一)绿色食品的分级

为适应我国国内消费者的需求及当前我国农业生产发展水平与国际市场竞争,从1996年开始,我国在申报审批过程中将绿色食品区分为A级和AA级。

A级绿色食品标志图形与字体为白色,底色为绿色;AA级绿色食品标志图形与字体为绿色,底色为白色(见图3-2)。

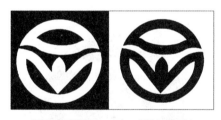

A级绿色食品标志　　AA级绿色食品标志

图3-2　A级绿色食品和AA级绿色食品的标志图形

A级绿色食品是指在生态环境质量符合规定标准的产地,生产过程中允许限量使用限定的化学合成物质,按特定的操作规程生产、加工,产品质量及包装经检测、检验符合特定标准,并经专门机构认定,许可使用A级绿色食品标志的产品。

AA级绿色食品是指在生态环境质量符合规定标准的产地,生产过程中不使用任何有害化学合成物质,按特定的操作规程生产、加工,产品质量及包装经检测、检验符合特定标准,并经专门机构认定,许可使用AA级绿色食品标志的产品。AA级绿色食品标准已经达到甚至超过国际有机农业运动联盟(IFOAM)的有机食品的基本要求。

(二)绿色食品的基本要求

绿色食品的基本要求如下。

(1)产品或产品原料的产地必须符合绿色食品的生态环境标准。

(2)农作物种植、畜禽饲养、水产养殖及食品加工必须符合绿色食品的生产操作规程。

(3)产品必须符合绿色食品的质量和卫生标准。

(4)产品的标签必须符合中国绿色食品发展中心编制的《中国绿色食品商标标志设计使用规范手册(2021版)》中的有关规定。

（三）绿色食品的选购

选购绿色食品时,可通过以下步骤辨别真伪:

首先,看产品包装上是否具备"三位一体"的标识,即在产品外包装上是否同时具备"绿色食品标志图形""绿色食品"四个字和"企业信息码"。

其次,可以向销售单位索取该绿色食品标志许可使用证书和销售证书等认证机构出具的证明材料。

最后,可以通过中国绿色食品发展中心网站查询该产品是否在已通过绿色食品认证的产品名录内。

三、有机食品

有机食品也叫生态或生物食品等。有机食品是国际上对无污染天然食品比较统一的提法。有机食品通常来自有机农业生产体系,是根据国际有机农业生产要求和相应的标准生产加工的。除有机食品外,国际上还把一些派生的产品,如有机化妆品、纺织品、林产品或为有机食品生产而提供的生产资料,包括生物农药、有机肥料等,经认证后统称有机产品。我国有机产品的标志图形见图 3-3。

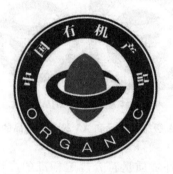

图 3-3 中国有机产品标志图形

（一）有机食品的特点

有机食品的主要特点是来自生态良好的有机农业生产体系。有机食品的生产和加工必须严格遵循有机食品生产、采集、加工、包装、储藏和运输标准,禁止使用化学合成的农药、化肥、激素、食品添加剂等,禁止使用基因工程技术及该技术的产物及其衍生物。种植有机农产品的土地、灌溉用水以及环境空气质量均需要符合相关规定。有机食品严限添加剂种类和用量,因此,有机农作物的肥料一般采用有机农业体系内动物的粪便或作物废弃物,或使用未受化学成分污染的废弃物进行堆肥来增添土壤肥力,也会添加物理法获得的矿物质,如磷、钾、镁等元素。有机食品是不许可使用化学合成农药的,因此,有机农业一般采取非化学方法防虫,比如薄荷、天然除虫菊(提取液)等天然驱虫剂,或石灰、硫黄等天然防虫物质,以及苏云金杆菌等细菌、真菌防虫制剂等。

因此,有机食品是一类真正来自自然、富营养、高品质和安全环保的生态食品。有机食品主要包括一般的有机农产品(如有机杂粮、有机水果、有机蔬菜等)、有机茶产品、有机食用菌产品、有机畜禽产品、有机水产品、有机蜂产品、有机奶粉、采集的野生产品以及用上述产品为原料的加工产品。国内市场销售的有机食品主要是蔬菜、大米、茶叶、蜂蜜、羊奶粉、有机杂粮、有机水果、有机蔬菜等。

有机食品的基本要求如下。

（1）原料来自有机农业生产体系或野生天然产品。

（2）有机食品在生产和加工过程中必须严格遵循有机食品生产、采集、加工、包装、储藏、运输标准。

（3）有机食品生产和加工过程中必须建立严格的质量管理体系、生产过程控制体系和追踪体系，因此一般需要有转换期；转换期一般需要 2～3 年，经过转换期后，生产出来的产品才能够被批准为有机食品。

（4）有机食品必须通过合法的有机食品认证机构的认证。

（二）有机食品与其他食品的区别

（1）有机食品在生产加工过程中绝对禁止使用农药、化肥、激素等人工合成物质，并且不允许使用基因工程技术及该技术的产物及其衍生物；其他食品则允许有限使用这些物质，并且不禁止使用基因工程技术。如绿色食品对基因工程技术和辐射技术的使用就未作规定。

（2）有机食品在土地生产转型方面有严格规定。考虑某些物质在环境中会残留相当长一段时间，土地从生产其他食品到生产有机食品需要两到三年的转换期，而生产绿色食品和无公害食品则没有转换期的要求。

（3）有机食品在数量上进行严格控制，要求定地块、定产量，生产其他食品没有如此严格的要求。

总之，生产有机食品比生产其他食品难度要大，需要建立全新的生产体系和监控体系，采用相应的病虫害防治、地力保持、种子培育、产品加工和储存等替代技术。

（三）有机食品的选购

根据《有机产品认证实施规则》和《有机产品认证管理办法》等，我国对有机产品的种养、生产、包装、认证、销售等环节实施全过程管理，并对有机产品实行"一品一码"的有机码可追溯管理。"有机码"相当于有机产品的"电子身份证"，可登录官方网站，输入有机码辨别产品真伪。

具体来看，可以通过以下四个步骤来辨别有机食品真伪：

（1）看标志：有机食品或其最小销售包装上贴有有机产品国家标志，同时标注了"有机码"和国家认证认可监督管理委员会批准的认证机构名称。这是最关键的识别要点。另外，有机产品认证标志还有一种是中国有机转换产品标志，带有这种标志意味着是在土地转换期内生产的产品。

（2）看包装：有机食品的包装通常使用天然木、植物茎叶、竹和纸等可生物降解和可回收利用的包装材料制成。

（3）查网站：可以登录"全国认证认可信息公共服务平台"，输入有机产品标志上列出的"有机码"，核查该食品是否真的通过了有机认证、认证的证书是否已过期等信息。

（4）核查证书：可以向销售单位索取该有机食品的认证证书和销售证书等认证机构出具的证明材料，来"验明正身"。

此外，由于价格较高，并且认证、质量控制程序较复杂，有机食品与普通食品的营销渠道也不同。建议到有机食品专卖店、大型商场、超市购买有机食品，尽量不要到农贸市场、批发市场或在不可信的网站购买有机产品。

习题

一、名词解释

1. 食品污染
2. 条件致病菌
3. 食品腐败变质
4. 食物中毒
5. 食品添加剂
6. 无公害农产品
7. 绿色食品
8. 有机食品

二、选择题

1. 食品生物性污染以（　　）污染范围最广，危害也最大。

　　(A) 寄生虫　　　(B) 微生物　　　(C) 生物剂　　　(D) 昆虫　　　(E) 细菌

2. 黄曲霉毒素具有很强的毒性，对于因黄曲霉污染而变色的稻米，以下处理方法正确的是（　　）。

　　(A) 不再食用

　　(B) 用醋浸泡一段时间后，洗净即可食用

　　(C) 用盐水浸泡一段时间后，洗净即可食用

　　(D) 用清水将表面的霉菌洗掉即可食用

　　(E) 加工成精米再食用

3. 烧焦的鱼上含有的极强致癌物质是（　　）。

　　(A) 苯并[a]芘　　(B) 二噁英　　(C) 黄曲霉毒素　　(D) 亚硝胺　　(E) 杂环胺

4. 花生最易受到（　　）污染而出现食品卫生学问题。

　　(A) 大肠菌　　(B) 肠道致病菌　　(C) 霉菌　　(D) 酵母菌　　(E) 沙门菌

5. 有机食品、绿色食品、无公害食品按照要求从宽到严排序正确的是（　　）。

　　(A) 有机食品、绿色食品、无公害产品

　　(B) 无公害产品、绿色食品、有机食品

　　(C) 绿色食品、无公害产品、有机食品

　　(D) 无公害产品、有机食品、绿色食品

6. 食品添加剂的作用不包括（　　）。

　　(A) 保持和提高食品的营养价值　　(B) 去除农药残留

　　(C) 改善食品感官性状　　　　　　(D) 防止变质

三、填空题

1. 按照污染物的性质，食品污染可分为＿＿＿＿、＿＿＿＿、＿＿＿＿三类。

2. 为防止食品腐败变质,可采取的方法有_____、_____、_____。

3. 黄曲霉毒素的预防要点主要是_____、_____、_____。

4. 食物中毒按病原物质可分为四类: _____、_____、_____、_____。

5. 绿色食品分为_____个级别,分别是_____和_____。

四、简答题

1. 简述细菌性污染的预防要点。

2. 简述食物中毒发病的共同特点。

3. 细菌性食物中毒发生的基本条件是什么?

4. 使用食品添加剂的主要作用是什么?

五、实训题

佟爷爷今年62岁,特别喜欢吃皮蛋,最近出现恶心、呕吐、食欲缺乏、腹胀、便秘、便血、腹绞痛、眩晕、烦躁不安等症状,排除生物性食物中毒。请你按照佟爷爷的症状作出初步诊断并试着给出营养膳食建议。

项目四　指导老年人合理膳食

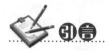

"民以食为天",食物是人类生存的物质基础。随着社会和经济的发展,我国大多数人已经解决了温饱问题。但在现实生活中,由于各地经济发展不平衡以及普通民众缺乏营养知识,使人群中既存在营养素供给不足导致的营养缺乏,也有营养素摄入过多或营养失调导致的"富贵病",老年人群也不例外。只有膳食结构合理,各种营养素的摄入量和需求保持平衡,达到合理膳食的要求,才能保持和促进老年人群的健康。

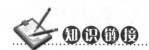

合理膳食是指在满足卫生要求的前提下,合理地选择食物和搭配食物,合理地储存、加工和烹调食物,提供给用餐者合理的热量和所需的各种营养素,以满足人体正常的生理需要,并且保持各营养素之间的比例平衡和多样化的食物来源,以提高各种营养素的吸收和利用,达到平衡营养的目的。其核心是各种营养素要"全面、平衡、适度"。

合理膳食的基本要求如下。

(1)摄入的食物应能供给足够的能量和各种营养素。摄入的食物所提供的热量和营养素,应能够满足维持机体的新陈代谢、生长发育、修复组织等基本生命活动的需要,并能满足人体从事各种劳动和生活活动过程的消耗所需。因此能量和各种营养素的摄入量应力求平衡,以达促进健康的目的。

(2)膳食应保持各种营养素之间的平衡,如三大产能营养素、必需氨基酸等的平衡。

(3)食物应对人体无毒无害、保证安全。食物应无毒无害,不受污染,不含对机体有害的物质。应注意避免农药残留、食品添加剂过量和食品污染等问题,保证食用的安全性。

(4)科学的膳食制度。膳食制度要根据人们的生理需要、生活工作特点适当安排。按照我国居民的生活习惯,一日三餐,两餐间相隔 5～6 h 为宜。三餐能量供给应以早餐占全天总能量的 25%～30%,午餐占 30%～40%,晚餐占 30%～35% 为宜。三大产能营养素中,蛋白质产能应占总能量的 10%～15%,脂肪占 20%～30%,碳水化合物占 50%～65%。

(5)合理的加工烹调。食物经加工烹调后具有良好的色、香、味、形等感官性状,能够增进食欲,易于消化吸收,同时可杀灭有害微生物。在加工烹调中应尽量减少营养素的损失。

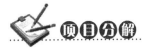项目分解

　　合理膳食要求摄入的食物供给足够的能量和各种营养素,要求保持各种营养素之间的平衡,建立科学的膳食结构等。本项目将从膳食结构认知、中国居民膳食指南认知、膳食营养素参考摄入量认知、确定能量需要及食物的合理烹调几方面进行项目分解。

任务一　膳食结构认知

　　膳食结构是指人群消费的食物种类及数量的相对组成。膳食结构是衡量一个国家或地区经济发展水平、社会文明程度和膳食质量的重要标志。

一、膳食结构类型

　　目前,世界上按照动植物性食物来源的不同,膳食结构主要分为以下4种模式。

　　1. 动物性食物为主的模式

　　以欧洲发达国家为代表。动物性食物提供的能量达到总能量的50%,谷类等植物性食物所供能量较少,即高能量、高脂肪、高蛋白、低纤维的"三高一低"型膳食模式。这类膳食人群易营养过剩,其肥胖、高脂血症、心血管疾病、糖尿病等较为多见。

　　2. 植物性食物为主的模式,即温饱型模式

　　以发展中国家为代表。谷类、根茎类等食物提供的能量达到总能量的80%以上,肉类等动物性食物极少。这类膳食质量较差,如蛋白质数量少、质量差,某些无机盐和维生素不足等。这类膳食人群易患各种营养缺乏病,其体质低下,健康状况不良等较为多见。

　　3. 动植物食物比例适当的模式,即营养型模式

　　以日本为代表。膳食以植物性食物为主,动物性食物占有一定的比例。植物性食物所供能量占总能量的50%~60%,蛋白质约40%~50%来源于动物性食物。这类膳食既保持了以植物性食物为主的东方膳食优点,又避免了欧美发达国家"三高一低"膳食的缺陷。此类膳食人群心血管疾病等发病率较低,营养缺乏病较少见。

　　4. "地中海式"膳食结构

　　生活在欧洲地中海沿岸的意大利、西班牙、希腊等国居民心脏病发病率很低,是世界上的长寿地区之一。经过大量调查分析,发现这与该地区的膳食结构——"地中海式"膳食结构有关。其强调多吃蔬菜、水果、鱼、海鲜、豆类食物,并且烹饪时用植物油,尤其提倡用橄榄油,加上适量的红酒及合理的烹调方式,是一种健康、合理的饮食方式。在"地中海式"膳食中常见的健康食物包括番茄、洋葱、大蒜、深海鱼、橄榄油、红酒等。研究发现,采取此种饮食结构的居民罹患心血管疾病、糖尿病及结肠癌、直肠癌等疾病的概率远远低于其他欧美国家居民。

二、我国居民膳食结构状况

　　我国居民的膳食结构传统上基本属于发展中国家的膳食模式,但自20世纪末发生了明

显变化,在大城市变化尤为明显。变化的特点是谷类在膳食中的比重逐年下降,动物性食物成倍增长。

（一）我国传统膳食结构的优点

1. 食物搭配合理

早在南北朝时,我国就有"五谷为养、五畜为益、五果为助、五菜为充"的饮食思想,并不断总结出许多有价值的经验。我国饮食习惯基本符合现代营养学理论,如荤素搭配、粗细搭配、蔬菜水果搭配、干鲜食物搭配等。

2. 植物性食物为主

我国传统膳食以植物性食物为主,动物性食物为辅,荤素结合,又以谷类食物作为最基本的食物来源。在谷类食物中含有大多数人体需要的营养素,可以向人体提供大部分能量、蛋白质、多种无机盐、维生素、膳食纤维等。

3. 高膳食纤维膳食

我国南方一年四季都有新鲜蔬菜供应,北方薯类和根茎类蔬菜较多,这种膳食的粗纤维含量丰富。膳食纤维的作用已越来越被人们重视,膳食结构中保证一定量的膳食纤维可有效地降低肠道肿瘤、糖尿病、动脉硬化、肥胖、高脂血症等疾病的发病率。

（二）目前我国居民膳食结构存在的问题

2005 年 7 月下旬,我国开始发布《中国居民营养膳食与营养状况变迁》系列报告。报告显示,我国居民营养膳食状况明显改变,存在的问题主要表现在以下几方面。

1. 畜肉类及油脂摄入过多

我国居民喜爱肉食,尤其喜欢猪肉(猪肉中饱和脂肪酸含量远远超过禽肉),炒菜时又习惯多放油,热量高。1961 年至 2000 年,世界各国人均肉食摄入量增加了 2 倍,而我国增加了 10 倍。1992 年,肉食为国人提供的能量比例是 15.2%,2002 年是 19.2%。人均油脂日摄入量由 1992 年的 37 g 上升至 2002 年的 44 g,北京高达 83 g,而中国营养学会推荐的每人每天油脂摄入量是应少于 30 g。城市居民通过脂肪摄入的能量占总能量的 35% 左右,超过了世界卫生组织推荐的 30% 的上限。公共卫生专家认为,膳食结构的"西化"是造成中国居民糖尿病和高血压发病率逐渐升高的首要原因。

2. 谷类食物摄入降低

我国传统膳食以谷类食物作为最基本的食物来源,但这种传统正在发生改变,谷类食物消费量呈明显下降趋势。而且,杂粮消费量锐减,人们摄入的精细加工的米面增多,导致一些矿物质和维生素等营养素的摄入不足。

3. 豆类和奶类摄入不足

我国居民豆类和奶类消费量呈上升趋势,人均日摄入量分别从 8.1 g、14.9 g 增长至 11.8 g、26.3 g,但距离中国营养学会推荐的标准还有一定差距。豆制品和奶制品的摄入不足,可能会加大患骨质疏松的风险。

4. 果蔬摄入有所降低

城市居民每天人均水果消费量由 1992 年的超过 80 g 下降到 2002 年的不足 70 g,蔬菜的人均日消费量由 319.3 g 下降到 251.9 g。果蔬摄入量低于《中国居民膳食指南(2022)》的推荐量,即成年人水果摄入量为 200～350 g/d,蔬菜为 300～500 g/d。

5. 食盐和糖的摄入减少,但仍偏高

氯化钠是食品中常用的风味增强剂,但过量摄入对机体具有诸多危害,如导致高血压和骨质疏松等。城市居民的食盐摄入量呈下降趋势,2000 年的人均日摄入量约为 10.9 g,农村居民的食盐摄入量为 13~16 g。两者均高于《中国居民膳食指南(2022)》推荐的摄入量 5 g/d。受风俗习惯的影响,南方人群膳食中喜欢加糖,导致糖的摄入量偏高,增加患肥胖等慢性疾病的风险。

任务二　《中国居民膳食指南》认知

膳食指南是营养工作者根据营养学原理提出的一组以食物为基础的建议性陈述,以指导人们合理选择与搭配食物,倡导平衡膳食、合理营养,以期减少与膳食有关的疾病的发生,促进健康。

我国居民的膳食依据是《中国居民膳食指南》,现行版本是 2022 年修订的。《中国居民膳食指南(2022)》以先进的科学证据为基础,密切联系我国居民膳食营养的实际,对各年龄段的居民合理摄取营养,避免由不合理的膳食带来疾病具有普遍的指导意义。

《中国居民膳食指南(2022)》由一般人群膳食指南、特定人群膳食指南、平衡膳食模式和膳食指南编写说明三部分组成。

一、一般人群膳食指南

一般人群膳食指南适用于 6 岁以上的人群,根据该人群的生理特点和营养需要,结合我国居民的膳食结构特点,制定了 8 条指导准则,以期达到平衡膳食、合理营养、维护健康的目的。

(一)食物多样,合理搭配

1. 食物多样

平衡膳食模式是最大程度上保障人体营养需要和健康的基础,食物多样是平衡膳食模式的基本原则。人体必需的营养素有 40 余种,这些营养素均需要从食物中获得。人类需要的基本食物一般可分为谷薯类,蔬菜水果,动物性食物(畜、禽、鱼、蛋、奶等),大豆类和坚果,烹调油五大类,不同食物中的营养素及有益膳食成分的种类和含量不同。除供 6 月龄内婴儿的母乳可以满足婴儿所需的全部能量及营养素外,没有任何一种食物可以满足人体所需的全部能量及营养素。因此,只有食物多样,才能满足人体对能量和各种营养素的需要。只有一日三餐食物多样化,才有可能达到平衡膳食。

(1)谷薯类:包括谷类(含全谷物)、薯类与杂豆。谷类包括米、面、杂粮;薯类包括马铃薯、甘薯、木薯等;杂豆包括芸豆、花豆、赤豆、豌豆、蚕豆、鹰嘴豆、绿豆等。它们主要提供碳水化合物、蛋白质、膳食纤维及 B 族维生素。

(2)蔬菜和水果:包括鲜豆、根茎、叶菜、茄果等,主要提供膳食纤维、矿物质、维生素 C 和胡萝卜素。

(3)动物性食物:包括畜、禽、鱼、奶、蛋等,主要提供蛋白质、脂肪、矿物质、维生素 A 和

B 族维生素。

（4）大豆类和坚果：包括大豆及豆制品以及坚果，主要提供蛋白质、脂肪、膳食纤维、矿物质和 B 族维生素。

（5）烹调油：包括动物油和植物油，主要提供能量。植物油还可提供维生素 E 和必需脂肪酸。

我国居民每天的膳食应包括谷薯类、蔬菜水果类、畜禽鱼蛋奶类、大豆坚果类等食物。建议平均每天摄入 12 种以上食物，每周 25 种以上，这种模式能最大限度地满足人体正常生长发育及各种生理活动的需要，并且可降低包括心血管疾病、高血压等多种疾病的发病风险，是保障人体营养和健康的基础。

若量化一日三餐的食物"多样"性，其建议指标为：谷薯类的食物品种数平均每天 3 种以上，每周 5 种以上；蔬菜水果类的食物品种数平均每天 4 种以上，每周 10 种以上；禽、畜、鱼、蛋类的食物品种数平均每天 3 种以上，每周 5 种以上；奶、大豆、坚果类的食物品种数平均每天 2 种以上，每周 5 种以上。按照一日三餐食物品种数的分配，早餐至少摄入 4～5 个食物品种，午餐摄入 5～6 个食物品种；晚餐摄入 4～5 个食物品种；加上零食 1～2 个品种。

2. 合理搭配

合理搭配是平衡膳食的保障。合理搭配是指食物种类和重量的合理化，膳食的营养价值通过合理搭配而提高和优化。

平衡膳食中碳水化合物、蛋白质、脂肪提供的能量，以碳水化合物提供 50%～65% 能量为佳。谷类食物含有丰富的碳水化合物，它是提供人体所需能量的最经济、最重要的食物来源，也是提供 B 族维生素、矿物质、膳食纤维和蛋白质的重要食物来源，在保障儿童青少年生长发育、维持人体健康方面发挥着重要作用。

然而，近几十年来，我国居民膳食模式正在悄然发生着变化，居民的谷类消费量逐年下降，动物性食物和油脂摄入量逐年增多，导致能量摄入过剩；谷类过度精加工导致 B 族维生素、矿物质和膳食纤维丢失而引起摄入量不足，这些因素都可能增加慢性非传染性疾病的发生风险。因此，坚持谷类为主，特别是增加全谷物摄入，有利于降低 2 型糖尿病、心血管疾病、结直肠癌等与膳食相关的慢性病的发病风险，可减少体重增加的风险，增加全谷物摄入还具有改善血脂异常的作用。成人每天应摄入谷类食物 200～300 g，其中全谷物和杂豆类 50～150 g，每天摄入薯类 50～100 g；膳食中碳水化合物提供的能量应占总能量的 50% 以上。

谷物是主要的，也是最经济、合理的能量来源。具体来说，每餐都应该有米饭、馒头、面条等主食类食物，各餐主食可选不同种类的谷类食材，可采用各种烹调加工方法将谷物制作成不同口味、风味的主食，以丰富谷类食物的选择。在外就餐点餐时，宜先点主食或蔬菜类；就餐时，主食和菜肴同时上桌，不要在用餐结束时才把主食端上桌，从而导致主食吃得很少或不吃主食的情况。

全谷物是指未经精细化加工或虽经碾磨、粉碎、压片等处理仍保留了完整谷粒所具备的胚乳、胚芽、麸皮及其天然营养成分的谷物。全谷物富含维生素 B、脂肪酸，营养更丰富。我国传统饮食习惯中作为主食的稻米、小麦、大麦、燕麦、黑麦、黑米、玉米、裸麦、高粱、青稞、黄米、小米、粟米、荞麦、薏米等，如果加工得当均可作为全谷物的良好来源。

杂豆指除了大豆之外的红豆、绿豆、黑豆、花豆等。薯类有马铃薯（土豆）、甘薯（红薯、山芋)、芋薯(芋头、山药)和木薯等。杂豆和薯类以碳水化合物为主,可以满足主食多样化需要。薯类中碳水化合物含量占 25% 左右,蛋白质、脂肪含量较低,但薯类中的维生素 C 含量较谷类高。薯类的马铃薯中钾含量非常丰富;甘薯中的胡萝卜素含量比谷类高,甘薯中还含有丰富的纤维素、半纤维素和果胶等,可促进肠道蠕动,预防便秘。

与精制谷物相比,全谷物及杂豆类可提供更多的 B 族维生素、矿物质、膳食纤维等营养成分及有益健康的植物化合物,全谷物、薯类和杂豆的血糖生成指数远低于精制米面。

(二) 吃动平衡,保持健康体重

体重是评价人体营养和健康状况的重要指标,吃和动是保持健康体重的关键。吃得过少或/和运动过量,能量摄入不足或/和能量消耗过多,导致营养不良,体重过低(低体重,消瘦),体虚乏力,增加感染性疾病风险;吃得过多或/和运动不足,能量摄入过量或/和消耗过少,会导致体重超重、肥胖,增加慢性病风险。因此吃动应平衡,保持健康体重。

各个年龄段人群都应该坚持天天运动,维持能量平衡,保持健康体重。体重过低和过高均易增加疾病的发生风险。通常采用体质指数(body mass index,BMI)来判断体重是否健康,它的计算方法是用体重(kg)除以身高(m)的平方。中国成年人体重分类如表 4-1 所示。

表 4-1　中国成年人体重分类

分类	BMI/(kg/m²)
肥胖	BMI≥28.0
超重	24.0≤BMI<28.0
体重正常	18.5≤BMI<24.0
体重过低	BMI<18.5

每个人每周应至少进行 5 天中等强度身体活动,累计 150 分钟以上;坚持日常身体活动,平均每天主动运动 6 000 步;尽量减少久坐时间,每小时起来动一动,动则有益。原则上是量出为人,但鼓励多动会吃,不提倡少动少吃,忌不动不吃。

具体来说,每天都应保持足够的日常身体活动,相当于每天 6 000 步或以上。充分利用外出、工作间隙、家务劳动和闲暇时间,尽可能地增加"动"的机会,减少"静坐"的时间。同时,将运动融入日常生活中,每天进行中等强度运动 30 min 以上,每周 5~7 d,如快走、游泳、乒乓球、羽毛球、篮球、跳舞等;每 2~3 d 进行 1 次肌肉力量锻炼,每次 8~10 个动作,每个动作做 3 组,每组重复 8~15 次,如颈后臂屈伸、俯卧撑、深蹲等;每天进行伸展和柔韧性运动 10~15 分钟,如颈、肩、肘、腕、髋、膝、踝各关节的屈曲和伸展活动,上、下肢肌肉的拉伸活动等。

(三) 多吃蔬菜、水果、奶类、全谷、大豆

蔬菜、水果、奶类、全谷、大豆及豆制品是平衡膳食的重要组成部分,坚果是膳食的有益补充。蔬菜和水果是维生素、矿物质、膳食纤维和植物化学物的重要来源,奶类和大豆类富含钙、优质蛋白质和 B 族维生素,对降低慢性病的发病风险具有重要作用。提倡餐餐有蔬菜,成人每天摄入蔬菜不少于 300 g,其中新鲜深色蔬菜应占 1/2;天天吃水果,成年人每天应摄入 200~350 g 新鲜水果(果汁不能代替水果);吃各种奶制品,摄入量相当于每天液态奶 300 g;经常吃全谷物、大豆制品,每天摄入量相当于大豆 25 g 以上;适量吃坚果。目前,我国

居民蔬菜摄入量逐渐下降，水果、大豆、奶类摄入量仍处于较低水平。

食物与人体健康关系的研究发现，蔬菜水果的摄入不足，是世界各国居民死亡前十大高危因素。蔬菜和水果富含维生素、矿物质、膳食纤维，且能量低，对于满足人体微量营养素的需要，保持人体肠道正常功能以及降低脑卒中、冠心病、胃肠道癌症、糖尿病等的发病风险以及心血管疾病的死亡风险具有重要作用。蔬果中还含有各种植物化合物、有机酸、芳香物质和色素等成分，能够增进食欲，帮助消化，促进人体健康。

奶类和大豆类食物在改善城乡居民营养，特别是提高贫困地区居民的营养状况方面具有重要作用。奶类富含钙，是优质蛋白质和B族维生素的良好来源，其品种繁多，液态奶、酸奶、奶酪和奶粉等都可选用。我国居民长期钙摄入不足，每天摄入300 ml液态奶或相当量奶制品可以较好补充不足。增加奶类摄入还有利于儿童少年生长发育，促进成人骨健康。

大豆富含优质蛋白质、必需脂肪酸、维生素E，并含有大豆异黄酮、植物固醇等多种植物化合物。另外，坚果富含脂类和多不饱和脂肪酸、蛋白质等营养素，是膳食的有益补充。

具体来说，简单的实施办法有：

（1）餐餐有蔬菜：每餐吃一大把蔬菜，其中深色蔬菜占1/2；巧烹调，保持蔬菜营养。

（2）天天吃水果：多种多样时令鲜果，每天一个。

（3）选择多种多样的奶制品：把牛奶当作膳食组成的必需品。

（4）常吃全谷物、大豆和豆制品：小麦、玉米、燕麦、豆腐、豆干、豆浆、豆芽、发酵豆制品都是不错的选择。

（5）坚果有益健康，但不可过量，一周摄入量最好在50～70 g之间。

（四）适量吃鱼、禽、蛋、瘦肉

鱼、禽、蛋和瘦肉含有丰富的蛋白质、脂类、维生素A、B族维生素、铁、锌等营养素，是平衡膳食的重要组成部分，是人体营养需要的重要来源。但是此类食物的脂肪含量普遍较高，有些含有较多的饱和脂肪酸和胆固醇，摄入过多可增加肥胖、心血管疾病的发生风险，因此其摄入量不宜过多，应当适量摄入。推荐成人每周吃鱼2次或300～500 g，畜禽肉类300～500 g，蛋类300～350克，平均每天摄入鱼、禽、蛋和瘦肉总量为120～200 g。

动物性食物优选鱼和禽类。鱼类，脂肪含量相对较低，且含有较多的不饱和脂肪酸，有些鱼类富含EPA和DHA，对预防血脂异常和心血管疾病等有一定作用，可首选；禽类脂肪含量也相对较低，其脂肪酸组成优于畜类脂肪，应先于畜肉选择。

吃畜肉应选择瘦肉。肥的畜肉，脂肪含量较多，能量密度高，摄入过多往往是肥胖、心血管疾病和某些肿瘤发生的危险因素，但瘦肉脂肪含量较低，矿物质含量丰富，利用率高，因此应当选吃瘦肉，少吃肥肉。

动物内脏如肝、肾等，含有丰富的脂溶性维生素、B族维生素、铁、硒和锌等，适量摄入可弥补日常膳食的不足，可定期摄入，建议每月可食用动物内脏食物2～3次，每次25 g左右。

烟熏和腌制肉风味独特，是人们喜爱的食品，但由于在熏制和腌制过程中，易遭受多环芳烃类和甲醛等多种有害物质的污染，过多摄入可增加某些肿瘤的发生风险，应当少吃。

蛋类各种营养成分齐全，注意吃鸡蛋不要丢弃蛋黄。蛋黄，是蛋类中的维生素和矿物质的主要来源，尤其富含磷脂和胆碱，对健康十分有益，尽管胆固醇含量较高，但若不过量摄入，对人体健康不会产生不良影响，因此吃鸡蛋不要丢弃蛋黄。

(五) 少盐少油,控糖限酒

我国多数居民目前食盐、烹调油和脂肪摄入过多,这是高血压、肥胖和心脑血管疾病等慢性病发病率居高不下的重要因素,因此应当培养清淡饮食习惯,少吃高盐和油炸食品。成人摄入食盐不超过 5 g/d,烹调油 25～30 g/d,反式脂肪酸摄入量不超过 2 g/d。过多摄入添加糖可增加龋齿和超重发生的风险,推荐摄入糖不超过 50 g/d,最好控制在 25 g/d 以下。儿童少年、孕妇、乳母不应饮酒,成人如饮酒,饮用的酒精量不超过 15 g/d。

1. 少盐

高血压流行病学调查证实,人群的血压水平和高血压的患病率均与食盐的摄入量密切相关。50 岁以上的人、有家族性高血压的人、超重和肥胖者,其血压对食盐摄入量的变化更为敏感,膳食中的食盐如果增加,发生心脑血管意外的危险性就大大增加。中国营养学会建议健康成年人一天食盐(包括酱油和其他食物中的食盐量)的摄入量不超过 5 g。

限制食盐摄入量的措施有:自觉纠正因口味过咸而过量添加食盐和酱油的不良习惯,对每天食盐摄入采取总量控制,用量具量出,每餐按量放入菜肴。一般 20 ml 酱油中含有 3 g 食盐,10 g 黄豆酱含有 1.5 g 食盐,如果菜肴需要用酱油和酱类,应按比例减少食盐用量。习惯过咸食物者,为满足口感的需要,可在烹制菜肴时放少许醋,提高菜肴的鲜香味,帮助自己适应少盐食物。烹制菜肴时如果加糖会掩盖咸味,所以不能仅凭品尝来判断食盐是否过量,使用量具更准确。此外,还要注意减少酱菜、腌制食品以及其他过咸食品的摄入量。

2. 少油

科学用油包括"少用油"和"巧用油",即控制烹调油的食用总量不超过 30 g/d,并且搭配多种植物油,尽量少食用动物油和人造黄油。

"少用油"的措施有:使用带刻度的油壶来控制炒菜用油;选择合理的烹调方法,如蒸、煮、炖、拌等,使用煎炸代替油炸;少吃富含饱和脂肪和反式脂肪酸的食物,如饼干、蛋糕、糕点、加工肉制品以及薯条/薯片等。每日反式脂肪酸摄入量不超过 2 g。

"巧用油"的措施有:动物油的饱和脂肪酸比例较高;植物油则以不饱和脂肪酸为主。不同植物油又各具特点,如花生油、橄榄油、茶油、菜籽油的单不饱和脂肪酸含量较高,玉米油、葵花籽油则富含亚油酸,胡麻油(亚麻籽油)中富含 α-亚麻酸。因此应当经常更换烹调油的种类,食用多种植物油,减少动物油的用量。

3. 控糖

添加糖是指人工加入食品中的糖类,包括饮料中的糖,具有甜味特征,常见的有白砂糖、绵白糖、冰糖和红糖。添加糖是纯能量食物,不含其他营养成分,过多摄入会增加龋齿及肥胖发生的风险。因此,平衡膳食中不要求添加糖,若需要摄入,建议每天摄入量不超过 50 g,最好控制在约 25 g 以下。

含糖饮料是添加糖的主要来源,建议不喝或少喝含糖饮料。添加糖的另外一个主要来源是包装食品如糕点、甜点、冷饮等,减少此类食品的摄入,也可控制添加糖。此外,家庭烹饪时也会使用糖作为佐料加入菜肴中,如红烧、糖醋等,在烹饪时应注意尽量少加糖。喝茶、咖啡时也容易摄入过多的糖,需要引起注意。

4. 限酒

从健康的角度出发,成人每日饮酒的酒精量应不超过 15 g。换算成不同酒类,15 g 酒精相当于 4°啤酒 450 ml,12°葡萄酒 150 ml,38°白酒 50 g,52°高度白酒 30 g。

倡导中华民族良好的传统饮食文化，在庆典、聚会等场合不劝酒、不酗酒，饮酒时注意餐桌礼仪，饮酒不以酒醉为荣，做到自己饮酒适度，他人心情愉悦。

（六）规律进餐，足量饮水

规律进餐是实现合理膳食的前提，应合理安排一日三餐，定时定量、饮食有度，不暴饮暴食。早餐提供的能量应占全天总能量的 25％～30％，午餐占 30％～40％，晚餐占 30％～35％。

水在生命活动中发挥重要作用，应当足量饮水。建议成人温和气候下每天饮 7～8 杯（1500～1700 ml）水，提倡饮用白开水和茶水，不喝或少喝含糖饮料。

（七）会烹会选，会看标签

选择新鲜卫生的食物和适宜的烹调方式，保障饮食卫生。选择当地、当季食物，能最大程度保障食物的新鲜度和营养；备餐应该彻底煮熟食物，对于肉类和家禽、蛋类，应确保熟透。

学会阅读食品标签，合理选择食品。食品标签通常标注了食品的生产日期、保质期、配料、质量（品质）等级等，根据食品标签可以了解食品是否新鲜、产品特点、营养成分等信息。

（八）公筷分餐，杜绝浪费

多人同桌，应使用公筷公勺，采用分餐或份餐等卫生措施。勤俭节约、珍惜食物、杜绝浪费是中华民族的美德，应按需选购食物、按需备餐，提倡分餐不浪费。珍惜食物从每个人做起，准备小分量食物，合理利用剩余饭菜。上班族午餐应分餐制或简餐。

创造和支持文明饮食新风的社会环境和条件，应该从每个人做起，回家吃饭，享受食物和亲情，传承优良饮食文化，树健康饮食新风。食物不仅承载了营养，也反映了文化传承和生活状态。勤俭节约、在家吃饭、尊老爱幼是中华民族的优良传统，同时也是减少浪费、保证饮食卫生、享受亲情和保障营养的良好措施。

二、特定人群膳食指南

特定人群包括孕妇、乳母、婴幼儿、儿童以及老年人等，根据这些人群的生理特点和营养需要制定相应的膳食指南，以期更好地指导孕期妇女和乳母的膳食，婴幼儿合理喂养和辅助食品的科学添加，学龄前儿童和青少年在身体快速增长时期的饮食，以及安排适应老年人生理和营养需要变化的膳食，达到提高健康水平和生命质量的目的。以下主要介绍中国老年人膳食指南。

人体衰老是不可逆转的发展过程。进入老龄阶段，人的器官功能逐渐衰退，容易发生代谢紊乱，增加营养缺乏病和慢性非传染性疾病的危险性。合理饮食是身体健康的物质基础，对改善老年人的营养状况、增强抵抗力、预防疾病、提高生活质量具有重要作用。

随着年龄的增加，老年人的器官功能出现渐进性的衰退，如牙齿脱落、消化液分泌减少、消化吸收能力下降、心脑功能衰退、视觉和听觉及味觉等感官反应迟钝、肌肉萎缩、瘦体组织（去脂体重）数量减少等，这些改变均可明显影响老年人摄取、消化和吸收食物的能力，使得老年人营养缺乏和慢性非传染性疾病发生的风险增加。因此，老年人要实现健康老龄化，就需要有正确的营养指导。中国营养学会老年营养分会组织专家，根据老年人的生理特点、健康状况、营养需求，在 2018 年出版《中国老年人膳食指南（2016）》时，结合当时老年人群营养领域的新理念、新技术、新成果，在普通人群膳食指南的基础上，综合分析了我国 65 岁及以上人群的营养与健康情况，提出了适应老年人特点的膳食指导内容，旨在帮助老年人更好地适应身体机能的改变,努力做到合理营养、均衡膳食,减少和延缓营养相关疾病的发生和发展,延长健康生命时间。

（一）少量多餐细软,预防营养缺乏

1. 少量多餐

不少老年人牙齿缺损,消化液分泌减少,胃肠蠕动减弱,容易出现食欲下降和早饱现象,以致造成食物摄入量不足和营养缺乏,因此,老年人膳食更需要相对精准,不宜随意化。进餐次数可采用三餐两点制或三餐三点制;每次正餐提供的能量以占全天总能量 20%～25% 为宜,每次加餐的能量以占全天总能量 5%～10% 为宜,且宜定时定量用餐。

2. 制作细软食物

(1) 将食物切小、切碎,或延长烹调时间。

(2) 肉类食物可切成肉丝或肉片后烹调,也可剁碎成肉糜制作成肉丸食用;鱼虾类可做成鱼片、鱼丸、鱼羹、虾仁等。

(3) 坚果、粗杂粮等坚硬食物可碾碎成粉末或细小颗粒食用。

(4) 多选嫩叶蔬菜,质地较硬的水果或蔬菜可粉碎榨汁食用;蔬菜可制成馅、碎菜,与其他食物一同制成可口的饭菜(如菜粥、饺子、包子、蛋羹等),混合食用。

(5) 多采用炖、煮、蒸、烩、焖、烧等进行烹调,少用煎炸、熏烤等方法制作食物。高龄和咀嚼能力严重下降的老年人,饭菜应煮软烧烂,如制成软饭、稠粥、细软的面食等;对于有咀嚼吞咽障碍老年人可选择软食、半流质或糊状食物,液体食物应适当增稠。

3. 预防老年人营养缺乏

老年人常因生理机能减退以及食物摄入不足等缘故,出现某些矿物质和维生素的缺乏,引发钙、维生素 D、维生素 A、维生素 C 缺乏以及贫血、体重过低等问题。这些问题可通过合理营养加以纠正。

(1) 根据老年人吞咽、咀嚼状况,合理选择食物和适宜的烹调方法,促进食欲,保证食物摄入充足。

(2) 日常膳食中,如果食物摄入不足,可合理利用营养强化食品或营养素补充剂来弥补。

(3) 对于有吞咽障碍的老人和 80 岁以上老人,可选择软食,进食过程中要细嚼慢咽、预防呛咳和误吸。

(4) 出现贫血,钙和维生素 D、维生素 A、维生素 C 等营养缺乏的老年人,应在营养师和医生的指导下,选择适合自己的营养强化食品或营养素补充剂。

(5) 少饮酒和浓茶,避免影响营养素的吸收。

（二）主动足量饮水,积极参加户外活动

1. 主动足量饮水

(1) 饮水不足可对老年人的健康造成明显影响,而老年人对缺水的耐受性下降,因此要主动足量饮水,养成定时和主动饮水的习惯。

(2) 正确的饮水方法是少量多次、主动饮水,每次 50～100 ml,如在清晨一杯温开水,睡前 1～2 小时喝一杯水,运动前后也需要喝点水,不应在感到口渴时才饮水。

(3) 老年人每天的饮水量应不低于 1 200 ml,以 1 500 ml～1 700 ml 为宜。

（4）饮水首选温热的白开水，根据个人情况，也可选择饮用矿泉水、淡茶水。

2. 积极参加户外活动

适量的户外活动能够让老年人更好地接受紫外光照射，有利于体内维生素 D 合成，延缓骨质疏松和肌肉衰减的发展。老年人的运动量应根据自己的体能和健康状况即时调整，量力而行，循序渐进。

（1）一般情况下，每天户外锻炼 1～2 次，每次 30～60 min，或每天活动折合至少 6 000 步。

（2）每次运动要量力而行，强度不要过大，运动持续时间不要过长，可以分多次运动，每次不低于 10 分钟，要有准备活动和整理活动，避免运动不当造成损伤。

（3）以轻度的有氧运动（慢走、散步、打太极拳等）为主；身体素质较强者，可适当提高运动的强度，如快走、广场舞、各种球类等。

（4）活动的量均以轻微出汗为度。

（三）延缓肌肉衰减，维持适宜体重

1. 吃动结合，延缓肌肉的衰减

肌肉是身体的重要组成部分，延缓肌肉衰减对维持老年人自理能力、活动能力和健康状况极为重要。延缓肌肉衰减的有效方法是吃动结合，即一方面要增加摄入富含优质蛋白质的食物，另一方面要进行有氧运动和适当的抗阻运动。

（1）常吃富含优质蛋白的动物性食物，尤其是红肉、鱼类、奶类及大豆制品。

（2）多吃富含 n-3 多不饱和脂肪酸的海产品，如海鱼和海藻等。

（3）注意蔬菜水果等富含抗氧化营养素食物的摄入。

（4）增加户外活动时间、多晒太阳，适当增加摄入维生素 D 含量较高的食物，如动物肝脏、蛋黄等。

（5）适当增加日常身体活动量，减少静坐或卧床。如条件许可，还可以进行拉弹力绳、举沙袋、举哑铃等抗阻运动 20～30 min，每周 3 次以上。进行活动时应注意量力而行，动作舒缓，避免碰伤、跌倒等事件发生。

2. 保证每天能获得足够的优质蛋白质

（1）吃足量的肉。鱼、虾、禽肉、猪牛羊肉等动物性食物都含有消化吸收率高的优质蛋白以及多种微量营养素。

（2）每天喝奶。多喝低脂奶及其制品，有高脂血症和超重肥胖倾向者应选择低脂奶、脱脂奶及其制品，乳糖不耐受的老年人可以考虑饮用低乳糖奶、舒化奶或酸奶。

（3）每天吃大豆及其制品。老年人每天应该进食一次大豆或等量的豆制品，推荐每日摄入量为折合大豆 15 g。若以蛋白质的含量来折算，15 g 大豆相当于 35 g 豆腐干、45 g 北豆腐、115 g 南豆腐或 220 g 豆浆。

3. 保持适宜体重

老年人胖瘦要适当，体重过高或过低都会影响健康，所以不应过度苛求减重，"千金难买老来瘦"的传统观点必须要纠正。

体重是否适宜，可根据 BMI 值衡量。从降低营养不良风险和死亡风险的角度考虑，老年人的 BMI 不宜过低，应以 $21.0 \sim 26.9 \ kg/m^2$ 为宜，鼓励通过营养师的个性化评价来指导和改善老年人的 BMI。

老年人应经常监测体重变化,使体重保持在一个适宜的稳定水平。如果没有主动采取减重措施,与自身一段时间内的正常体重相比,体重在 30 天内降低 5% 以上,或 6 个月内降低 10% 以上,则应该引起高度注意,应到医院进行必要的体格检查。

(四) 摄入充足食物,鼓励陪伴进餐

1. 摄入充足的食物

老年人每天应至少摄入 12 种食物或每周 25 种食物,且要尽量达到推荐的食物量。应采用多种方法增加食欲和进食量,吃好三餐。早餐宜有 1～2 种以上主食、1 个鸡蛋、1 杯奶,最好能有蔬菜或水果。中餐、晚餐宜有 1～2 种主食,1～2 个荤菜、1～2 种蔬菜、1 种豆制品。饭菜应少盐、少油、少糖、少辛辣,以食物自然味来调味,色香味美、温度适宜。表 4-2 所示为 65 岁以上老年人每天食物推荐摄入量。

表 4-2　65 岁以上老年人每天食物推荐摄入量

食物类别	推荐摄入量(g/d)	食物类别	推荐摄入量(g/d)
谷类	200～250	坚果(g/周)	50～70
一其中全谷和杂豆	50～150	畜禽肉	40～50
薯类	50～75	蛋类	40～50
蔬菜	300～450	水产品	40～50
水果	200～300	油	25～30[①]
奶类	300	盐	<5
大豆(g/周)	105	水(ml/d)	1 500～1 700

① 轻体力活动水平

2. 积极交往,愉悦生活

良好的沟通与交往是促进老年人心理健康、增进食欲、改善营养状况的良方。老年人应积极主动参与家庭和社会活动、主动参与烹饪,常与家人一起进餐;独居老年人,可去集体用餐点或多与亲朋一起用餐和活动,以便摄入更多丰富的食物。对于生活自理有困难的老年人,家人应多陪伴,采用辅助用餐、送餐上门等方法,保障食物摄入和营养状况。社会和家人也应对老年人更加关心照顾,陪伴交流,注意老人的饮食和体重变化,及时发现和预防其疾病的发生和发展。

《中国居民膳食指南(2022)》中对 65～79 岁的一般老年人建议如下:

- 食物品种丰富,动物性食物充足,常吃大豆制品。
- 鼓励共同进餐,保持良好食欲,享受食物美味。
- 积极户外活动,延缓肌肉衰减,保持适宜体重。
- 定期健康体检,测评营养状况,预防营养缺乏。

《中国居民膳食指南(2022)》中对 80 岁及以上的高龄老年人建议如下:

- 食物多样,鼓励多种方式进食。
- 选择质地细软,能量和营养素密度高的食物。
- 多吃鱼、禽、肉、蛋、奶和豆,适量蔬菜配水果。
- 关注体重丢失,定期营养筛查评估,预防营养不良。
- 适时合理补充营养,提高生活质量。

● 坚持健身与益智活动，促进身心健康。

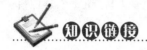 知识链接

只吃粗粮，消化不良

李爷爷八十多岁了，身体还挺硬朗，排便规律，但是最近过多食用粗粮出现了上腹痛、上腹胀、早饱、嗳气、食欲缺乏以及便秘等症状，家里人很是担心。

粗粮主要包括谷类：玉米、小米、红米、黑米、紫米、高粱、大麦、燕麦、荞麦等；杂豆类：黄豆、绿豆、红豆、黑豆、蚕豆、豌豆等；块茎类：红薯、山药、马铃薯等。各种粗粮所含的营养素各有所长，燕麦富含蛋白质；小米富含色氨酸、胡萝卜素、铁和 B 族维生素；豆类富含优质蛋白质、脂肪；高粱富含脂肪酸，还有丰富的铁。与粗粮相比，精白米和精白面在粮食加工过程中损失了一部分营养成分，最严重的当数维生素 B_1 及矿物质。粗粮加工简单，保存了许多细粮中没有的营养成分。从营养成分上看，粗粮蛋白质含量相对偏少，淀粉、纤维素、无机盐，以及 B 族维生素含量丰富。

粗粮含有丰富的不可溶性纤维素，有利于保障消化系统正常运转。它与可溶性纤维素协同工作，可降低血液中低密度胆固醇和甘油三酯的浓度；增加食物在胃里的停留时间，延迟饭后葡萄糖吸收的速度，降低发生高血压、糖尿病、肥胖和心脑血管疾病的风险。

对于粗粮，我们既要多吃，又不宜吃多，因为过食粗粮也有坏处。

如果粗粮吃得太多，就会影响消化。过多的纤维素可导致肠道阻塞、脱水等急性症状，使胃肠道不堪重负。长期过食粗粮，还会影响吸收，使人体缺乏许多基本的营养元素。所谓"面有菜色"，就是纤维素吃得太多，导致营养不良的典型表现。大量进食粗粮，还可能降低蛋白质的消化吸收率。糖尿病患者，如果一次性大量进食粗粮，可能导致发生低血糖。为体虚的老年人编制膳食计划时，必须注意高膳食纤维食物的摄入量，这些食物能产生饱腹感，所以可引起食物食入总量的减少，从而限制了由食物摄入的必需营养素的数量，给维持适宜的体重带来困难。在选择富含膳食纤维的膳食时，应保持水的适当摄入，以防止粪便嵌塞。

要正确吃粗粮，应尽量做到粗细粮搭配，平衡膳食，从而既保证营养，又不亏待胃口，具体原则包括：① 和细粮搭配食用；② 粗粮细作；③ 买或做地方风味食品来吃。

因此，李爷爷应该多注意粗细粮搭配，不要重视了粗粮的优点，而忽略了它的弊端。经过一段时间的控制，李爷爷缓解了上腹痛、上腹胀、早饱、嗳气、食欲缺乏以及便秘等症状，又回到了原来那个健康的老爷子。

三、中国居民平衡膳食宝塔

中国居民平衡膳食宝塔（见图 4-1）是根据《中国居民膳食指南（2022）》的准则和核心推荐，结合中国居民的膳食结构特点设计的。它把平衡膳食的原则转化成各类食物的重量，并以直观的宝塔形式表现出来，便于人们理解和在日常生活中践行。

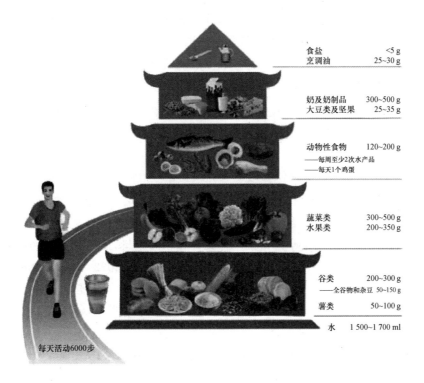

食盐 <5 g
烹调油 25~30 g

奶及奶制品 300~500 g
大豆类及坚果 25~35 g

动物性食物 120~200 g
——每周至少2次水产品
——每天1个鸡蛋

蔬菜类 300~500 g
水果类 200~350 g

谷类 200~300 g
——全谷物和杂豆 50~150 g
薯类 50~100 g

水 1 500~1 700 ml

每天活动6000步

图4-1 中国居民平衡膳食宝塔(2022)

中国居民平衡膳食宝塔(2022)提出了一个营养上比较理想的膳食模式。它所建议的食物量,特别是奶类和豆类食物的量可能与大多数人当前的实际膳食还有一定距离,对某些贫困地区来讲可能距离还很远,但为了改善我国居民的膳食营养状况,这是不可缺的,应把它看作是一个奋斗目标,努力争取,逐步达到。

(一) 中国居民平衡膳食宝塔(2022)结构

中国居民平衡膳食宝塔(2022)共分5层,包含我们每天应吃的主要食物种类。中国居民平衡膳食宝塔(2022)各层位置和面积不同,这在一定程度上反映各类食物在膳食中的地位和应占的比例。谷薯类居底层,每人每天应吃谷类200～300 g(其中包含全谷物和杂豆类50～150 g)、薯类50～100 g;蔬菜、水果占据第二层,每天应分别吃300～500 g蔬菜和200～350 g水果;畜、禽、鱼、蛋等动物性食物位于第三层,每天应吃120～200 g(每周至少摄入2次水产品,每天1个鸡蛋);奶类、豆类及坚果食物合居第四层,每天应吃相当于鲜奶300 g的奶类及奶制品和相当于干豆25～35 g的大豆类或坚果;第五层塔尖是烹调油、食盐,每天烹调油不超过25～30 g,食盐不超过5 g。中国居民平衡膳食宝塔(2022)没有建议食糖的摄入量,因为我国居民平均食糖的摄入量还不多,少吃些或适当多吃些对健康的影响不大。但多吃糖有增加龋齿的危险,尤其是儿童、青少年不应吃太多的糖和含糖食品。

中国居民平衡膳食宝塔(2022)图形的外侧还对居民的饮水和身体活动进行形象说明,强调足量饮水和增加身体活动的重要性。水是膳食的重要组成部分,是一切生命必需的物质,其需要量主要受年龄、环境温度、身体活动等因素的影响。在温和气候条件下生活的轻体力活动的成年人每天应饮水 1 500～1 700 ml。在高温或重体力劳动条件下,应适当增加饮水量。饮水应少量多次,要主动,不要感到口渴时再喝水。目前我国大多数成年人身体活动不足或缺乏体育锻炼,应改变久坐少动的不良生活方式,养成天天运动的习惯,坚持每天多做一些身体活动。建议成年人每天累计的身体活动量相当于步行 6 000 步以上。如每日基本活动量相当于 2 000 步,骑自行车 7 min 相当于 1 000 步,拖地 8 min 相当于 1 000 步,中速步行 10 min 相当于 1 000 步,打太极拳 8 min 相当于 1 000 步。如果身体条件允许,最好进行 30 min 中等强度的运动。

(二) 中国居民平衡膳食宝塔(2022)建议的食物量

中国居民平衡膳食宝塔(2022)建议的各类食物的摄入量都是指食物可食部(可食部为食品减去废弃部分)的生重量。各类食物的组成是根据全国营养调查中居民膳食的实际情况计算的,所以各类食物的重量不是指某一种具体食物的重量,而是一类食物的总量。食物量应根据不同能量需要量水平设计,中国居民平衡膳食宝塔(2022)中各类食物的建议量都有一个范围,适用于 1600～2400 kcal 能量需要水平时,一段时间内健康成年人每人每天各类食物摄入量。

1. 谷薯类

谷类包括面粉、大米、玉米、小麦、高粱等;杂豆包括大豆以外的其他干豆类,如红小豆、绿豆等;薯类包括红薯、马铃薯等,可替代部分谷类。谷薯类是膳食中能量的主要来源,建议每天摄入谷类食物 200～300 g,其中包含全谷物和杂豆类 50～150 g;薯类 50～100 g。建议量是以原料的生重计算,如面包、切面、馒头应折合成相当的面粉量计算,米饭、米粥应折合成相当的大米量来计算。谷薯类食物的选择应重视多样化、粗细搭配,每天均应适量选择一些全谷物和杂豆。

2. 蔬菜和水果

蔬菜包括叶菜类、根茎类、瓜茄类、鲜豆类、葱蒜类及蕈藻类等。深色蔬菜是指深绿色、深黄色、紫色、红色等颜色深的蔬菜,其所含的维生素和植物化学物质比较丰富,因此在每天建议的至少 300 g 新鲜蔬菜中,深色蔬菜最好占一半以上。水果类建议每天吃新鲜水果 200～350 g,在鲜果供应不足时也可选择一些含糖量低的全果汁。蔬菜和水果经常放在一起,因为它们有许多共性。但蔬菜和水果终究是两类食物,各有优势,不能相互替代。尤其是儿童,不可只吃水果不吃蔬菜。

3. 动物性食物

畜肉、禽肉、水产品和蛋等动物性食物是推荐适量食用的食物,每天共计 120～200 g。

畜肉、禽肉包括猪肉、牛肉、羊肉、鸡肉、鸭肉及其内脏等,建议每天摄入 40～75 g。目前我国居民的肉类摄入以猪肉为主,但猪肉脂肪含量较高,应尽量选择瘦畜肉或禽肉。动物内脏有一定的营养价值,但胆固醇含量较高,不宜过多食用。

水产品包括鱼类、甲壳类和软体类食物,其特点是脂肪含量低,蛋白质丰富且易于消化,是优质蛋白质的良好来源。建议每天摄入量为 40～75 g,有条件的可以多吃一些。

蛋类包括鸡蛋、鸭蛋、鹅蛋、鹌鹑蛋及其加工制成的咸蛋、松花蛋等,蛋类的营养价值较高,建议每天摄入量为 50 g 左右,相当于 1 个鸡蛋。

4．奶及奶制品，大豆和坚果

奶包括牛奶、羊奶和马奶等，最常见的为牛奶；奶制品包括液态奶、奶粉、酸奶、奶酪等。奶及奶制品建议每天摄入量相当于液态奶 300 g、酸奶 360 g、奶粉 45 g,有条件的可以多吃一些。但不建议摄入奶油、黄油。饮奶多者、中老年人、超重及肥胖者可以选择脱脂奶或低脂奶。乳糖不耐受的人群可以选择酸奶或低乳糖奶。

大豆包括黄豆、青豆、黑豆,常见的豆制品包括豆腐、豆浆、豆腐干、千张等。建议每天摄入大豆 25～35 g。按提供蛋白质的量计算,15 g 干豆相当于 35 g 豆腐干、45 g 北豆腐、115 g 南豆腐、220 g 豆浆。

坚果包括花生、瓜子、核桃、杏仁、开心果、榛子等。由于坚果的蛋白质与大豆相似,有条件的可以吃 5～10 g 坚果替代相应量的大豆。

5．烹调油和盐

烹调油分为植物油和动物油。植物油常见的有花生油、豆油、菜籽油、调和油等,动物油包括猪油、牛油、黄油等。建议每天烹调油的摄入量不超过 25 g(低能量摄入者)或 30 g(高能量摄入者)。烹调油应经常更换品种,尽量少食用动物油。

健康成年人一天食盐(包括酱油和其他食物中的盐)的建议摄入量不超过 5 g。一般 20 ml 酱油中含 3 g 盐,10 g 黄酱中含 1.5 g 盐,如果菜肴需要使用酱油和酱类,应减少食盐用量。

(三) 中国居民平衡膳食宝塔(2022)应用中的注意事项

1．根据能量水平确定食物需要

中国居民平衡膳食宝塔(2022)中建议的每人每天各类食物适宜摄入量范围适用于一般健康成年人,在实际应用时要根据年龄、性别、身高、体重、劳动强度、季节等情况适当调整。

(1)确定适宜的能量水平。

年老、身体活动少的人需要的能量少,可少吃些。目前,由于人们膳食中脂肪摄入的增加和日常身体活动减少,许多人能量的摄入超过自身的实际需要。对于健康成年人,体重是判断能量平衡的最好指标,每个人应根据自身的体重变化来调整食物的摄入,主要应调整的是含能量较多的食物。

(2)确定食物需要。

中国居民平衡膳食宝塔(2022)建议的各类食物摄入量是一个平均值。每天的膳食中应尽量包含中国居民平衡膳食宝塔(2022)中的各类食物。但无须每天都严格按照平衡膳食宝塔建议的各类食物的量摄入。例如,烧鱼比较麻烦,就不一定每天都吃 40～75 g 鱼,可以改为每周吃 2～3 次鱼,每次 150～200 g 较为切实可行。实际上平时喜欢吃鱼的多吃些鱼,愿意吃鸡肉的多吃些鸡肉都无妨,重要的是一定要经常遵循平衡膳食宝塔各层中各类食物的大体比例。在一段时间内,如 1 周内,各类食物摄入量的平均值应符合平衡膳食宝塔的建议量。

中国居民平衡膳食宝塔(2022)的结构图及食品标示量,满足了能量在 1600～2400 kal/d 的成年人的能量和营养素需要,见表 4-3。

表 4-3　中国居民平衡膳食宝塔（2022）的各类食物量

食物种类	不同能量摄入水平/(kcal·d⁻¹)				
	1 600	1 800	2 000	2 200	2 400
谷类/g	200	225	250	275	300
其中全谷物和杂豆/g,薯类/g	50～150,50～100				
蔬菜/g	300	400	450	450	500
其中深色蔬菜	占 1/2				
水果/g	200	200	300	300	350
肉类/g	120	140	150	200	200
其中畜禽肉类/g	40	50	50	75	75
其中蛋类/g	40	40	50	50	50
其中水产品/g	40	50	50	75	75
奶制品/g	300	300～500			
大豆及坚果类/g	25	25	25	35	35
油盐类/g	油 25～30,盐＜5				

2. 食物同类互换

摄入多种多样的食物不仅是为了获得均衡的营养,也是为了使饮食更加丰富。中国居民平衡膳食宝塔(2022)包含的每一类食物中都有许多品种,虽然每种食物都与另一种不完全相同,但同一类中各种食物所含营养成分往往大体类似,在膳食中可以互相替换。日常,可按照同类互换、多种多样的原则调配一日三餐。同类互换就是以粮换粮、以肉换肉、以豆换豆,如面粉可与大米互换,馒头可与面条、烙饼互换;大豆可与豆制品互换;瘦猪肉可与牛肉、羊肉、鸡肉、鸭肉等互换;鱼可与虾蟹等水产品互换;牛奶可与酸奶、奶粉等互换。多种多样是指选用品种、形态、颜色、口感多样的食物。如每天吃 30 g 豆类及豆制品,可以进行全量互换,即全换成豆浆或豆干,也可以分量互换,如 1/3 换豆浆、1/3 换豆皮、1/3 换腐竹。

3. 要因地制宜充分利用当地资源

我国幅员辽阔,各地的饮食习惯及物产不尽相同,只有因地制宜充分利用当地资源才能有效地应用平衡膳食宝塔。例如,牧区奶类资源丰富,可适当提高奶类摄入量,渔区可适当提高鱼及其他水产品摄入量,农村山区则可利用山羊奶以及花生、瓜子、核桃、榛子等资源。在某些情况下,由于地域、经济或物产所限无法采用同类互换时,也可以暂用豆类替代奶类、肉类或用蛋类替代鱼、禽、畜肉;不得已时也可用花生、瓜子、榛子、核桃等干坚果替代禽畜肉、鱼、奶等动物性食物。

任务三　膳食营养素参考摄入量认知

人体每天都要从饮食中获得所需的各种营养素。不同的个体由于其年龄、性别、生理及活动水平不同对各种营养素的需要量不同。如果某种营养素长期摄入不足,就可能引起相应的营养缺乏;如果某种营养素长期摄入过多,就可能产生相应的毒副作用。因此,必须科学地安排每日膳食以获得品种齐全、数量适宜的营养素。

营养学家通过研究提出了适用于不同年龄、不同性别及活动、不同生理状态人群的膳食营养素参考摄入量(dietary reference intakes,DRIs),并随着科学知识的积累及社会经济的发展予以更新。DRIs 既是衡量人们所摄入的营养素是否适宜的标准,又是编制膳食计划的工具。

一、营养素需要量

营养素需要量是指个体对某种营养素的需求,是机体为了维持"适宜的营养状况"在一段时间内平均每天必须"获得的"该营养素的最低量。"适宜的营养状况"是指机体处于良好的健康状态并且能够维持这种状态。也可简单地说,营养素需要量是能够维持人体健康最低的量。营养素需要量受多种因素影响,如年龄、性别、生理状况、劳动强度等。人群对某种营养素的需要量是通过测定人群内各个体的需要量而获得的。营养素需要量是制订膳食营养素供给的依据。

二、营养素供给量

每日膳食营养素供给量(recommended dietary allowance,RDA),是由各国行政当局或营养权威团体根据营养科学的发展,结合各自具体情况,对社会各类人群一日膳食中应供给的能量和各种营养素种类、数量提出的建议。制定 RDA 时,既要保证人体得到能量和各种营养素的需要量,又要保持它们之间的平衡。RDA 的制定基础是营养素的需要量,是指能维持正常生理功能和机体良好健康状态的能量和各种营养素的需要量。供给量的制定要考虑人群中个体差异、应激等特殊情况下需要量的波动、食物的消化率、烹调损失以及各种食物因素和营养素之间的相互影响等,还要兼顾社会条件和经济条件等实际问题。因而膳食营养素供给量要略高于营养素需要量,但一般不主张能量再增高。RDA 代表一个时期的平均摄入量。平均时间的长短根据不同的营养素、人体储存量的多少和营养转换率来决定。因此,并不一定要求每日膳食中所有的营养素均达到 RDA 标准,大多数营养素的摄入量可以三天平均,有的营养素,如维生素 A、维生素 B_{12} 则可以几个月平均。所以,在评价营养状况时不能单纯以膳食调查结果与 RDA 比较下结论,而要进行综合判断。

由于 DRIs 概念的发展,传统意义上的 RDA 已经不能适应当前多方面的应用需要。为了便于理解及避免在使用时与 RDA 混淆,我国已经不再使用 RDA,而用推荐摄入量(recommended nutrient intake,RNI)来表达。

三、中国居民膳食营养素参考摄入量

DRIs 的基本概念是为了保证人体合理摄入营养素而设定的每日平均膳食营养素摄入量的一组参考值。随着营养学研究和社会实践的发展,DRIs 内容逐渐增加,我国在 2000 年出版了第一版《中国居民膳食营养素参考摄入量》,在 2014 年出版了修订版,即《中国居民膳食营养素参考摄入量》(2013 版)。2000 年第一版包括四个参数:平均需要量(estimated average requirement,EAR)、推荐摄入量(recommended nutrient intake,RNI)、适宜摄入量(adequate intake,AI)、可耐受最高摄入量(tolerable upper intake level,UL)。2013 版增加了与非传染性慢性病(non-communicable chronic disease,NCD)有关的三个参数:宏量营养素可接受范围(acceptable macronutrient distribution range,AMDR)、预防非传染性慢性病的建议摄入量（proposed intakes for preventing non-communicable chronic diseases，PI-NCD，简称建议摄入量，PI）和某些膳食成分的特定建议值（specific proposed levels，SPL）。

（一）EAR

EAR 是指某一特定性别、年龄及生理状况群体中个体对某营养素需要量的平均值。按照 EAR 水平摄入营养素，根据某些指标判断可以满足某一特定性别、年龄及生理状况群体中 50％个体需要量的水平，但不能满足另外 50％个体对该营养素的需要。EAR 是制定 RNI 的基础，由于某些营养素的研究尚缺乏足够的人体需要量资料，因此并非所有营养素都能制定出其 EAR。

（二）RNI

RNI 是指可以满足某一特定性别、年龄及生理状况群体中绝大多数个体（97％～98％）需要量的某种营养素摄入水平。营养素长期摄入量达到 RNI 水平可以满足机体对该营养素的需要，维持组织中有适当的储备以保障机体健康。RNI 相当于传统意义上的 RDA。RNI 的主要用途是作为个体每日摄入该营养素的目标值。RNI 是根据某一特定人群中体重在正常范围内的个体需要量而设定的。对个别身高、体重超过此参考范围较多的个体，可能需要按每千克体重的需要量调整其 RNI。

能量需要量（estimated energy requirement，EER）是指能长期保持良好的健康状态、维持良好的体型、机体构成以及理想活动水平的个体或群体，达到能量平衡时所需要的膳食能量摄入量。群体的能量推荐摄入量直接等同于该群体的能量 EAR，而不是像蛋白质等其他营养素那样等于 EAR 加 2 倍标准差。所以能量的推荐摄入量不用 RNI 表示，而直接使用 EER 来描述。

EER 的制定须考虑性别、年龄、体重、身高和体力活动的不同。成年人 EER 的定义为：一定年龄、性别、体重、身高和身体活动水平的健康群体中，维持能量平衡所需要摄入的膳食能量。儿童 EER 的定义为：一定年龄、体重、身高、性别（3 岁以上儿童）的个体，维持能量平衡和正常生长发育所需要的膳食能量摄入量。孕妇的 EER 包括胎儿组织沉积所需的能量；对于乳母，EER 还需要加上泌乳所需的能量需要量。

（三）AI

当某种营养素的个体需要量研究资料不足而不能计算 EAR，从而无法推算 RNI 时，可通过设定 AI 来提出这种营养素的摄入量目标。AI 是通过观察或实验获得的健康群体某种营养素的摄入量。例如，纯母乳喂养的足月产健康婴儿，从出生到 4～6 个月，他们的营养素全部来自母乳，故摄入母乳中的营养素数量就是婴儿所需各种营养素的 AI。

（四）UL

UL 是营养素或食物成分的每日摄入量的安全上限，是一个健康人群中几乎所有个体都不会产生毒副作用的最高摄入水平。对一般群体来说，摄入量达到 UL 水平对几乎所有个体均不致损害健康，但并不表示达到此摄入水平对健康有益。对大多数营养素而言，健康个体的摄入量超过 RNI 或 AI 水平并不会产生益处。因此，UL 并不是一个建议的摄入水平。目前有些营养素还没有足够的资料来制定 UL，所以没有提出 UL 的营养素并不意味着过多摄入这些营养素没有潜在的危险。

(五) AMDR

AMDR 是指蛋白质、脂肪和碳水化合物理想的摄入量范围,膳食中这些成分的摄入量达到这个范围时可以满足机体对这些必需营养素的需要,并且有利于降低发生 NCD 的危险,常用占能量摄入量的百分比表示。蛋白质、脂肪和碳水化合物都属于在体内代谢过程中能够产生能量的营养素,人体对它们的需要量多,因此被称为宏量营养素。它们属于人体的必需营养素,一方面,三者的摄入比例会影响微量营养素的摄入状况;另一方面,当产能营养素摄入过量时又可能导致机体能量储存过多,增加 NCD 的发生风险。因此,有必要提出 AMDR,以预防营养素缺乏,同时减少摄入过量而导致 NCD 的风险。传统上,AMDR 常以某种营养素摄入量占摄入总能量的比例来表示,其显著的特点之一是具有上限和下限。如果个体的摄入量高于或低于推荐范围,则能引起必需营养素缺乏或罹患 NCD 的风险增加。

(六) PI

膳食营养素摄入量过高导致的 NCD 一般涉及肥胖、高血压、血脂异常、脑卒中、心肌梗死以及某些癌症。PI 是以 NCD 的一级预防为目标提出的必需营养素的每日摄入量,当NCD 易感人群某些营养素的摄入量达到 PI 时,可以降低发生 NCD 的风险。

(七) SPL

近几十年的研究证明,传统营养素以外的某些膳食成分,具有改善人体生理功能、预防NCD 的生物学作用。其中,多数属于植物化合物,SPL 是指膳食中这些成分的摄入量达到这个建议水平时,有利于维护人体健康。

对于老年人群,在制定各类营养素的参考摄入量时,应根据其生理特点与健康要求考虑如下问题。

(1)老年人的能量摄入应与其代谢活动相适应,以保持适宜体重,防止能量过剩引起的体脂蓄积形成超重和肥胖以及一些慢性疾病的多发。

(2)脂肪不宜过多,能量比应适宜,并应注意饱和脂肪酸、单不饱和脂肪酸和多不饱和脂肪酸的比例应适宜。

(3)摄入适量蛋白质。老年人的代谢因分解大于合成,应需充裕的蛋白质,但过高又会增加器官的负担,故总的原则是要求摄入适量蛋白质。

(4)要注意膳食纤维的供给,老年人摄入适量的膳食纤维有利于降低血脂和排便,以防心血管疾病和肠癌的发生。

(5)老年人的钙供给量要充足,因其吸收能力下降,骨钙丢失又增多,因此,为预防骨质疏松,尤其是绝经后的老年妇女需要较多的供给量,并应注意与磷、镁及其他元素保持适宜的比例。

(6)一些抗氧化微量营养素,如维生素 A 等也应适当考虑其供给量的增减。

四、DRIs 的应用

DRIs 的主要用途是供营养专业人员对不同人群或个体进行膳食评价和膳食计划,也可以应用于营养政策和标准的制定,以及营养食品研发等领域。

(一) 在膳食评价和膳食计划中的应用

在膳食评价工作中,用 DRIs 作为一个尺度,来衡量人们实际摄入营养素的量是否适宜;

在膳食计划工作中，用 DRIs 作为适宜的营养状况目标，建议人们如何合理摄取食物来达到这个目标。下面只对 DRIs 的不同指标分别适用的膳食评价和膳食计划工作进行简要说明，具体的应用则需要参照《中国居民膳食营养素参考摄入量》（2013 版）介绍的程序和方法并根据具体情况实施。

1. EAR

EAR 可用于评价或计划群体的膳食摄入量，或判断个体某营养素摄入量不足的可能性。针对群体，EAR 可用于评估群体中摄入不足的发生率；针对个体，可检查其摄入不足的可能性。当用 EAR 评价个体摄入量时，如果某个体的摄入量远高于 EAR，则此个体的摄入量有可能是充足的；如果某个体的摄入量远低于 EAR，则此个体的摄入量很可能为不足。

2. RNI

RNI 是个体适宜营养素摄入水平的参考值，是健康个体膳食摄入营养素的目标。

RNI 在评价个体营养素摄入量方面的用处有限。如果某个体的平均摄入量达到或超过了 RNI，可以认为该个体没有摄入不足的危险。但是当某个体的营养素摄入量低于 RNI 时，并不一定表明该个体未达到适宜营养状态，只是提示有摄入不足的风险。当某个体的营养素摄入量经常低于 RNI，可能提示需要进一步用生化试验或临床检查来评价其营养状况。

3. AI

AI 是某个健康群体能够维持良好营养状态的平均营养素摄入量。它是通过对群体（而不是个体）的观察或实验研究得到的数据，AI 只能为营养素摄入量的评价提供一种不精确的参考值。AI 的主要用途是作为个体营养素摄入量的目标。当健康个体摄入量达到 AI 时，出现营养缺乏的危险性很小。

AI 和 RNI 的相似之处是两者都可以作为群体中个体营养素摄入量的目标，可以满足该群体中几乎所有个体的需要。但值得注意的是，AI 的准确性远不如 RNI，且可能高于 RNI，因此，使用 AI 作为推荐标准时要比使用 RNI 更加小心。

4. AMDR

AMDR 一般常以某种营养素摄入量占摄入总能量的比例来表示，摄入量达到 AMDR 的下限可以保证人体对营养素和能量的生理需要，而低于其上限则有利于降低慢性病的发生危险。

5. PI 和 SPL

PI 的主要用途是 NCD 的一级预防，对于 NCD 危险人群而言，某些营养素的摄入量应该超过身体的基本需要量，即 PI 高于 RNI 或 AI，例如维生素 C、钾等；而另一些营养素则需要限制其摄入量，使其低于目前居民的平均摄入水平，例如钠。SPL 的提出主要考虑植物化学物的生物学作用，当 NCD 易感人群通过膳食途径摄入的植物化合物接近或达到 SPL 时，有利于维护健康、降低某些 NCD 的发生概率。

需要指出的是，将 DRIs 实际应用到 NCD 预防时，应当把计划当作是几年或更长时间实施的工作。而且，不应该局限于以一种营养素或膳食成分的计划实现 NCD 的预防，而要充分考虑与此 NCD 相关联的其他危险因素，从综合角度制定预防措施。

6. UL

UL 的主要用途是检查个体某营养素摄入量过高的可能性，避免发生中毒。在大多数情况下，UL 包括膳食、强化剂和添加剂等各种来源的营养素之和。当摄入量低于 UL 时，可以肯定不会产生毒副作用。当摄入量超过 UL 时,发生毒副作用的危险性增加。但达到 UL 水平对健康人群中最敏感的成员也不至于造成危险,所以应慎重使用 UL 评估人群发生毒副作用的危险性。在制订个体和群体膳食计划时,应使营养素摄入量低于 UL,以避免营养素摄入过量可能造成的危害。

(二) 在其他领域的应用

DRIs 不仅对于专业人员评价和计划个体及群体的膳食营养起着重要作用,而且可以应用在社会生产和生活的许多领域。

1. 在制定营养政策中的应用

制定营养政策的目的是为了保证居民的营养需求,使各类人群营养素摄入量尽可能达到 DRIs,保持人体健康状态。因此,制定营养政策时都会直接或间接地应用《中国居民膳食营养素参考摄入量》。国务院先后于 1990 年、2001 年和 2014 年制定发布了《中国食物与营养发展纲要》,对中国农业生产、食品加工和消费起到了重要的引领作用。《中国食物与营养发展纲要》的起草是根据《中国居民膳食营养素参考摄入量》中有关数据,结合我国居民食物消费的模式,推算出粮食、肉类、奶制品、蔬菜等各种食物的需求量,以便指导食物生产和加工的合理发展。

2. 在制定《中国居民膳食指南》中的应用

《中国居民膳食指南》是以食物为基础制定的文件,其中包括了具有中国特色的中国居民平衡膳食宝塔。该宝塔将五类食物分别置于其中的五层内,而且为每类食物列出了推荐的摄入量。这些食物的推荐摄入量,是根据 DRIs 推荐的营养素摄入量推算而来。因此,可以说《中国居民膳食指南》和中国居民平衡膳食宝塔就是《中国居民膳食营养素参考摄入量》在食物消费领域的应用。

3. 在制定食品营养标准中的应用

许多国家食品标准涉及人体每日需要摄入的营养素,这些标准要求各种营养素的含量既要满足人体的营养需求,又不能超过 UL。我国在制定这些标准时均以《中国居民膳食营养素参考摄入量》作为科学依据。

4. 在临床营养中的应用

DRIs 的适用对象主要是健康的个体及以健康人为主构成的人群。另外,DRIs 也适用于那些患有轻度高血压、脂质异常、糖尿病等疾病,但还能正常生活,没有必要实施特定的膳食限制或膳食治疗的病人。其中,AMDR、PI 和 SPL 对于某些疾病危险人群的膳食指导尤为重要。

5. 在研发和评审营养食品中的应用

随着人们越来越多地关注食品的营养性能,满足不同人群的营养素需要已经成为食品企业在研发、生产、销售过程中的重要目标。因此,《中国居民膳食营养素参考摄入量》也成为食品企业的研发依据,以及国家有关部门对营养食品研发成果进行审批的依据。

任务四　确定能量需要量

人体在生命活动过程中,为维持代谢和从事体力活动,每天都需要一定的能量,这些能量通过摄入动物性食物和植物性食物获得。已知食物中能产生能量的营养素为碳水化合物、脂肪和蛋白质，三者统称为产能营养素。产能营养素进入机体后，通过生物氧化释放能量，一部分用于维持体温，另一部分形成三磷酸腺苷（ATP）储存于高能磷酸键中，在生理条件下释放出能量供机体各组织器官活动所需。

一、能量单位

"能"（energy）在自然界有多种形式，如太阳能、化学能、机械能、电能，它们之间可以相互转换。国际上通用的能量单位是卡（calorie，cal）或焦耳（Joule，J）。1 kcal 指在一个标准大气压下 1 kg 纯净水由 15 ℃上升到 16 ℃所需要的能量；而 1 J 是指用 1 N 力把 1 kg 物体移动 1 m 所需要的能量。两种能量单位的换算如下：

$$1 \text{ kcal} = 4.184 \text{ kJ} \qquad 1 \text{ kJ} = 0.239 \text{ kcal}$$
$$1\,000 \text{ kcal} = 4.184 \text{ MJ} \qquad 1 \text{ MJ} = 239 \text{ kcal}$$

二、能量系数

1 g 碳水化合物、1 g 蛋白质和 1 g 脂肪在体内氧化时分别释放 17.15 kJ、18.2 kJ 和 39.54 kJ 的能量。每克碳水化合物、蛋白质、脂肪在体内氧化产生的能量值称为能量系数。食物中的营养素在消化道内并非 100％吸收，一般混合膳食中碳水化合物的吸收率约为 98％、脂肪约为 95％、蛋白质约为 92％。所以，三种产能营养素在体内氧化实际产生的能量为：

$$1 \text{ g 碳水化合物：} 17.15 \text{ kJ} \times 98\% \approx 16.81 \text{ kJ}(4.0 \text{ kcal})$$
$$1 \text{ g 脂肪：} 39.54 \text{ kJ} \times 95\% \approx 37.56 \text{ kJ}(9.0 \text{ kcal})$$
$$1 \text{ g 蛋白质：} 18.2 \text{ kJ} \times 92\% \approx 16.74 \text{ kJ}(4.0 \text{ kcal})$$

三、能量来源分配

三种产能营养素在体内都有其特殊的生理功能并且彼此相互影响，如碳水化合物能与脂肪相互转化。因此，三者在总能量供给中应有一个恰当的比例。根据我国的饮食特点，成年人碳水化合物、脂肪和蛋白质供给的能量分别以占总能量的 50％～65％、20％～30％、10％～15％为宜。年龄越小，蛋白质及脂肪供给的能量占总能量的比例应相应增加。成年人脂肪摄入量一般不宜超过总能量的 30％。

四、机体能量消耗

人体对能量的需要取决于人体能量的消耗量。成年人的能量消耗主要用于维持基础代谢、身体活动和食物热效应三个方面。处于生长期的婴幼儿、青少年需要额外的能量用于机体生长发育；哺乳期妇女要储存能量以供泌乳；创伤或疾病恢复期也需要额外的能量。

（一）基础代谢

基础代谢（basal metabolism，BM）是维持生命活动的最低能量消耗，是人体在清晨、清醒、静卧、空腹、思想放松、室温适宜时维持呼吸、心跳、体温、循环、肌肉紧张度等生理活动所消耗的能量。基础代谢的测量一般在清晨未进餐以前进行，距离前一天晚餐 12～14 h，而且测量前的最后一次进餐不要吃得太饱,膳食中的脂肪量也不要太多,以排除食物热效应作用的影响。测量前不应做费力的劳动或运动,而且必须静卧半小时以上,测量时采取平卧姿势,并使全身肌肉尽量松弛,以排除肌肉活动的影响。测量时的室温应保持为 20~25 ℃,以排除环境温度的影响。

人体处于基础代谢状态下,每小时每千克体重(或每 1 m²)体表面积的能量消耗,称为基础代谢率(basal metabolic rate,BMR),常用单位为 kJ/(m²·h)或 kcal/(m²·h)。影响基础代谢的因素有年龄、性别、身高、体重、内分泌等。在人的一生中,婴幼儿的基础代谢率非常高,到青春期又出现一个代谢活跃的阶段,中年以后开始下降,到了老年基础代谢率明显下降。在同一年龄、同一体表面积的情况下,女性的基础代谢率低于男性。基础代谢率的高低与体重并不成比例关系,而与体表面积基本上成正比。因此,用每平方米体表面积为标准来衡量基础代谢是比较合适的。身高和体重与体表面积之间存在线性回归关系,根据身高和体重可以计算体表面积,从而计算基础代谢率。体内许多腺体所分泌的激素影响,如甲状腺素可使细胞内的氧化过程加快,甲状腺功能亢进时,基础代谢率明显增高。此外,环境温度、精神状况、营养状况、疾病等也会影响基础代谢。中国人正常基础代谢率平均值见表 4-4。

表 4-4　中国人正常基础代谢率平均值

年龄/岁	男		女	
	kJ/(m²·h)	kcal /(m²·h)	kJ/(m²·h)	kcal /(m²·h)
1	221.8	53.0	221.8	53.0
3	214.6	51.3	214.2	51.2
5	206.3	49.3	202.5	48.4
7	197.7	47.3	200.0	47.8
9	189.9	45.2	179.1	42.8
11	179.9	43.0	175.7	42.0
13	177.0	42.3	168.6	40.3
15	174.9	41.8	158.8	37.9
17	170.7	40.8	151.9	36.3
19	164.0	39.2	148.5	35.5
20	161.5	38.6	147.7	35.3
25	156.9	37.6	147.3	35.2
30	154.0	36.8	146.9	35.1
35	152.7	36.5	146.4	35.0
40	151.9	36.3	146.0	34.9
45	151.2	36.2	144.3	34.5
50	149.8	35.8	139.7	33.9
55	148.1	35.4	139.3	33.3
60	146.0	34.9	136.8	32.7
65	143.9	34.4	134.7	32.2
70	141.4	33.8	132.6	31.7
75	138.9	33.2	131.0	31.3
80	138.1	33.0	129.3	30.9

（二）身体活动

除了基础代谢外，身体活动是人体能量消耗的主要因素。生理情况相近的人，基础代谢消耗的能量是相近的。而同一个人不同身体活动情况的基础代谢消耗的能量却相差很大，机体任何轻微活动都可提高代谢率。人在运动或劳动等体力活动时肌肉需要消耗能量，活动强度的大小、时间的长短、动作的熟练程度都影响能量的消耗，这是人体能量消耗中变动最大的一部分。通常各种身体活动所消耗的能量占人体总能量消耗的15％～30％。身体活动一般分为职业活动、社会活动、家务活动和休闲活动，其中职业活动消耗的能量差别最大。根据能量消耗水平，即活动的强度将活动水平分成不同等级，用身体活动水平（physical activity level，PAL）来表示。我国成年人的身体活动水平分为三个等级，即轻、中、重，这是根据一天内各种活动的时间段长短、强度综合确定的，见表4-5。

表4-5　我国成年人PAL分级

活动强度	时间分配	工作内容举例	PAL 男	PAL 女
轻	75％的时间坐或站立 25％的时间活动	办公室工作、售货、化验室工作、讲课等	1.55	1.56
中	40％的时间坐或站立 60％的时间从事职业活动	学生日常活动、机动车驾驶、电工、车床操作、金属切割等	1.78	1.64
重	25％的时间坐或站立 75％的时间从事职业活动	非机械化农业劳动、炼钢、舞蹈、体育活动、装卸、伐木、采矿等	2.10	1.82

注：PAL＝24 h总能量消耗/24 h基础代谢能量消耗。

（三）食物热效应

食物热效应是指由于进食而引起能量消耗增加的现象，也称为食物的特殊动力作用。人体在摄食的过程中，由于要对食物中的营养素进行消化、吸收、代谢和转化等，这些需要额外消耗能量。例如，摄食蛋白质所引起的额外能量消耗特别高，可达其本身所产生能量的30％～40％，脂肪为4％～5％，碳水化合物为5％～6％。一般混合膳食约增加10％的基础代谢。食物热效应只能增加体热的外散，而不能增加可利用的能量；换言之，食物热效应对于人体是一种损耗而不是一种收益。当人体摄入只够维持基础代谢的食物量后，消耗的能量多于摄入的能量，而所需的额外的能量来源于体内的营养储备。因此，为了保存体内的营养储备，进食时必须考虑食物热效应额外消耗的能量，使摄入的能量与消耗的能量保持平衡。

（四）总能量消耗的测定

人体各项活动消耗的能量及每日的总能量消耗（total energy expenditure，TEE），有不同测定方法。常用的有直接测热法、气体代谢法、生活观察法等。

（1）直接测热法：直接测定人体在某一时间内向外散失的热量，是较精确的测定TEE的方法。此法是将受试者关闭在直接量热器内进行测量。由于直接测热法使用的测量装置设计、制造复杂，因此应用受到限制。

（2）气体代谢法：通过间接测热系统测量呼吸中气体交换率，即氧消耗量和二氧化碳产生量,获得受试者的基础能量消耗(basal energy expenditure,BEE)或不同身体活动的能量消耗(active energy expenditure,AEE)。

(3)生活观察法:即对被测定对象进行 24 h 跟踪观察,记录一日生活和工作的各项活动及持续时间,然后查询各项活动的能量消耗常数,根据其体表面积推算出测定对象一日的能量消耗。

如某调查对象,身高 173 cm,体重 63 kg,体表面积为 1.72 m²,则该被调查对象 24 h 能量消耗量见表 4-6。

表 4-6　采用生活观察法推算某调查对象 24 小时能量消耗量

动作名字	动作所用时间	能量消耗率		能量消耗量	
	min	kJ/(m²·min)	kcal/(m²·min)	kJ	kcal
穿脱衣服	9	6.86	1.64	61.74	14.76
大小便	9	4.10	0.98	36.90	8.82
擦地板	10	8.74	2.09	87.40	20.89
跑步	8	23.26	5.56	186.08	44.47
洗漱	16	4.31	1.03	68.96	16.48
刮脸	9	6.53	1.56	58.77	14.05
读外语	28	4.98	1.19	139.44	33.33
走路	96	7.03	1.68	674.88	161.30
听课	268	4.02	0.96	1 077.36	257.49
站立听讲	75	4.14	0.99	310.50	74.21
坐着写字	70	4.08	0.99	285.6	68.26
看书	120	3.51	0.84	421.2	100.67
站着谈话	43	4.64	1.11	199.52	47.69
坐着谈话	49	4.39	1.05	215.11	51.41
吃饭	45	3.51	0.84	157.95	37.75
打篮球	35	13.85	3.31	484.75	115.86
唱歌	20	9.50	2.27	190.00	45.41
铺被	5	7.70	1.84	38.50	9.20
睡眠	525	2.38	0.57	1 249.5	298.63
合计	1440			5 944.16	1 420.68

注:校正体表面积后:5 944.16×1.72=10 223.96(kJ)

加食物热效应:10 223.96×(1+10%)=11 246.36(kJ)

五、能量需要量的确定

迄今为止,直接测定成年人在自由活动情况下的能量消耗量仍十分困难,因此,常采用"要因加算法"推算成年人的能量需要量。

《中国居民膳食营养素参考摄入量》(2013 版)推算的中国居民成年人膳食能量推荐摄入量如表 4-7 所示。

表 4-7　18 岁以上成年人 EER

年龄 /岁	体重 /kg	BEE		轻体力活动水平		中体力活动水平		重体力活动水平	
		/(kcal/d)	/(kcal/kg)	/(MJ/d)	/(kcal/d)	/(MJ/d)	/(kcal/d)	/(MJ/d)	/(kcal/d)
男性									
18～	66	1500	22.7	9.41	2250	10.88	2600	12.55	3000
50～	65	1400	21.5	8.79	2100	10.25	2450	11.72	2800
65～	63	1350	21.4	8.58	2050	9.83	2350	—	—
80～	60	1300	21.5	7.95	1900	9.2	2200	—	—
女性									
18～	56	1200	21.4	7.53	1800	8.79	2100	10.04	2400
50～	58	1170	20.1	7.32	1750	8.58	2050	9.83	2350
65～	55.5	1120	20.1	7.11	1700	8.16	1950	—	—
80～	51	1030	20.1	6.28	1500	7.32	1750	—	—

其中,轻体力活动水平者能量需要量为:

18～49 岁成年男性为 2 250 kcal/d,女性为 1 800 kcal/d;50～64 岁男性为 2 100 kcal/d,女性为 1 750 kcal/d;65～79 岁男性为 2 050 kcal/d,女性为 1 700 kcal/d;80 岁及 80 岁以上男性为 1 900 kcal/d,女性为 1 500 kcal/d。

老年人随着年龄的增长,基础代谢率降低。科学研究证明,那些能维持理想体重甚至体重略高的老人寿命较长。因此,老年人能量的摄取至少要满足两方面的需要,一要维持理想体重;二要能保证进行理想的体力活动,以维持社交、生理和心理健康。

任务五　食物的合理烹调

在烹调过程中,食物中的蛋白质、脂肪、碳水化合物、维生素、矿物质、水等营养素发生着多种变化,了解这些变化,对于合理选用科学的烹调方法,严格监控烹调过程中食物的质量,提高营养素在食物中的保存率和在人体中的利用率都有着重要作用。此外,营养餐的制作还应保证食物的色、香、味俱全,这样才能保证机体通过每日摄入的食物获得足够的营养素,达到营养配餐的预期效果。

一、营养素在烹调前的损失及保护

在烹调前的环节中,不正确的操作是导致食物营养素破坏和流失的主要原因,而认真选择食物原料,科学合理地保存、加工和烹调,是有效保留食物中营养素的正确操作方法。通过这些操作方法能为人体提供营养平衡和优质安全的食物,满足人体健康的要求。因此,在烹调前要做好食物原料在采购、储存、清洗加工等阶段的工作。

（一）采购阶段

以粮食为例,随着人们生活水平的提高,为了追求食物惬意的口感,精细粮食备受优待,精米、白面成了人们餐桌上的主角。殊不知,大米、小麦经过深加工后,口感虽然好了,但存在于其外壳和胚芽中的 B 族维生素、膳食纤维、矿物质等营养素却损失很多。与全麦粉相比,经过深加工的精白面粉,其矿物质钙、锌、铁、镁、锰均损失半数以上,精白面粉中的膳食纤维也仅为标准粉的 25% 左右。精白米与普通米相比,其蛋白质、脂肪、B 族维生素、维生素 E、叶酸均有大量损失,钙、铁等矿物质几乎"全军覆没"。可见,长期吃精细粮食会导致膳食纤维、维生素和矿物质的缺乏。因此,在选购粮食时,要尽量做到粗细搭配。

(二)储存阶段

动物性食物不宜长时间储存,储存时间越长,营养素丧失越多,即使是在冷冻条件下也不例外。例如,鱼肉在 -18 ℃ 存放 3 个月,维生素 E 和维生素 A 会减少 30% 左右;禽畜肉长时间冷藏会发生干耗作用,变得干枯无味,降低营养价值和适口性。选用冰冻食物时,食物应充分解冻后再用。已经解冻的食物不能再冻,动物性食物若反复冻融,营养素损失更多,且易引起微生物污染与感官性状的变化。动物性食物在解冻和清洗中若长时间浸泡,则会因细胞破裂,增加营养素渗出流失,尤其是加盐腌制搓洗,改变了食物组织细胞的渗透压,导致细胞内水液渗出,营养物质也随之外溢。

植物性食物也不要一次性采购太多而长时间地储存。蔬菜水果类储存时间越长,营养素损失越多,夏天在室温下放 24 小时,其中的维生素 C 会下降到 0。以菠菜为例,刚刚采摘的菠菜在 20 ℃ 室温条件下存放 4 天后,叶酸的水平可下降 50% 左右,即便是将菠菜放入 4 ℃ 左右的冰箱内,8 天后叶酸同样会下降 50% 左右。同时,随着储存时间的延长亚硝酸盐的含量也会增加,产生食品安全隐患。因此,叶菜类应尽量现购现用,同时在择洗时不要丢弃太多的外叶和茎皮,凡能食用的部分都应尽量在烹调中保存和利用。

(三)清洗加工阶段

食物中营养素的损失还发生在清洗加工阶段。例如,有些人认为米不淘洗三五遍是洗不干净的。然而,淘洗次数越多,大米中的营养素损失也就越多,尤其是 B 族维生素和矿物质。据实验证明,淘洗一次大米,约损失维生素 B_1 40%~60%、维生素 B_2 23%、烟酸 25%、矿物质 70% 以上,且淘洗次数越多、浸泡时间越长、水温越高,维生素损失越多。因此,人们需根据米的清洁度适当淘洗,一般经清水淘洗两次即可,且不要长时间浸泡,不要用力搓,也不要用热水烫洗。

蔬菜清洗时,长时间浸泡会使营养素的流失增多,尤其是水溶性的营养素。如蔬菜中的维生素 C 和矿物质、食用菌中水溶性蛋白质等会随浸泡和洗涤时间的延长而增加损失。以新鲜绿叶蔬菜为例,先洗后切其维生素 C 仅损失约 1%,而切后浸泡 10 分钟,维生素 C 损失达 16%~18.5%,且浸泡时间越长,维生素损失越多。蔬菜应先洗后切,不要在水中浸泡,洗涤次数也不要太多。切蔬菜最好用不锈钢刀,因为一般菜刀中的铁会破坏蔬菜中的维生素 C。另外,蔬菜的切配和烹调时间应尽量缩短,做到现切现烹,不要切得太碎,避免增加易氧化的营养素与空气的接触面而使营养素损失增加。

肉类存在解冻的问题,为了加快解冻速度,一些人往往喜欢用热水解冻,且大块肉解冻之后,仍旧放回冰箱冰冻。殊不知这样做都是错误的,它会使肉中的营养物质损失且影响口感。一般肉类应坚持低温缓慢化冻(4 ℃ 左右)的原则。

二、营养素在烹调加工中的变化

自然界中每种食物原料均含有不同的营养素,各类食物中所含营养素的数量一般是指烹调前的含量。任何原料经过烹调加工，所含有营养素都有一定程度的改变，从而影响膳食的营养价值。食物中的营养素可因烹调过程中理化因素的影响，直接流失和破坏；或由于理化作用发生改变，影响消化吸收；也可能因烹调方法欠妥而被破坏，同时产生有害物质，降低食物的营养价值并产生食品安全隐患。

（一）蛋白质在烹调加工中的变化

蛋白质在烹调加工中容易因环境改变而丧失原有的生物功能，发生蛋白质变性，从而利于人体的消化吸收，许多食品加工需要应用蛋白质变性的性质来完成，如水煮蛋、咸蛋、皮蛋、豆腐等。在烹调加工中，蛋白质还会发生水解作用，使蛋白质更容易被人体消化吸收和产生诱人的鲜香味。变性和水解是蛋白质在烹调过程中发生的对营养有利的反应。此外，蛋白质在烹调加工中还会发生对营养不利的反应，如温度高、时间长的烹调（油炸）会促进蛋白质发生化学反应，降低蛋白质的消化率，甚至产生致癌物质。

（二）油脂在烹调加工中的变化

油脂或含油脂较多的食品，在储存期间，因空气中的氧、日光、微生物、酶等作用，会发生不愉快的苦涩气味，甚至产生毒性，称为油脂酸败。

高温下反复加热过的油脂，会出现色泽变深、黏度变稠、泡沫增加、发烟点下降，这种现象称为油脂老化。油脂老化不仅使油脂的味感变劣，风味品质下降，而且也使其营养价值降低，并产生许多毒性成分。油脂老化主要有热分解反应和热聚合反应。在高温下，热分解反应对油脂的质量影响很大。当用肉眼看到油面出现烟雾时，就说明油脂已发生了热分解反应。煎炸食物时，油温控制在油脂的发烟点以下，就可减轻油脂的热分解反应，降低油脂的消耗，可以保证营养价值和风味质量。油脂长期反复加热后，不仅会发生热分解反应，还会发生热聚合反应，其结果是油脂色泽变暗，黏度增加，起泡性增加，泡沫稳定性增加，冷却后会发生凝固现象。热聚合会产生一些有毒物质，有害人体健康。

因此，为保证油脂的营养价值，烹调加工时应注意：避免高温长时间加热，油炸用油不宜反复使用，尽量减少油脂与空气的接触面积等。

（三）碳水化合物在烹调加工中的变化

碳水化合物在烹调加工中会发生糊化和老化。当温度适当时，（一般在 $60\sim80$ ℃）淀粉粒在水中溶胀、分裂，形成均匀糊状溶液的过程称为糊化。糊化使淀粉逐渐失去晶体结构，分子间存在大量的水，淀粉分子呈零散的、扩张的状态，因此易受淀粉酶的作用，更有利于人体的吸收。烹调过程的挂糊上浆、勾芡，以及煮饭、蒸馒头、烤面包等加工过程，都是利用了淀粉的糊化作用。如做米饭时若在淘米后适当地浸米，可促进米吸水，煮饭时淀粉糊化得更彻底，也就不易夹生。

淀粉老化是糊化的逆过程。糊化的淀粉处于较低的温度下，会出现不透明，甚至凝结或沉淀的现象，这种现象称为淀粉的老化。老化的实质是在糊化过程中，已经溶解膨胀的淀粉分子重新排列组合，形成一种类似天然淀粉结构的物质。如：凉的馒头、米饭变硬、干缩，凉粉变得硬而不透明等。淀粉老化最适宜的温度是 $2\sim4$ ℃，温度高于 60 ℃或低于零下 20 ℃都不会发生老化。利用淀粉加热糊化、冷却又老化的原理，可制作粉丝、粉皮、虾片等食品。

（四）维生素在烹调加工中的变化

脂溶性维生素相对对热稳定，水溶性维生素中，维生素 B_2 对热稳定，维生素 B_1 在酸性条件下对热稳定。天然存在于动物性食物中的维生素 A 相对是稳定的,一般烹调加工不易破坏;维生素 D 对热、碱也较稳定。维生素 E 对氧敏感,易被破坏;维生素 C 结晶时稳定,但在水溶液中极易氧化,遇空气、热、光、碱等物质,尤其是氧化酶存在的情况下,易被氧化,导致果蔬褐变。因此,在烹调蔬菜时最好采用焯水、热烫等短时间热处理的方法,以减少维生素 C 的损失。

(五) 矿物质在烹调加工中的变化

矿物质的性质相对稳定,烹调时不易流失。当然不当的烹调加工方式,如长时间浸泡、焯水,原料先切后洗,与空气接触面(切得太碎)大等,都会造成矿物质的流失。

三、常见烹调方法对营养素的影响

传统烹调习惯中,由于营养观念淡薄,人们往往采取不当的烹调方法,造成营养素的破坏和大量流失。充分了解常见烹调方法对营养素的影响,重视食物烹调加工中的营养保护,减少有害物质的产生,是充分发挥食物最大营养效能的有效方法。

(一) 常见主食烹调方法对营养素的影响

米、面中的不溶性维生素和矿物质容易受到损失,如淘米时,随淘米次数、浸泡时间的增加,营养素的损失也会增加。不同的烹调方法对营养素的影响也不同。

捞米饭:可使大量维生素、无机盐、碳水化合物甚至蛋白质溶于米汤中,如丢弃米汤不食用,就会造成营养素的损失。

熬粥、蒸馒头:加碱会破坏维生素 B_1 和维生素 C。

炸油条:因加碱和高温油炸,维生素 B_2 和维生素 C 受损约 50%,维生素 B_1 则几乎损失殆尽。

捞面:捞面比吃汤面营养素损失多,大量维生素 B_1 和维生素 B_2 及蛋白质溶于汤中,所以吃面条最好连汤吃下。

(二) 常见副食烹调方法对营养素的影响

不同的烹调方法对蔬菜等副食的营养素也有很大的影响。

凉拌:把嫩黄瓜切成薄片凉拌,放置 2 小时,维生素损失约 33%~35%;放置 3 小时,损失约 41%~49%。

蒸:蒸制菜是以水蒸气为传热介质,由于原料与水蒸气基本上处于同一个密封环境,原料是被蒸汽蒸熟的,所以可溶性物质的损失也就比较少,既能保持食品的外形,又不破坏食品的风味。由于蒸制菜需要较长的烹调时间,故因加热而引起维生素 C 分解的量增加,也会使部分维生素 B 遭受破坏。

煮:蔬菜与水一同加热后,蔬菜中的水溶性维生素、无机盐便会溶于水,使碳水化合物及蛋白质被部分水解。所以,人们在吃菜时最好连汤一起食用,或以鲜汤作为一些菜肴的调配料。煮菜时应水沸下菜,时间要短。煮骨头时应加些醋,使钙溶于汤中有利于人体吸收。

炒、爆、熘:采用炒、爆、熘制作的菜肴,由于操作迅速,加热时间很短,高温除了使维生素 C 损失较大外,其他营养素均损失不大。加水不宜过多,过多会使大量的维生素溶于水里,不吃菜汤,维生素就会随之丢失。特别是把青菜煮一下再炒,维生素和无机盐的损失则更严重。炒菜时不应过早放盐,宜用淀粉勾芡,淀粉对维生素 C 有很好的保护作用。

炖、焖、煨：炖、焖、煨均以水为传热介质,采用的火力一般都是小火或微火,烹调所需的时间比较长,因而大量可溶性物质溶解于汤中。这几种烹调方法,因温度较低,原料中蛋白质的变性温和,处于容易消化的状态,不溶、坚韧的胶原蛋白在与热水的长期接触中转变成可溶性的白明胶。另外,原料在烹调过程中受热发生变性、失水收缩现象,溶于水的无机盐随原料内部的水分一起溢出、流失。而加热时间的长短,又可影响原料中维生素的含量,维生素 C、维生素 B_1 等最容易受到破坏而损失,其中维生素 B_1 损失最多,可高达 60%～65%。

涮与汆：涮与汆以水为传热介质,食物体积较小,前者多加工为薄片,后者多加工为片、丝、条,或制成丸子。汤或水均用大火烧开,汤菜比例是汤多菜少,因此在单位时间里食物能获得较多的热量而成熟。如涮羊肉时,肉片在沸水中停留的时间很短,因而肉中的一些可溶性营养物质损失较少。

煎和炸：煎是用少量油快炸食品,如煎鸡蛋、煎虾饼等,因其时间短,营养素损失不大。炸是旺火加热,以大量食油为传热介质的烹调方法,油温较高,原料挂糊与否及油温高低可使炸制品获得多种不同的质感。在炸的过程中,所有营养素都有不同程度的损失,蛋白质因高温甚至炸焦而严重变性,脂肪也因炸发生一系列反应,使营养价值降低,炸熟的肉会损失B族维生素。为了不使原料的蛋白质、维生素减少,挂糊油炸常作为最佳补救措施。

熏烤：食物直接在明火上烤,或利用烤箱烘烤,均可使维生素 A、维生素 B、维生素 C 受到破坏。肉、鱼熏烤后,其中脂肪的不完全燃烧及淀粉受热后的不完全分解可产生致癌物质,所以一般不应用明火直接熏烤。

常用烹调方法对营养素的影响见表 4-8。

表 4-8 常用烹调方法对营养素的影响

烹饪方法	对营养素的影响	减少损失的措施	备　　注
蒸、煮	(1) 对碳水化合物及蛋白质起部分水解作用 (2) 使水溶性维生素(B族维生素、维生素 C)及矿物质(钙、磷等)溶于水中	连汤一起食用	(1) 捞面可损失约 49% 的维生素 B_1、57% 的维生素 B_2 和 22% 的烟酸 (2) 捞米饭损失 67% 的维生素 B_1、50% 的维生素 B_2 和 76% 的烟酸,同时还可使部分矿物质损失掉 (3) 米、面、蛋类以蒸、煮的烹饪方法最好
炖、煨、卤	(1) 使水溶性维生素和矿物质溶于汤内 (2) 部分维生素遭到破坏	连汤带汁一起食用	红烧、清炖时,肉中维生素损失最多
煎、炸、炒	(1) 对所有营养素都有不同程度的破坏 (2) 蛋白质因高温而严重变性 (3) 油脂热聚合物和过氧化脂质含量升高 (4) 产生丙烯醛	(1) 上浆挂糊 (2) 急炒 (3) 勾芡 (4) 加醋 (5) 降低油温,控制在 170～200 ℃ (6) 避免陈油反复使用,更换新油	(1) 炒肉维生素损失最少 (2) 流水冲洗,先洗后切,急火快炒,现吃现做,可以最大程度保留蔬菜中的维生素 C 和矿物质

烹饪方法	对营养素的影响	减少损失的措施	备　注
烧烤	(1)维生素 A、维生素 B、维生素 C 大部分损失 (2)脂肪、蛋白质、氨基酸损失,同时存在苯并[a]芘	尽量少用明火,缩短烧烤时间	尽量避免使用烧烤法烹调食物。食用烧烤食物时多吃一些富含维生素的蔬菜水果,不仅能补充营养素,还有抗癌的作用
熏	(1)破坏维生素,特别是维生素 C (2)脂肪、蛋白质、氨基酸损失,同时存在苯并[a]芘问题	避免烟熏温度过高,控制在 200～400 ℃	虽然熏制食物能增加风味,但为了健康应做到不吃或少吃

四、保存食物营养素的烹调措施

烹饪食物的目的在于使食物具有良好的感官性状和口味,容易消化吸收,并杀灭其中的有害微生物和寄生虫,或消除原有的有害物质如生物碱、皂苷等。食物经过烹调处理,可发生一系列的物理、化学变化,有的变化能增进色、香、味,提高食物所含营养素在人体内的利用率;有的则会使某些营养素遭到破坏,特别是那些不稳定的组分,如维生素 C、维生素 B_1、维生素 B_2 等。因此,在烹调时,一方面要利用烹调过程中的有利因素,达到提高营养、促进消化吸收的目的;另一方面也要尽量控制不利因素,减少营养素的损失。烹饪对营养素的影响因食物中各种营养素理化性质的不同而异,也与烹调方法有直接关系。烹调中要根据不同的原料,选择合理的烹调方法,以最大限度地减少对食物营养素的不利影响。

(一)减少营养素损失的烹调措施

食物在烹调时,营养素的损失虽不能完全避免,但以下措施有利于更多地保存食物中的营养素。

1. 加醋

由于维生素具有怕碱不怕酸的特性,醋可保护食物中的维生素,使之少受氧化破坏。因此,烹饪富含维生素 C 和 B 族维生素的菜肴时,应尽可能放点醋,例,凉拌甘蓝或炒豆芽、炒白菜等。熬制骨汤时也可加醋,醋能增加原料中的钙溶解,从而促进钙的吸收。

2. 上浆挂糊

先用淀粉和鸡蛋对食物原料上浆挂糊,烹饪时食物表面可形成一保护层,减少营养素与空气、热油接触的机会。上浆挂糊不但可使原料中的水分和营养素不致大量溢出,减少损失,而且可以防止高温使蛋白质变性、维生素被大量破坏。

3. 勾芡

勾芡所用的淀粉含有谷胱甘肽,其所含的硫氢基有保护维生素 C 的作用。勾芡能使汤料混为一体,使浸出的一些成分连同菜肴一同摄入,减少营养素的损失。

4. 旺火急炒

旺火急炒是减少营养素损失的最佳烹饪方法,因为旺火急炒能缩短菜肴成熟时间,从而降低营养素的损失率。例如,猪肉切成丝,用旺火急炒,其维生素 B_1 损失率为 13%,B_2 为 21%,烟酸为 45%;若切成块用文火炖,则维生素 B_1 损失率为 65%,B_2 为 41%,烟酸为 75%。再如,西红柿去皮切块,放入油内旺火急炒 3～4 分钟,其维生素 C 损失率仅为 6% 左右。一般来说,叶菜类用旺火急炒,可使维生素 C 平均保存率高达 76～96％。另外,必须注意在旺火急炒时不宜过早加盐,以免造成水溶性营养物质流失或氧化。

5. 先洗后切

各种菜肴原料,尤其是蔬菜,应先清洗,再切配,这样能减少水溶性维生素的损失。而且应该尽可能做到现切现烹,并且切块不宜太小,这样能使营养素少受氧化损失。

6. 酵母发酵

酵母主要是由蛋白质和碳水化合物构成的,并且含有丰富的 B 族维生素和钙、铁等其他微量元素。制作面食时如用老面发酵,因添加碱而容易破坏食物中的维生素。应尽量使用酵母发酵的方法,通过发酵使面团中酵母菌大量增殖从而增加面团中的 B 族维生素,同时还能破坏面粉中的植酸,减少其对某些营养素消化吸收的不良影响,使制作的面食松软可口的同时,大大提高了食品的营养价值。酵母中还含有丰富的赖氨酸,可以弥补谷物中赖氨酸的不足。

7. 焯水

焯水时间宜短,一定要等水沸后再放入食物。食物分多次下锅,这可减少维生素 C 的破坏。例如,土豆放入沸水中煮熟,维生素 C 损失率约为 10％,而放入冷水中煮熟,维生素 C 损失率约为 40％。

8. 慎用碱

碱能破坏蛋白质、维生素等多种营养素。因此,在焯水、制作面食等烹调过程中,最好避免用纯碱(苏打)。

(二) 不同种类食物的合理烹调

1. 米的烹调

洗米时应根据米的清洁程度尽量减少淘米次数,一般不超过两次;不要用流动水冲洗或开水烫洗,更不可用力搓洗。但如果米很陈,那就要反复搓洗,以减少黄曲霉毒素的含量。

米的烹调方法以煮、蒸为主,对营养素的影响较小。有些家庭有吃捞米饭的习惯,就是将米煮至变软、发胀时捞出,再放入笼屉内蒸熟,殊不知很多营养素都随着丢弃的米汤而流失。所以捞米饭是很不合理的制作方法。若吃捞米饭,则应将米汤利用起来。还有人为了把大米粥熬得又香又黏,常常在粥锅里加碱,虽说口感好,但大部分维生素已经被破坏。

2. 面食的烹调

面食常用的烹调方法有蒸、煮、炸、烙、烤等,因制作方法的不同,营养素的损失程度也不同。相比较而言,蒸馒头、包子、烙饼时的营养素损失较少,而捞面的营养素损失相对较多,因为大量的营养素会随面汤的丢弃而损失,一般可损失约 49％的维生素 B_1、57％的维生素 B_2 和 22％的烟酸。所以煮面条和水饺的汤应尽量吃掉。炸制的面食,如油条、油饼,由于温度高,制作时加碱,维生素 B_1 几乎全被破坏,维生素 B_2 及烟酸的损失可达到 50％。玉米中维生素含量较低,且不易被人体吸收。如果在做玉米粥、蒸窝头、贴玉米饼子时加点小苏打,则玉米面食品不但色、香、味俱佳,而且易被人体吸收利用。

3. 蔬菜的烹调

蔬菜在清洗时以一棵棵冲洗为佳,尽可能保持蔬菜茎、叶的完整性。切忌揉搓蔬菜,以及用热水或开水浸泡或清洗。蔬菜应洗后再切,而且切得不宜过碎,应在烹调允许的范围内尽量使其形状大些,以减少易氧化维生素与空气的接触。切后应即刻烹调,不能久放甚至隔夜再烹调,因为这些原料如果不能及时烹调,不仅使菜肴的色、香、味受到影响,而且还会增大营养素的氧化损失。

烹调蔬菜时尽量用旺火快炒的方法,如炒、熘等,这样能缩短菜肴的成熟时间,原料内汁液溢出较少,所以用旺火炒出来的菜不仅色美味好,而且营养素损失也少,特别是一些易氧化维生素受热损失较少,尤以绿叶类蔬菜更为明显。

煮菜时,应在水煮沸后再将菜放入,这样即可缩短菜的受热时间,减少维生素的损失,又能减轻蔬菜色泽的改变。有时为了除去某些蔬菜原料的异味,增进色、香、味、形或调整各种原料的烹饪时间等,需用沸水将蔬菜焯一下。

焯菜时要注意待火旺水沸后再将原料分次下锅,这样水温很快就可升高沸腾,焯透后就要捞出立即冷却,不挤汁水。这样焯菜不但能使蔬菜色泽鲜艳,同时可减少营养素的损失。

此外,如将蔬菜与荤菜同烹,或将几种蔬菜合在一起炒,营养价值会更高。例如,深绿色蔬菜中维生素 C 最为丰富,而黄豆芽富含维生素 B_2,若将深绿色蔬菜和豆芽混炒,则两种维生素均可获得;肉类食品所含的脂肪有利于提高胡萝卜素的吸收率,而且其丰富的优质蛋白质,还可以有效地促进胡萝卜素转化为维生素 A,若将肉类与胡萝卜同烹,从而大大提高胡萝卜素在人体内的利用率。

4. 动物性食物的烹饪

动物性食物在熬、煮、炖、烧时,如以食肉为主,可先将水烧开后再下肉,使肉表面的蛋白质凝固,封锁住大部分油脂和蛋白质,肉味就比较鲜美。如果重在肉汤,那就将肉下冷水锅,用文火慢煮,这样脂肪,蛋白质就从内部渗出,汤味肉香扑鼻,营养更佳。

油炸动物性食物时,应先上浆挂糊再油炸,以保护营养素,增强滋味。烹调前先用淀粉和鸡蛋对动物性食物进行上浆挂糊,使食物表面形成隔绝高温的保护层,阻止原料与热油直接接触,减少营养素损失,还可使油不浸入食物内部,鲜味也不易外溢,口感也会更加滑嫩鲜美。

熏烤不仅能使动物性食物熟透,增强防腐能力,还能使其表面烤成适度的焦皮,增加独特的风味。但禽畜肉、鱼等动物性食物经熏烤后可产生对人体有害的物质,所以在熏烤禽畜肉、鱼等动物性食物时不应当用明火直接熏烤,也最好不要加糖熏烤,如果一定要加糖,温度也应控制在 200 ℃以下。

5. 调味品的烹调

味精。味精若使用不当会使其失去调味意义,或对人体健康产生副作用。味精使用时应注意以下几点:不宜过早或在温度很高时投入味精,因为味精在加热过火时大部分谷氨酸钠变成焦谷氨酸钠,这样不但没有鲜味,反而会产生轻微的毒素,对人体健康不利。味精最好在菜肴出锅前投放,若菜肴需勾芡的话,则在勾芡之前投放。味精在碱性环境下会起化学变化,产生具有不良气味的谷氨酸二钠,失去调味作用,所以在烹调碱性食物如碱发鱿鱼、碱发海参等时不宜放味精。

盐。烹调根茎类蔬菜时,因其质地紧密、纤维素高,故可早放盐,以使之入味;瓜果类则要晚放盐,因为此类食物含大量水分,盐放早了水分和水溶性营养素会大量溢出,增大营养素氧化和流失,食物的形象、口感也会下降;在处理肉类食物时,为了使肉类炒得嫩,在炒至八成熟时放盐最好,因为盐放早了,蛋白质遇盐凝固,肉类就会趋向硬、老,口感粗糙。

醋。很多维生素,如维生素 C、B 族维生素等怕碱喜酸,在烹炒白菜、豆芽、甘蓝、土豆和制作一些凉拌菜时适当加点醋,维生素 C 的保存率可有较大提高。加醋能增加食物中的钙质溶解,可促进钙被人体更好地吸收,如熬制猪骨汤时加醋可使汤中钙含量显著增加。加醋还有利于保持菜肴的感官性状,可以去除异味,增生美味,还可以使某些菜肴口感脆嫩,但有些绿色蔬菜类不宜加入。

淀粉。用淀粉勾芡可减少维生素的氧化损失,淀粉中所含谷胱甘肽可以保护维生素 C 等使其少受氧化损失,可减少水溶性营养素的流失。烹调时水溶性营养素可溶于汤中,勾芡后,菜肴汤汁包裹在主料的表面上,食用时,随食物一起吃入口中,从而大大减少了遗弃汤汁而损失营养素的可能。

习题

一、名词解释

1. 合理膳食
2. 膳食结构
3. 营养素参考摄入量
4. 营养素推荐摄入量
5. 能量系数

二、选择题

1. 关于合理膳食的基本要求哪项不正确?（　　　）
   - （A）保证能量和各种营养素的供给
   - （B）保证各种营养素之间的平衡
   - （C）满足食欲
   - （D）科学的膳食制度

2. 合理的膳食结构应是（　　　）。
   - （A）以动物性食品为主
   - （B）以奶类为主
   - （C）以植物性食物为主
   - （D）动物、植物食物混合食用

3. 平衡膳食宝塔的最底层是（　　　）。
   - （A）谷薯类
   - （B）蔬菜、水果
   - （C）畜禽肉类
   - （D）豆类及其制品

4. 生理情况相近的人,以下哪项能量的消耗相差较大?（　　　）
   - （A）基础代谢
   - （B）体力活动
   - （C）生长发育
   - （D）食物热效应

5. 每克营养素提供能量最多的是哪种?（　　　）
   - （A）蛋白质
   - （B）脂肪
   - （C）碳水化合物
   - （D）维生素

三、填空题

1. 我国传统膳食结构的优点包括：_____、_____、_____。
2. 碳水化合物的能量系数为_____kJ。
3. 根据我国膳食习惯,成人以碳水化合物供给的能量占总能量的_____,脂肪占_____,蛋白质占_____为宜。
4. 老年人的一日三餐中,粗粮：细粮：薯类按照_____比例用餐更合理。

5. 老年人每天烹调油的建议摄入量为＿＿＿＿＿＿g,血脂异常、肥胖或者有肥胖家族史的老年人每天用油量要降到＿＿＿＿＿＿g左右。

6. 膳食营养素参考摄入量包括七个营养水平指标,分别是＿＿＿＿＿＿、＿＿＿＿＿＿、＿＿＿＿＿＿、＿＿＿＿＿＿、＿＿＿＿＿＿、＿＿＿＿＿＿、＿＿＿＿＿＿。

四、简答题

1. 当今世界有哪几种类型的膳食结构,各有何优缺点?

2. 中国居民一般人群膳食指南包括哪些条目?

3. 简述中国居民平衡膳食宝塔(2022)的结构。

4. 简述决定人体能量需要的主要因素。

五、实训题

案例分析

20××年我国进行的"中国居民营养与健康状况调查"结果显示,某市居民膳食中45.5%的能量来自谷类食物,其中城市居民膳食中来自谷类食物的能量为38.4%,而199×年分别为54.4%和50.7%;纯热能食物(主要是油脂)提供能量的百分比由199×年的14.5%增加至18.4%。城市和郊区居民膳食中的脂肪供能比分别为36.4%和33.6%,尤其是郊区,从198×年的16.4%,199×年的27.2%,上升到20××年的33.6%。

请思考:根据调查结果,请分析某市居民的膳食结构存在哪些问题?

项目五　调查与评价老年人膳食营养状况

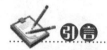 **引言**

　　人群的膳食营养状况是反映一个国家或地区经济社会发展、卫生保健水平和人口健康素质的重要指标。在不同国家、不同历史时期和不同的经济状况下，随着人们生活水平的变化，其膳食模式以及营养和健康状况也随之发生改变。世界上大多数发达国家及若干发展中国家都在有计划地开展国民膳食或营养状况的调查工作。我国也多次展开全国性的营养调查，且于 2000 年由中国营养学会编著出版了《中国居民膳食营养素参考摄入量》，并于 2013 年修订出版了 2013 版。

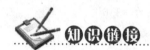 **知识链接**

　　营养调查(nutritional survey)是运用科学手段来了解某一人群或个体的膳食和营养水平，以此判断其膳食结构是否合理和营养状况是否良好的重要手段。全面的营养调查工作，一般由 4 部分内容组成，即膳食调查、体格测量、营养状况实验室检测、营养缺乏病的临床检查。这 4 部分工作是互相联系和互相验证的，一般同时进行。营养评价(nutritional assessment)则是全面评价这 4 部分内容，客观地对其所发现人群中的营养问题提出解决措施。

　　营养调查与评价主要有 2 个目的：一是发现被调查者存在的营养问题，评价其营养状况，了解营养不良的发病程度和分布范围；二是根据调查结果可提出有针对性的改善营养状况的措施，拟定规划。营养调查根据调查对象和调查范围的不同分为个人调查、家庭调查及集体调查等。

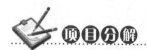 **项目分解**

　　营养调查与营养评价的方法包括膳食调查、体格测量、营养状况实验室检测、营养缺乏病的临床检查 4 种。因此，本项目从以上几方面进行项目分解，重点为膳食调查。

任务一　膳 食 调 查

　　随着营养学研究的进展，膳食对人体健康的重要影响越来越受到人们的关注。膳食调查是营养调查的重要内容，是进行营养状况评估的第一步，是营养配膳工作常用的工作技能。只有先了解被调查者的膳食状况,才能对其作出合适的营养状况判断。膳食调查是通过了解调查对象在一定时间内摄入的食物的数量和种类,计算出每人每日热能与各种营养素的平均摄入量,然后与参考摄入量比较,以发现该调查对象的营养问题,评定其膳食的质量。膳食调查结果可以作为对被调查人群和个体进行营养改善、营养咨询、营养指导的工作依据。

一、膳食调查方法

常用的膳食调查方法有询问法、记账法、称重法、食物频率法和化学分析法等。进行膳食调查时,可根据调查研究的目的、研究人群、对方法精确性要求、所用经费多少以及研究时间的长短来确定采用单一方法还是混合方法。

(一)询问法

询问法也称 24 h 膳食回顾法,是根据调查对象回顾和描述的既往膳食组成情况,对其膳食状况进行评价。24 h 一般是指从最后一餐吃东西开始向前推 24 h。在实际工作中,一般调查员会每天入户询问 24 h 进餐情况,连续进行 3 d。

具体获得信息的询问方式有多种,可以通过面对面询问,还可以使用开放式表格或事先编码好的调查表通过电话或计算机程序等进行询问。典型的方法是用开放式调查表进行面对面询问(24 h 膳食回顾法调查表示例见表 5-1)。

表 5-1　24 h 膳食回顾法调查表

食物名称	原料名称	原料编码 D1	原料重量(两)D2	进餐时间 D3	进餐地点 D4

注:D3:① 早餐;② 上午小吃;③ 午餐;④ 下午小吃;⑤ 晚餐;⑥ 晚上小吃。D4:① 在家;② 单位/学校;③ 饭馆/摊点;④ 亲戚/朋友家;⑤ 幼儿园;⑥ 节日/庆典。

24 h 膳食回顾法是目前最常用的一种获得个人食物摄入量的膳食调查方法。该方法适合描述不同人群个体的食物摄入情况,包括一些散居的特殊人群,但由于调查主要依靠应答者的记忆能力,因此不适合年龄在 75 岁以上的老年人以及近期记忆较差的老年人。近年来我国全国性的住户调查中个体食物摄入状况的调查均采用此方法,即采用 24 h 膳食回顾法对所有家庭成员进行连续 3 d 个人食物摄入量调查,记录消耗的所有食物量(在外用餐也包括在内),计算每个人营养素的摄入量。

24 h 膳食回顾法对调查员的要求较高,因此,24 h 膳食回顾法的调查员要经过认真培训才能上岗,调查员不但要有熟练的专业技巧,还要有诚恳的态度,才能获得较准确的食物消耗资料。调查时注意事项及要求如下。

(1)调查员必须明确调查目的,语言表达能力强,具有熟练的技能及诚恳的态度。

(2)调查时应佩带或携带有效证件,遵守预约时间并尊重调查对象的习惯。

（3）选用 24 h 膳食回顾调查法应连续进行 3 d。

（4）年龄太小的儿童或年龄太大的老年人不适合作为"24 h 膳食回顾法"的调查对象。

（5）引导调查对象准确描述进餐情况，力求不遗漏、不多报或少报。

24 h 膳食回顾调查法的优点如下。

（1）一般 15～40 min 即可完成；

（2）可以进行面对面调查，应答率较高；

（3）对于所摄入的食物可进行量化估计；

（4）2 d 或更多天的回顾可提供个体的和个体间的膳食摄入量变化的数据，开放式询问可得到摄入频率较低的食物的信息；

（5）一年中还可多次回顾，提供个体日常食物的消费情况，以便与个体健康状况、职业、教育水平进行比较；

（6）能得到个体的膳食营养素摄入状况，便于与其他相关因素进行分析比较，这种调查结果对于人群营养状况的原因分析也非常有价值。

但这种方法也有一定的局限性，如果回顾膳食不全面，可能对结果有很大的影响，当样本较大，膳食相对单调时，误差将被分散；对调查者要求高，需要认真培训，不然调查结果，很难标准化。

（二）记账法

记账法又称查账法，通过记录、查阅购买食物的账目来了解调查期间调查对象消耗的各种食物量，常用于建有伙食账目的家庭和集体食堂，调查期限可长可短，一般以 1 个月为调查期限，也可以按季度调查。记账法可以节省人力，方便快捷，适合家庭调查，也适用于养老机构的调查，但无法统计调查期间膳食的浪费情况，所以结果会有误差。

记账法具体方法如下。

1. 记录食物数量

（1）清查库存：在开始调查前将已购进的各种食物记账。

（2）每日登记：确定调查期限，将在调查期限内每天购买的各种食物逐一记账。

（3）清点剩余：结束调查时，再将剩余的各种食物进行记录。

用（1）＋（2）－（3）就得到调查期间被调查对象消耗的食物总量。

为了确保记录的准确性，调查中应对食物的品牌及主要配料详细记录。液体、半固体及碎块状食物记录其容积，糖或包装饮料可通过查看食品标签上的重量或容积进行记录，对各种糕点可记录食物的重量。在调查过程中，注意要称量各种食物的可食部。如果调查的某种食物为市品量（毛重），计算食物营养成分应按市品计算。根据需要也可以按《中国食物成分表：标准版》[①]（以下简称《食物成分表》）中各种食物的可食百分比转换成可食部数量。

2. 计算总人日数

人日数代表调查对象用餐天数的情况，需统计用餐人数，然后将调查期间早、中、晚用餐人数分别乘以"餐次比"，再将所得早、中、晚人数相加，即得折合人日数。"餐次比"为早、中、

---

① 主要应用的是第一册和第二册，分别于 2018 年和 2019 年由北京大学医学出版社出版，由杨月欣主编、中国疾病预防控制中心营养与健康所编著。

晚三餐所摄入的能量占全天能量摄入总量的百分比,即三餐能量分配比例,一般可按20%、40%、40%来计算。

3. 计算平均每人每日摄入食物数量

即用食物消耗总量/总人日数,计算出每人每日消耗食物的数量。

4. 计算每人每日能量和各种营养素摄入量

即根据各种食物营养素含量,分别计算每人每日能量和各种营养素摄入量。

5. 评价

根据调查目的将计算结果与《中国居民膳食营养素参考摄入量》(2013)版进行比较。评价时要注意被调查对象的年龄、性别和劳动强度,不同人群的能量和营养素需要量是不同的,只有根据不同人群进行评价,才能得出客观结论。

记账法的优点如下。

(1) 操作较简单,费用低,所用人力少,可适用于大样本;

(2) 在记录精确和每餐用餐人数统计确实的情况下,能够得到较准确的结果;

(3) 此法较少依赖记账人员的记忆,食物遗漏少;

(4) 伙食单位的工作人员经过短期培训也可以掌握这种方法,能定期自行调查。

记账法的缺点是调查结果只能得到全家或集体中人均的膳食摄入量,难以分析个体膳食摄入状况。记账法与其他方法相比较,可以调查较长时期的膳食,适合进行全年不同月份和季节的调查。

(三) 称重法

称重法是直接称量被调查对象每一餐的食物(烹调前)数量,从而获取被调查对象每人每日食物摄入量。需要注意的是,对每餐剩余的食物要在计算中减去,即虽经烹调但未食用的剩余食物,将其按生熟比折合成生重量并从烹调前称得的食物量中减去。调查时还要注意三餐之外所摄入的水果、糖果和点心、花生、瓜子等零食的称重记录。称重法调查时并非所有东西都要称量,当称量可能会干扰被调查对象正常的饮食习惯时,对其所食用的食物量进行描述也是可以接受的。例如,对食用快餐或在饭店内吃饭的人进行膳食调查时,由于食物品种多,只能靠被调查者描述来估计食物量。称重法精确可靠,但费时费力,还要有被调查对象的配合,所以一般只用于有特殊营养需要的人群,如儿童、老人、特殊疾病患者、运动员等。

使用称重法需要准确掌握两方面的资料,一是每餐所用各种食物的生重,以便根据烹调前每种食物原料可食部的重量和烹调后熟食的重量得出各种食物的生熟比值;二是称量个人摄入熟食重量,然后按上述生熟比值算出所摄入各种食物原料的生重(表5-2为饺子的生熟比值换算),再通过《食物成分表》计算摄入的各种营养素。

此外,还应了解被调查地区的食物供应情况,了解市场主副食品种、供应情况及单位重量以及食物的生重、熟重、体积之间的关系,明确概念。如500 g(1斤)大米能煮成多少米饭、生熟比值为多少等,要根据当地煮饭习惯做好调查。只有将生熟比值搞清楚,才能对一定量的熟食(如1碗米饭、1个馒头)估计出其原料的生重。对当地市售食品的单位重量(如1块饼干、1块蛋糕、1个面包的重量及所用原料重量均需了解清楚。

表 5-2　称重食物（饺子）生熟比值换算

原　料	饺子 5 000 g 所用原料/g	生熟比值	吃 500 g 饺子相当原料量/g
白菜	2 500	0.5	250
肉	500	0.1	50
面粉	1 000	0.2	100
油	100	0.02	10
盐	25	0.005	2.5

目前，由于《食物成分表》以食物原料为基础，因而在称重记录时调查多数食物要利用生熟比值换算成原料量，以便计算各种营养素摄入量。但《食物成分表》也分析了一些熟食成品的食物成分含量，如馒头、面条、米饭、糕点及包装食品等，这类食物可直接利用熟食的重量进行调查和分析。

（四）食物频率法

食物频率法以问卷形式进行膳食调查，根据被调查者每日、每周、每月甚至每年所食各种食物的次数或种类来评价其膳食营养状况。

食物频率法的问卷随着所列食物的不同，参考时间长短的不同，指定频率间隔的不同，估计食物份额方法的不同，食物频率法管理方式的不同而有所差别。食物频率法的问卷应包括两方面：一是食物名单；二是食物的摄入频率，即在一定时期内所食某种食物的次数。食物名单的确定要根据调查的目的，选择被调查者经常食用的食物、含有所要研究营养成分的食物或被调查者之间摄入状况差异较大的食物。如要进行综合性膳食摄入状况评价，则应选择被调查者经常摄入的食物；研究与营养有关的疾病和膳食摄入的关系，则采用与相关疾病有关的几种食物或含有特殊营养素的食物。

在实际使用中，食物频率法可分为定性食物频率法、定量食物频率法和半定量食物频率法 3 种。

1. 定性食物频率法

使用定性食物频率法，通常只收集每种食物特定时期内（例如过去 1 个月）所吃的次数，而不收集食物量、份额大小的资料。调查期可从几天、1 周、1 个月或 3 个月到 1 年以上，被调查者可回答从 1 周到 1 年内的各种食物摄入次数。

2. 定量食物频率法

定量食物频率法要求调查对象提供所吃食物的数量。定量食物频率法可得到不同人群食物和营养素的摄入量，这些数据可用来分析膳食因素与疾病的关系。

3. 半定量食物频率法

采用半定量食物频率法时，调查员常常提供标准（或准确）食物份额大小的参考样品，供调查对象在应答时作为估计食物量的参考。如果一个调查是为了了解某些营养素（如钙、维生素 A）的摄入量，就要调查富含这种营养素的食物摄入量。为了计算这些营养素的摄入量，需要列出含这些营养素丰富的食物，通过估计平均食物份额大小来计算摄入量。

食物频率法的优点如下。

（1）能够迅速得到食物摄入种类和摄入量，反映调查对象长期营养素摄入模式；

（2）调查获得的数据结果可以作为研究慢性病与膳食模式关系的依据；

（3）调查获得的数据结果也可作为在群众中进行膳食指导宣传教育的参考；

（4）调查获得的数据结果在流行病学研究中可以用来研究膳食与疾病之间的关系。

食物频率法的缺点如下。

（1）需要对过去的食物进行回忆，应答者的负担大小取决于所列食物的数量、复杂性以及量化过程等；

（2）与其他方法相比，对食物份额大小的量化不准确；

（3）编制食物表和验证食物表均需要一定的时间和精力；

（4）该法不能提供每天食物之间的变异信息；

（5）较长的食物表、较长的回顾时间经常会导致据此计算出的摄入量偏高；

（6）回答有关食物频率问题的认知过程可能十分复杂，比那些关于每日食物模式的问题要复杂得多；

（7）当前的食物模式可能影响对过去的膳食回顾，从而产生偏倚，准确性差。

（五）化学分析法

化学分析法是指调查员通过搜集调查对象一日消耗的全部熟食，在实验室进行分析测定食物的热能及所含各种营养素含量的方法。因为该方法复杂烦琐，一般只用于特殊需要的营养研究。

二、膳食调查结果评价

无论采用哪种膳食调查方法，都要对得到的资料进行整理计算，将所得结果与《中国居民膳食营养素参考摄入量》（2013 版）进行比较，做出评价。以下以养老机构或家庭中团体膳食调查结果为例，进行计算与分析评价。

（一）平均每日食物摄入量的计算

1. 就餐人日数

人日数代表被调查者用餐的天数，如一个人吃早、中、晚三餐，即为 1 个人日数。在现场调查中，不一定能收集到整个调查期间调查对象的全部进餐次数，应根据餐次比（早、中、晚三餐所摄入的能量占全天摄入量的百分比）来折算。若规定餐次比是早餐占 20%，午餐、晚餐各占 40%，如家庭中某一成员仅询问到早、午两餐，其当日人日数为 $1×20\%+1×40\%=0.2+0.4=0.6$（人日）。在做团体膳食调查时，例如，在某养老机构调查，如果三餐能量比各占 1/3，早餐有 20 位老人进餐，午餐有 30 名，晚餐有 25 名，则总人日数等于 $(20+30+25)×1/3=25$（人日）；若该养老机构餐次比为早餐 30%、午餐 40%、晚餐 30%，则人日数计算为 $(20×30\%+30×40\%+25×30\%)≈26$（人日）。

2. 平均每人每日食物摄入量的计算

将调查对象在调查期间所消耗的各种食物量除以人日数所得即为平均每人每日食物摄入量。平均每人每日食物摄入量应算成克数，以便用《食物成分表》计算平均能量及营养素的摄入量。

在做团体膳食调查时，首先计算团体食物消耗总量：

团体食物消耗总量＝食物结存量＋每日购进食物量－每日废弃食物量－剩余量

然后计算平均每人每日各种食物摄入量：

平均每人每日各种食物摄入量＝团体食物消耗总量(kg)/团体总人日数

3. 各类食物的进食量

在进行食物归类时,应注意有些食物要进行折算才能相加,如计算奶类摄入量时,不能将鲜奶的摄入量与奶粉的摄入量直接相加,应按蛋白质含量将奶粉摄入量折算成鲜奶量后再相加。其他类食物(如各种豆制品)也同样进行折算后才能相加。

(1) 奶类食物摄入量,以每 100 g 各类奶制品中的蛋白质含量与每 100 g 鲜奶中的蛋白质含量(3 g)的比作为系数,折算成鲜奶的量。其计算公式为：

鲜奶量＝奶制品摄入量×蛋白质含量÷3

(2) 豆类及其制品,以每 100 g 豆类及其制品中的蛋白质含量与每 100 g 大豆中的蛋白质含量(35.1 g)的比作为系数,折算成大豆的量。其计算公式为：

大豆的量＝豆类及其制品摄入量×蛋白质含量÷35.1

(二) 膳食结构分析与评价

膳食结构分析是指：根据被调查者的 24 h 膳食回顾调查结果把食物分为 11 类,即谷类、薯类、杂豆类、蔬菜、水果、蛋类、畜肉类、鱼虾禽类、奶类、大豆及坚果类、烹调油,统计各类食物的摄入总量,将这些摄入量与《中国居民膳食营养素参考摄入量》(2013 版)进行比较,分析判断各类食物摄入量是否满足人体需要。膳食结构评价分为两方面：一方面评价食物的种类是否齐全,是否做到了食物种类多样化;另一方面需要评价各类食物的消费量是否充足。

(三) 平均每人每日营养素摄入量的计算

1. 平均每人每日营养素摄入量的计算

平均每人每日营养素摄入量是根据《食物成分表》中各种食物的能量及营养素的含量来计算的。计算时要注意调查的食物是生重还是熟重,还要注意调查的食物是净重还是市品(毛重)。如为市品,则先按《食物成分表》中各种食物的"可食部"换算成净重。《食物成分表》中查不到的食物可用近似食物的营养成分代替,但要注明。计算出每日各种营养素的摄入量后,可与中国营养学会制定的中国居民膳食营养素参考摄入量进行比较。

2. 能量、蛋白质、脂肪的来源及计算方法

(1) 能量的食物来源及计算方法

能量的食物来源可分为谷类、豆类、薯类、其他植物性食物、动物性食物及纯能量食物六大类。按照六类食物分别计算每类食物提供的能量摄入量及能量总和,计算各类食物提供的能量占总能量的百分比。

(2) 能量的营养素来源及计算方法

即根据蛋白质、脂肪、碳水化合物的能量折算系数,分别计算出三大产能营养素提供的能量占总能量的百分比。

蛋白质、脂肪、碳水化合物供给的能量占总能量比例的计算方法如下。

蛋白质供能比＝蛋白质摄入量(g)×4(kcal/g)/总能量摄入量(kcal)×100%

脂肪供能比＝脂肪摄入量(g)×9(kcal/g)/总能量摄入量(kcal)×100%

碳水化合物供能比＝碳水化合物摄入量(g)×4(kcal/g)/总能量摄入量(kcal)×100%

评价：产能营养素来源的合理分配为,碳水化合物供给的能量应占总能量的 50%～

65%,脂肪应占 20%～30%,蛋白质应占 10%～15%。

(3) 蛋白质的食物来源及计算方法

膳食蛋白质因食物来源不同,其营养价值差别很大,对机体健康影响也很大,在进行营养调查时,膳食蛋白质来源为重要的评定内容。蛋白质的食物来源分为谷类、豆类、动物性食物和其他四大类。分别计算各类食物提供的蛋白质量及蛋白质总和,计算各类食物提供的蛋白质占总蛋白质的百分比,尤其是动物性食物及豆类的比例。

食物蛋白质占蛋白质总摄入量百分比＝各类食物蛋白质摄入量(g)/食物蛋白质总摄入量(g)×100%

评价:目前认为比较合理的蛋白质来源分布是,动物蛋白质和豆类蛋白质应占蛋白质总摄入量的 35%～40%。

(4) 脂肪的食物来源及计算方法

即将食物分为动物性食物和植物性食物,分别计算各类食物提供的脂肪摄入量及脂肪总和,计算各类食物提供的脂肪量占总脂肪量的百分比。

能量、蛋白质、脂肪的食物来源分布示例见表5-3。也可以根据调查目的的需要,列出其他评价项目,如铁来源、维生素 A 的来源等。

表 5-3 能量、蛋白质、脂肪的食物来源分布

项 目	食物来源	摄入量/kcal	占总摄入量百分比/%
能量的食物来源	谷类		
	豆类		
	薯类		
	其他植物性食物		
	动物性食物		
	纯能量食物		
能量的营养素来源	蛋白质		
	脂肪		
	碳水化合物		
蛋白质的食物来源	谷类		
	豆类		
	动物性食物		
	其他食物		
脂肪的食物来源	动物性食物		
	植物性食物		

3. 三餐的能量分配

三餐的能量分配指三餐所提供的能量各占总能量的百分比,一般认为三餐能量合理的分配应为早餐占 25%～30%,午餐占 30%～40%,晚餐占 30%～35%。三餐提供能量的比

例示例见表 5-4。最后，膳食调查结果、评价与建议示例见表 5-5。

表 5-4 三餐提供能量的比例

餐次	摄入量/kcal	占总摄入能量百分比/%
早		
中		
晚		

表 5-5 膳食调查结果、评价与建议

被调查者姓名：　　　　　　性别：　　　　　　年龄：

膳食调查结果：

一天 24 小时摄入的营养素含量如下：

能量＿＿＿＿kJ，　　　　蛋白质＿＿＿＿＿g，　　　　脂肪＿＿＿＿＿g

维生素 A＿＿＿＿μgRE，　胡萝卜素＿＿＿＿μg，　　维生素 B_1＿＿＿＿mg

维生素 B_2＿＿＿＿mg，　烟酸＿＿＿＿mg，　　　维生素 C＿＿＿＿mg

钙＿＿＿mg，　铁＿＿＿mg，　　锌＿＿＿mg，　碘＿＿＿mg，　硒＿＿＿μg

评价意见：

建议：

由于计算的是一天的膳食结果，不具有代表性，以上建议仅供参考。

日期：　　　　　调查员：

（四）标准人食物和营养素摄入量的计算

因被调查的不同人群的年龄、性别和劳动强度有很大差别，故无法用营养素的平均摄入量进行相互间的比较。为此，一般将各个人群都折合成标准人进行比较。折合的方法是以体重 60 kg 成年男子从事轻体力劳动者为标准人，以其能量供给量 10.03 MJ（2 400 kcal）作为 1,其他各类人员按其能量推荐摄入量与 10.03 MJ 之比得出各类人的折合系数。然后将一个群体各类人的折合系数乘以其人日数之和除以其总人日数即得出该群体的折合标准人的系数(混合系数)。人均食物或营养素摄入量除以混合系数即可得出该人群折合成标准人的食物和营养素摄入量。

任务二 体 格 测 量

体格的大小和生长速度是营养状况的灵敏指标,从身体形态和体格测量资料中可以较好地反映群体或个体营养状况。

一、常用测量指标及方法

常用的体格测量指标有体重、身高(身长)、上臂围及皮褶厚度等。

(一) 体重

体重是反映机体营养状况的综合指标,可以反映短期内营养状况的变化。体重值一日之间会随着进食、运动、排泄而有波动,一般在早晨或上午 10 时测量较为适宜(1 h 内禁止进食或清晨空腹)。若采用杠杆式体重计,使用前要矫正仪器,被检查者检查前要排尿,只穿内衣,站立于踏板中央,不准接触其他物体,读数记录。

(二) 身高

身高是生长发育最有代表性的指标,可以反映骨骼发育,也是反映人体营养状况最直接的指标之一。每个人的身高值在一天中也是变化的,浮动范围达 2 cm 左右,所以测量身高值的时间要固定,以上午 10 时为佳,一般认为上午 10 时的身高值是全天的平均值。身高测量要用身高计,以立式身高计为例,测量时要注意:① 仪器要矫正;② 被测量者要脱去鞋帽,站在测量台上,挺胸收腹,目视前方,两手自然下垂,足跟靠拢,足尖分开约 45°,足跟、臀部和肩胛部三点必须靠在身高计的立柱上,测量人员将滑板轻轻下滑,直到与被测量者的颅顶点接触,测量人员平视标尺读数。测卧位身长时,使被测量者平卧于有刻度的床或台子上,两腿伸直,头顶墙壁或板壁,以脚跟与尺相齐的刻度为准读数。

(三) 上臂围

上臂围可以反映皮下脂肪的厚度,其测量包括上臂的肌肉、骨骼、皮下脂肪和皮肤的综合测量。被测量者上臂自然下垂,取上臂中点的周长,软尺测量。

(四) 皮褶厚度

皮褶厚度说明机体的脂肪营养情况。皮褶厚度的测量选用专用的皮褶厚度计,按国际规定,皮褶厚度计的压力为 10 g/mm²。WHO 推荐的测量点为上臂肱三头肌部、肩胛下角部、腹部脐旁。

(1) 测量上臂肱三头肌部:取左上臂背侧肩胛骨肩峰至尺骨鹰嘴连线中点,于该点上方 2 cm 处,检查人员以左手拇指和食指将皮肤连同皮下脂肪捏起呈皱褶,用皮褶厚度计测定。在夹住后 3 s 内读数,连续测定 3 次取平均值。

（2）测量肩胛下角部：被测量者上臂自然下垂，取左肩胛骨下角 2 cm 处，测定方法同上。

（3）测量腹部脐旁：取脐旁 1 cm 处，沿正中线平行方向，测定方法同上。

有时根据需要还可以进一步观察上臂肌围，上臂肌围可以反映体内蛋白质的储存水平。可以通过下面公式得出：

$$上臂肌围(cm)＝上臂围(cm)－3.14×肱三头肌皮褶厚度(cm)$$

可以反映机体营养状况的指标还有头围、胸围、腰围、臀围、腿围等，可根据具体情况进行选择。

二、体格测量的评价

（一）体重

体重是进行营养评价最常用的指标，可用理想体重法和 BMI 指标来评价。

1. 理想体重法

理想体重法常用的计算公式有：

$$男性成人体重(kg)＝身高(cm)－105 \ 或 \ [身高(cm)－100]×0.9，$$
$$女性成人体重(kg)＝身高(cm)－105 \ 或 \ [身高(cm)－100]×0.85。$$

评价时计算实际体重/理想体重×100％的值，按表 5-6 所示进行评价。

表 5-6　实际体重计算结果评价

实际体重/理想体重×100％	评　价
＜80％	消瘦
80％～90％	偏轻
90％～110％	正常
110％～120％	超重
＞120％	肥胖

2. BMI 指标

BMI 指标是目前经常使用的衡量体重的方法，其计算公式如下：

$$BMI＝体重(kg)/身高^2(m^2)$$

我国 18～64 岁健康人群的 BMI 应在 18.5～23.9 kg/m^2。从降低死亡率考虑，65 岁以上老年人不必苛求体重和身材如年轻人一样，65 岁以上老年人的适宜体重和 BMI 应该略高，BMI 以 20～26.9 kg/m^2 为宜。

（二）身高

身高也是反映人体营养状况的基本指标，但它不像体重可以反映短期内营养状况的变化，它需要长时间的观察才能说明问题。

（三）上臂围

中国北方地区成年人上臂围正常范围参考值见表 5-7。

表 5-7　中国北方地区成年人上臂围正常参考值

性　别	年　龄	上臂围/cm	变异系数
男	18～25	25.9±2.09	0.08
	26～45	27.1±2.51	0.09
	46～	26.4±3.05	0.12
女	18～25	24.5±2.08	0.08
	26～45	25.6±2.63	0.10
	46～	25.6±3.32	0.13

上臂围的评价标准均是：实测值达到正常值的 90% 以上为正常，80%～90% 为轻度营养不良，60%～80% 为中度营养不良，<60% 为重度营养不良。

(四) 皮褶厚度

皮下脂肪含量约占全身脂肪含量的 50%，通过皮下脂肪含量的测定可推算体脂总量，体脂总量的变化间接反映了摄入能量的变化。

(1) 肱三头肌皮褶厚度：正常参考值男性为 8.3 mm，女性为 15.3 mm。实际值达到正常值的 90% 以上为正常，80%～90% 为轻度营养不良，60%～80% 为中度营养不良，小于 60% 为重度营养不良。

(2) 肩胛下皮褶厚度：以肩胛下皮褶厚度与肱三头肌皮褶厚度之和来判断。正常参考值男性为 10.4 mm，女性为 20～50 mm；大于上限为肥胖，小于下限为消瘦。

(3) 总体脂：根据肱三头肌、肩胛下、脐旁的皮褶厚度的值推算总体脂。公式为：

总体脂＝(0.911 37×肱三头肌＋0.178 71×肩胛下＋0.153 81×脐旁－3.601 46)×100%

结果大于 20% 为肥胖。

(五) 腰臀比

腰臀比要分别测量肋骨下缘至髂前上棘之间的中点的径线[腰围(waist circumference, WC)]与股骨粗隆水平的径线[臀围(hip circumference, HC)]，再计算出其比值。正常成人腰臀比男性<0.9，女性<0.85，超过此值为中央型(又称腹型、内脏型)肥胖。

任务三　营养状况实验室检测及营养缺乏病的临床检查

营养状况实验室检测是营养调查的一个组成部分，包括生理检查和生化检验。营养缺乏病在出现症状前即所谓亚临床状态时，往往先有生理和生化改变。正确选择相应的实验室检测方法，可以尽早发现人体营养储备低下的状况，以便较早掌握营养失调征兆和变化动态，及时采取必要的预防措施。

营养缺乏病的临床检查是指医务人员运用自己的临床医学知识，借助感观或有关的检查器具了解机体营养以及健康状况的一组最基本的检查方法，其目的是观察被检查者是否有与营养状况有关的症状、体征等，从而做出营养正常或失调的临床诊断。

一、营养状况实验室检测常用指标

利用实验室检测可以测定人体蛋白质、脂肪、维生素及矿物质的营养状况及免疫功能。实验室检测可以提供早期、客观的结果，并且可确定某种营养素缺乏的程度。

评价营养状况的实验室测定途径大致可分为以下几种。

① 测定血液中的营养成分或其标志物水平；

② 测定尿中营养成分排出或其代谢产物；

③ 测定与营养素有关的血液成分或酶活性的改变；

④ 测定血、尿中因营养素不足而出现的异常代谢产物；

⑤ 进行负荷、饱和及放射性核素实验。

营养状况实验室检测目前常常测定的样品为血液、尿样等，主要包括以下内容。

1. 血、尿中营养素含量

血、尿中营养素含量包括血浆蛋白、血脂、血中维生素和矿物质的含量及尿中维生素的含量。血浆蛋白水平可反映机体蛋白质营养状况，血脂的含量可以反映体内脂类代谢情况。水溶性维生素在体内不能大量储存，若摄入量超过人体负荷，则会从尿中大量排出，一般收集全日尿可测定尿中维生素含量，但因误差太大，临床常用尿负荷实验来评定水溶性维生素的营养状况。血、尿中营养素含量可以反映膳食摄入情况和机体的营养状况。

2. 营养代谢物的血、尿浓度

某些维生素，当其摄入不足时，人体正常代谢将会受阻，导致某些代谢产物堆积或减少。因此，测定营养代谢产物的浓度可以评定机体该营养素的营养状况。

3. 营养素吸收和代谢有关的各种酶的活性检查

蛋白质、维生素和矿物质是酶或辅酶的重要组成成分，这些营养素的缺乏可以造成酶活性改变，检查血中酶的活性水平可以评定机体营养素的营养状况。

4. 生理功能检查

生理功能检查包括暗适应能力、凝血酶原时间和血管脆性实验，分别用以评定机体维生素 A、维生素 K、维生素 C 的营养状况。

5. 头发、指甲中营养素含量

头发、指甲中某些必需微量元素的含量与摄入膳食中的含量有一定的对应关系，通过测定头发、指甲中某营养素的含量可以评定机体营养状况。

二、营养缺乏病临床检查的常见体征

营养缺乏病常为多发性，几种营养素缺乏可以同时存在，临床表现也很复杂，诊断时要细心，还要注意鉴别其他病因导致的相似症状。营养缺乏病检查的重点是原发性营养缺乏，对于继发性营养缺乏也应重视，如肠胃疾病，寄生虫病引起的腹泻、呕吐，手术后引起的营养素吸收障碍等。

营养缺乏病临床检查的常见体征见表5-8。

表 5-8　营养缺乏病临床检查的常见体征

临床表现	所缺乏营养素
全身、面色苍白	铁、维生素 C、维生素 B_1、叶酸、维生素 B_{12} 及其他 B 族维生素
体重过高、身高过低	热量、蛋白质、钙、磷、各种维生素
食欲不振、易感疲倦	维生素 B_1、烟酸、维生素 C
头发干燥、易断,脱发	蛋白质、热量、必需脂肪酸、锌
指甲舟状指,指甲变薄	铁
皮肤毛囊角化,皮肤干燥	维生素 A
脂溢性皮炎	维生素 B_2
寻常痤疮	维生素 B_2、维生素 B_6、维生素 A
皮下出血(瘀斑)	维生素 C、维生素 K
眼睛睑缘炎(烂眼边)、畏光	维生素 A、维生素 B_2
夜盲症、角膜干燥、色素沉着	维生素 A
唇炎	B 族维生素
口角炎	B 族维生素、铁
口腔猩红舌	烟酸、叶酸、维生素 B_{12}、蛋白质
地图舌	维生素 B_2、烟酸、蛋白质
牙龈炎、牙龈出血	维生素 C
营养性多发性神经炎	维生素 B_1 及其他 B 族维生素
中枢神经系统失调	维生素 B_{12}、维生素 B_6
单纯性甲状腺肿大	碘
克山病	硒
性腺机能减退或发育不良	锌

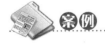 案例

营养风险筛查工具的应用

老年人特殊的身体、心理、社会及经济状况决定其易发生营养不良,从而导致一系列不良后果。因此,营养风险筛查工具对于评价老年人营养状况,为老年人出具合理的饮食建议具有重要意义。

临床应用较多的营养风险筛查工具有:营养风险筛查 2002(nutritional risk screening 2002,NRS2002)、主观营养评定(subject global assessment,SGA)和微型营养评定(mini nutritional assessment,MNA,满分 24 分),其中 MNA 经过多年实践证实,能较早发现存在营养不良危险的人群,其敏感性、预测值及特异度分别达 96%、97%和 98%,是操作简便、无创伤、适合为老年人进行营养风险筛查的工具。

然而,MNA 的项目多,调查较烦琐。营养学家在 MNA 基础上又提出更简便的简易微型营养评定(short-form mini nutritional assessment,MNA-SF,满分 14 分)。MNA-SF 将

MNA 的 18 道问题缩减为 6 道,大大缩短了评估时间,提高了工作效率。但若以 MNA 为标准,MNA-SF 的敏感性为 85.17%,即存在着 MNA 若将老年人判为营养不良,MNA-SF 也肯定会判为营养不良;MNA-SF 若将老年人判为营养不良,则 MNA 肯定不会判为营养正常,但可能判为潜在营养不良;而有一小部分潜在营养不良患者也可能被 MNA-SF 判为营养正常。故在实际工作中还需根据老年人状况进行选择应用。

为了全面客观地了解老年人营养状况,合理出具饮食建议,某养老机构营养师将营养风险筛查扩充为四大部分:MNA-SF、体格测量数据、24 h 膳食回顾法和实验室检测数据。其中,若 MNA-SF 提示被调查者存在营养不良,则进行 MNA 全表评定。此举既能够缩短评估时间,亦能获得较为准确的数据。

对于存在营养不良风险的老人,营养师还会为其出具个性化膳食指导,包括个人营养关注点、膳食原则、营养处方、相关营养表单等内容,以便指导老人用餐。针对已出现营养不良或患慢性病需特殊饮食的老年人,营养师会为其制定个性化治疗饮食食谱,并由厨师单独制作,以帮助老人逐渐改善营养不良状况。

具体应用案例:

高龄老人常因多病共存、咀嚼能力下降、精神因素等导致营养素摄入不足,长此以往易出现营养不良,严重者会危及生命。

84 岁吴阿姨入住××养老机构时,家属称吴阿姨因老伴过世导致精神不振、沉默寡言,长期卧床且不思饮食,体重仅 35kg 且存在多种慢性病。由于吴阿姨始终无法从失去亲人的悲伤情境中走出,日均进食量不能满足其机体需要(摄入量仅为基础代谢的 3/4),同时其出现了长期便秘(1 次/周)、面色苍白、气短无力等症状。

吴阿姨入院后,营养师 24h 内入户对其进行了营养评估,先使用 MNA-SF 进行初评,得分低于 8 分,初评为营养不良。而后使用 MNA、实验室检测数据、体格测量数据、24h 膳食回顾法,计算吴阿姨每日能量与其他营养素摄入值,最终确诊为蛋白质-能量营养不良。

为逐步改善吴阿姨营养不良的状况,营养师建议为其提供软烂、易咀嚼、易消化软食,配合肠内营养制剂对其进行营养治疗。同时,积极联系心理治疗师为吴阿姨进行心理疏导,使其解开心结,配合治疗。

经过十余日的营养治疗,吴阿姨营养状况得以改善。日均能量摄入提升约 30%,接近其机体需求;基本纠正便秘,由 1 次/周恢复到 1 次/(1~2)日。同时,吴阿姨精神、气色好转,可与人正常交流,甚至能在养护人员的搀扶下去花园散步。院内其余住户看望吴阿姨后也说其气色较以前有明显改善。营养治疗初见成效。

小结:

MNA 已被多项研究证实适用于老年人群的营养评估。为了省时省力,使用 MNA-SF 的 6 个问题也能基本反应老年人营养状况。为了更准确地了解老年人营养状况,建议由 MNA-SF 入手,若得分存在营养风险(<11 分),则需进一步采用 MNA 进行评估。同时,建议配合老年人实验室检测数据(血常规、生化)、体格测量数据(身高、体重、小腿围、握力等)和 24 h 膳食回顾法对老人营养状况进行综合评估,可得出较为客观的评估结果,为出具营养方案奠定基础。

习题

一、名词解释

1. 营养调查

2. 营养评价

二、选择题

1. 某养老机构进行的膳食调查,其三餐能量比各占 1/3,早餐有 50 位老人进餐,午餐有 50 位,晚餐有 20 位,则总人日数等于多少?(　　)

   (A) 120　　　　　　(B) 50　　　　　　(C) 40　　　　　　(D) 60

2. 营养调查中,常用的体格测量指标不包括(　　)。

   (A) 身高(身长)　　(B) 体重　　　　　(C) 血糖　　　　　(D) 皮褶厚度

3. 郭爷爷午餐吃了西芹炒香干,其中香干 100 g,含蛋白质 16 g,郭爷爷相当于进食(　　)g 黄豆?

   (A) 100　　　　　　(B) 16　　　　　　(C) 40　　　　　　(D) 46

4. 陈爷爷,身高 178 cm,体重 84 kg,则按照其 BMI 测算其体重属于(　　)。

   (A) 正常　　　　　　(B) 超重　　　　　(C) 肥胖前期　　　(D) 肥胖

三、填空题

1. 全面的营养调查工作,一般由 4 部分内容组成,即_____、_____、_____、_____。

2. 膳食调查通常采用的方法有_____、_____、_____、_____。

3. 张某,女性,65 岁,身高 170 cm,体重 62 kg,其 BMI 为_____。

4. 正常成人腰臀比男性<_____,女性<_____,超过此值为中央型(又称腹型、内脏型)肥胖。

四、简答题

1. 膳食调查的常用方法有哪些? 各自的优缺点及应用范围是什么?

2. 膳食调查结果的评价包括哪些方面?

五、实训题

1. 材料分析

张某,男,68 岁,退休在家。表 5-9 为张某的一日食谱。

表 5-9　张某的一日食谱

进餐时间	食物名称	原料名称	原料重量/g
早餐	牛奶 1 杯	牛奶	250
	豆包 1 个	面粉	50
		红豆	20
		糖	2
	鸡蛋半个	鸡蛋	30
	凉拌黄瓜	黄瓜	100
		盐	1

续表

进餐时间	食物名称	原料名称	原料重量/g
午餐	青椒肉片	青椒	100
		瘦牛肉	35
		植物油	5
		盐	2
		酱油	5
		姜	5
	青菜豆腐汤	南豆腐	30
		青菜	100
		植物油	2
	米饭	大米	150
下午加餐	香蕉1个	香蕉	80
晚餐	酸辣土豆丝	土豆	100
		植物油	5
		醋	5
		盐	2
	红烧黄花鱼	黄花鱼	80
		植物油	10
		酱油	5
		醋	10
		盐	2
	窝头	玉米面	85

请计算并评价：

（1）全天食物中各种营养素的含量。

（2）三餐能量分配。

（3）能量来源及百分比。

（4）蛋白质来源及百分比。

（5）根据计算结果评价：

① 张某膳食中能量及各种营养素的摄入量能否满足身体需要？

② 张某的膳食存在什么问题？

2. 膳食调查与评价技能

说明：本次训练内容为膳食调查与膳食计算。调查对象为 60 岁以上老年人。采用询问法进行调查，获得老人一日膳食组成资料并进行记录和整理，计算各种营养素的摄入量，然后对营养素摄入、三大产能营养素的供能比、蛋白质来源、一日三餐能量分配等方面进行分析和评价。

任务内容：

（1）膳食调查

老年人膳食资料的收集与整理，采用询问法对一名能够配合的老年人进行 24 h 膳食摄入情况调查，详细记录其进食的餐次、时间、食物名称、重量，记录结果填入表 5-10。

表 5-10　膳食调查记录表

餐　次	食物名称	原料名称	原料重量/g
早餐			
午餐			
晚餐			

（2）膳食计算

① 将一日内各餐次摄入的食物原料名称、数量填入食物成分计算表（见表 5-11），查阅《食物成分表》，分别计算摄入的食物中各种营养素的量。

表 5-11　食物成分计算表

食物目录	餐次		
原料名称	早餐	午餐	晚餐
重量/g			
可食部/%			
蛋白质/g			
脂肪/g			
碳水化合物/g			
能量/kJ			
胆固醇/mg			
钙/mg			
铁/mg			
胡萝卜素/mg			
维生素 B_1/mg			
维生素 B_2/mg			
维生素 B_3/mg			
维生素 C/mg			

② 将各种营养素实际摄入量与《中国居民膳食营养素参考摄入量》（2013 版）中的推荐量进行比较，计算其比值并填入表 5-12 进行分析和评价。

一般认为，能量及各种营养素允许有 ±10% 的出入，即摄入量在 90%～110% 范围内均正常；若低于 80%，则说明体内储存量降低，可能出现缺乏症状。

表 5-12　膳食营养素摄入评价表

营养素	摄入量	推荐量	摄入量/推荐量×100%
蛋白质/g			
脂肪/g			
碳水化合物/g			
能量/kJ			
钙/mg			
铁/mg			

续表

营养素	摄入量	推荐量	摄入量/推荐量×100%
视黄醇当量/μg			
维生素 B_1/mg			
维生素 B_2/mg			
维生素 B_3/mg			
维生素 C/mg			

③ 计算一日内所摄入的三大产能营养素所提供的能量各占总能量的百分比，并填入表 5-13 进行分析和评价。

表 5-13　能量来源分配

类　别	摄入量/g	产生的能量/(kJ/kcal)	占总能量百分比/%	标准/%
蛋白质				10～15
脂肪				20～30
碳水化合物				55～65
合计				100

④ 计算摄入蛋白质来源百分比，填入表 5-14 并进行合理评价。

表 5-14　蛋白质来源分配

类　别	摄入量/g	占总摄入量百分比/%	推荐标准/%
动物类			动物类和大豆类合计≥30%
大豆类			
粮谷类			粮谷类和蔬菜类合计50%～70%
蔬菜类			
合计			100

⑤ 计算一日三餐能量分配比，填入表 5-15，并进行评价。

表 5-15　一日三餐能量分配

餐　次	摄入能量/(kJ/kcal)	占总能量摄入百分比/%	推荐标准/%
早餐			30
午餐			40
晚餐			30
合计			100

⑥ 根据上述膳食计算及结果评价，该老人一日食谱中的营养素和能量是否符合膳食营养素参考摄入量标准？对其中存在的不足之处提出改进建议，例如：

A. 是否存在营养素和能量摄入不足或过剩的情况？是否有比例失调的情况？应该适当增加或减少哪些种类的食物的摄入？

B. 膳食中的优质蛋白质是否能够满足需要？如何改进？

C. 一日三餐的能量分配比例是否合适？如何调整？

项目六　为老年人编制营养食谱

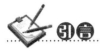

　　合理营养、平衡膳食是健康饮食的核心。人体每天都要从膳食中获得所需的各种营养素。完善而合理的营养可以保证人体正常的生理功能,促进健康和生长发育,提高机体的抵抗力和免疫力,有利于某些疾病的预防和治疗。合理营养要求膳食能供给机体所需的全部营养素,并且不发生缺乏或过量的情况。平衡膳食则主要从膳食的方面保证营养素的需要,以达到合理营养,它不仅需要考虑食物中含有营养素的种类和数量,而且还必须考虑食物合理的加工方法、烹调过程中如何提高消化率和减少营养素的损失等问题。

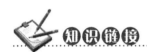

　　营养配餐,就是按人们身体的需要,根据食物中各种营养物质的含量,设计1天、1周或1个月的食谱,使人体摄入的蛋白质、脂肪、碳水化合物、维生素和矿物质等营养素比例合理,即达到平衡膳食。营养配餐是实现平衡膳食的一种措施。平衡膳食的原则通过食谱得以表达,充分体现其实际意义。

一、营养配餐的理论依据

　　营养配餐是一项实践性很强的工作,与人们的日常饮食直接相关,要做到科学合理,就需要以一系列营养理论为指导,现行常用理论工具有《中国居民膳食营养素参考摄入量》(2013版)、《中国居民膳食指南(2022)》、中国居民平衡膳食宝塔(2022)、《食物成分表》等。

　　(一)《中国居民膳食营养素参考摄入量》(2013版)

　　《中国居民膳食营养素参考摄入量》(2013版)提供了每日平均膳食营养素摄入量的参考值,包括EAR、RNI、AI和UL。制定《中国居民膳食营养素参考摄入量》(2013版)的目的在于更好地指导人们膳食实践,评价人群的营养状况并为国家食物发展供应计划提供依据。《中国居民膳食营养素参考摄入量》(2013版)是营养配餐中能量和主要营养素需要量的确定依据。《中国居民膳食营养素参考摄入量》(2013版)中的RNI是个体适宜营养素摄入水平的参考值,是健康个体膳食摄入营养素的目标。编制营养食谱时,首先需要以各营养素的RNI为依据确定需要量,一般以能量需要量为基础。编制出食谱后,还需要以各营养素的RNI为参考,评价食谱的编制是否合理,如果与RNI相差不超过10%,说明编制的食谱合理可用,否则需要加以调整。

（二）《中国居民膳食指南（2022）》和中国居民平衡膳食宝塔（2022）

为了便于宣传普及，《中国居民膳食指南（2022）》将营养理论转化为通俗易懂、简明扼要的可操作性指南，其目的就是指导中国居民合理营养、平衡膳食、促进健康。《中国居民膳食指南（2022）》本身就是合理膳食的基本规范，其中的原则就是营养食谱编制的原则，营养食谱的编制需要根据《中国居民膳食指南（2022）》考虑食物种类、数量的合理搭配。中国居民平衡膳食宝塔（2022）则是膳食指南量化和形象化的表达，是人们在日常生活中贯彻《中国居民膳食指南（2022）》的工具。中国居民平衡膳食宝塔（2022）建议的各类食物的数量既以人群的膳食实践为基础，又兼顾食物生产和供给的发展，具有实际指导意义。同时，中国居民平衡膳食宝塔（2022）还提出了实际应用时的具体建议，如同类食物互换的方法，对编制营养食谱具有实际指导作用。根据中国居民平衡膳食宝塔（2022），我们可以很方便地编制出营养合理、搭配适宜的食谱。

（三）《食物成分表》

《食物成分表》是营养配餐工作必不可少的工具。要开展好营养配餐工作，必须了解和掌握食物的营养成分。《食物成分表》中所列食物以原料为主，各项食物都列出了产地和食部，包括营养成分。"食部"是指按照当地的烹调和饮食习惯，把从市场上购买的样品去掉不可食的部分之后，所剩余的可食部分所占的比例。列出可食部分所占比例是为了便于计算市品的营养素含量。市品的食部不是固定不变的，它会因食物的运输、储藏和加工处理不同而有改变。因此，当认为食部的实际情况和表中食部栏内所列数字有较大出入时，可以自己实际测量食部的量。通过《食物成分表》，我们在编制营养食谱时才能将营养素的需要量转换为食物的需要量，从而确定食物的品种和数量。在评价食谱所含营养素摄入量是否满足需要时，同样需要参考《食物成分表》中各种食物的营养成分数据。

（四）营养平衡理论

（1）膳食中 3 种产能营养素需要保持一定的比例。

膳食中蛋白质、脂肪和碳水化合物除了各具特殊的生理功能外，其共同特点是提供人体所必需的能量。在膳食中，这 3 种产能营养素必须保持一定的比例，才能保证膳食平衡。若按其各自提供的能量占总能量的百分比计，则蛋白质占 10%～15%，脂肪占 20%～30%，碳水化合物占 50%～65%。打破这种适宜的比例，将不利于健康。

（2）膳食中优质蛋白质与一般蛋白质保持一定的比例。

人体对必需氨基酸的需要量需要保持一定的比例，动物性蛋白质和大豆蛋白质称为优质蛋白质，它们所含的必需氨基酸种类齐全、比例恰当，人体利用率高。常见食物蛋白质的氨基酸组成，都不可能完全符合人体需要的比例，只有多种食物混合食用，才容易使膳食氨基酸组成符合人体需要的模式。因此，在膳食构成中要注意将动物性蛋白质、一般植物性蛋白质和大豆蛋白质进行适当搭配，并保证优质蛋白质占蛋白质总供给量的 1/3 以上。

（3）饱和脂肪酸、单不饱和脂肪酸和多不饱和脂肪酸之间的平衡。

对于不同食物来源的脂肪，脂肪酸组成不同，有饱和脂肪酸、单不饱和脂肪酸及多不饱和脂肪酸。饱和脂肪酸可使血胆固醇升高，不饱和脂肪酸特别是必需脂肪酸以及鱼贝类的 EPA 和 DHA 则具有多种有益的生理功能。因此必须保证食物中多不饱和脂肪酸的比例。一般认为,在脂肪提供的能量占总能量的 30% 范围内,以饱和脂肪酸提供的能量占总能量的 7% 左右,单不饱和脂肪酸提供的能量占总能量的比例在 10% 以内,剩余的能量均由多不饱和脂肪酸提供为宜。相对来说,动物脂肪含饱和脂肪酸和单不饱和脂肪酸较多,而多不饱和脂肪酸的含量较少。植物油主要含不饱和脂肪酸。两种必需脂肪酸亚油酸和亚麻酸主要存在于植物油中,鱼贝类食物含 EPA 和 DHA 相对较多。为了保证能从每日膳食中摄入足够的不饱和脂肪酸,必须保证油脂中植物油的摄入量。

二、营养食谱的编制原则

营养食谱泛指食物搭配和烹调方法的汇总,也可指膳食调配计划,即每天每餐主食、副食的名称和数量,编制营养食谱时要注意规范性、科学性和可行性。营养食谱种类按照编制的时间分为"一日食谱""一周食谱",既可以每天编制,也可以每周编制。一日标准食谱确定后,可在保持标准食谱确定的总能量和各种营养素数量和比例不变的基础上,只进行主食和菜肴品种的调换。根据营养配餐的上述理论依据,营养食谱的编制可遵循以下原则。

(一)保证营养平衡

(1)按照《中国居民膳食指南(2022)》的要求,膳食应满足人体需要的能量、蛋白质、脂肪,以及各种矿物质和维生素。不仅品种要多样,而且数量要充足,既要满足需要,又要防止过量。对于老年人,还要注意易缺营养素(如钙、铁等)的供给。

(2)各营养素之间的比例要适宜。膳食中能量来源及其在各餐中的分配比例要合理。要保证膳食蛋白质中优质蛋白质占适宜的比例,要以植物油作为油脂的主要来源,同时还要保证碳水化合物的摄入量。此外,各矿物质之间也要配比适当。

(3)食物的搭配要合理。注意主食与副食、杂粮与精粮、荤与素、凉与热等食物的平衡搭配。

(4)膳食制度要合理。一般应该定时定量进餐,成人一日三餐,老人可少量多餐或在三餐之外加点心。

(二)照顾饮食习惯,注意饭菜的口味

尽可能做到,既保证膳食多样化,又照顾就餐者的膳食习惯。注重烹调方法,做到色香俱全、口感宜人、形状优雅。

(三)考虑季节和市场供应情况

主要是熟悉市场可供选择的原料,并了解其营养特点。尽可能利用当地市场供给充足的粮油果蔬,减少不必要的采购浪费。

(四)兼顾经济条件

编制食谱,还要考虑进餐者的经济状况,既要使食谱符合营养要求,又要使进餐者在经济上能承受,这样才会使食谱有实际意义。

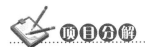 **项目分解**

常用的食谱编制方法主要有营养成分计算法和食物交换份法两种,因此本项目从以上两方面进行项目分解。

任务一　按照营养成分计算法编制食谱

完整的食谱包括主食、副食的名称，所用原料的品种、数量，烹调方法，营养素标准，膳食制度等，通过表格的形式呈现。按照营养成分计算法编制食谱包括以下步骤。

一、确定每日能量供给量

能量是维持生命活动正常进行的基本保证，编制食谱首先应该考虑的是保证能从食物中摄入适宜的能量。

（一）参照《中国居民膳食营养素参考摄入量》（2013 版）中各种营养素的 RNI 确定能量供给量

根据劳动强度、年龄、性别等确定老年人一日三餐的能量供给量。例如，张爷爷，男性，85 岁，身高 168 cm，体重 74 kg，无糖尿病史，血脂水平正常，目前退休在家，主要从事一些日常的家务劳动。按轻体力劳动计，其能量供给量标准为 7.95 MJ（约 1 900 kcal）。

养老机构中集体就餐老年人的能量供给量标准可以以就餐人群的基本情况或平均数值为依据，包括人员的平均年龄、平均体重等。参照能量的推荐摄入量确定的能量供给量标准只是提供了一个参考的目标，实际应用中还需参照用餐老年人的具体情况加以调整，如根据老年人的胖瘦情况编制不同的能量供给量。因此，在编制食谱前应对就餐人员的基本情况有全面的了解，如就餐老年人的人数、年龄、性别、身高、体重、劳动强度、身体条件以及饮食习惯等。

（二）根据理想体重确定能量供给量

1. 计算理想体重

张爷爷的理想体重（kg）＝身高（cm）－105＝168（cm）－105＝63 kg。

计算实际体重/理想体重×100%，按表 5-6 进行评定。

74 kg/63 kg×100%≈117%，属于超重。

2. 确定每日每千克标准体重所需要的能量

张爷爷主要在家从事一般家务劳动，其体力活动水平为轻体力劳动。根据表 6-1，确定张爷爷每日每千克标准体重所需要的能量为 20～25 kcal/(kg·d)。

表 6-1　不同人群每日每千克体重所需能量　　单位：kcal/(kg·d)

体型	休息状态	轻体力劳动	中等体力劳动	重体力劳动
正常	15～20	25～30	35	40
消瘦	20～25	35	40	45～50
肥胖/超重	15	20～25	30	35

3. 确定每日能量供给量

每日总能量＝理想体重（kg）×每日每千克理想体重所需要的能量[kcal/(kg·d)]。

确定张爷爷全日能量供给量＝63 kg×[(20～25) kcal/(kg·d)]＝1 260～1 575 kcal/d。

二、计算产能营养素全日应提供能量

能量的主要来源为蛋白质、脂肪和碳水化合物,为了维持人体健康,这 3 种产能营养素占总能量比例应当适宜,一般蛋白质占 10%～15%,脂肪占 20%～30%,碳水化合物占 50%～65%,具体可根据本地生活水平调整,由此可求得 3 种产能营养素的一日能量供给量。

例如,已知李某每日能量需要量为 11.29 MJ(2 700 kcal),若 3 种产能营养素占总能量的比例分别为蛋白质占 15%、脂肪占 25%、碳水化合物占 60%,则 3 种产能营养素各应提供的能量如下:

蛋白质　　　　11.29 MJ(2 700 kcal)×15%＝1.693 5 MJ(405 kcal)

脂肪　　　　　11.29 MJ(2 700 kcal)×25%＝2.822 5 MJ(675 kcal)

碳水化合物　　11.29 MJ(2 700 kcal)×60%＝6.774 MJ(1 620 kcal)

三、计算产能营养素每日需要量

知道了 3 种产能营养素的能量供给量,还需将其折算为需要量,即具体的数量,这是确定食物品种和数量的重要依据。由于食物中的产能营养素不可能全部被消化吸收,且消化率也各不相同,消化吸收后,在体内也不一定完全彻底地被氧化分解产生能量。因此,食物中产能营养素在机体内产生能量的多少按如下关系换算,即 1 g 碳水化合物产生能量为 16.81 kJ(4.0 kcal),1 g 脂肪产生能量为 37.56 kJ(9.0 kcal),1 g 蛋白质产生能量为 16.74 kJ(4.0 kcal)。根据 3 种产能营养素的能量供给量及其能量折算系数,可求出全日蛋白质、脂肪、碳水化合物的需要量。

如根据上一步的计算结果,可算出李某 3 种产能营养素的需要量如下:

蛋白质　　　　1.693 5 MJ÷16.81 kJ/g≈101 g(405 kcal÷4 kcal/g≈101 g)

脂肪　　　　　2.822 5 MJ÷37.56 kJ/g≈75 g(675 kcal÷9 kcal/g＝75 g)

碳水化合物　　6.774 MJ÷16.74 kJ/g≈405 g(1 620 kcal÷4 kcal/g＝405 g)

四、计算产能营养素每餐需要量

知道了 3 种产能营养素每日需要量后,就可以根据三餐的能量分配比例计算出 3 种产能营养素的每餐需要量。一般三餐能量的适宜分配比例为:早餐占 30%,午餐占 40%,晚餐占 30%。

例如,根据上一步的计算结果,按照 30%、40%、30% 的三餐供能比例,分别得到李某早、中、晚三餐需要摄入的 3 种产能营养素数量如下。

早餐:　蛋白质　　　　　　　　101 g×30%≈30 g

　　　　脂肪　　　　　　　　　75 g×30%≈23 g

　　　　碳水化合物　　　　　　405 g×30%≈122 g

中餐:　蛋白质　　　　　　　　101 g×40%≈40 g

　　　　脂肪　　　　　　　　　75 g×40%＝30 g

　　　　碳水化合物　　　　　　405 g×40%≈162 g

晚餐： 蛋白质   101 g×30％≈30 g

    脂肪   75 g×30％≈23 g

    碳水化合物   405 g×30％≈122 g

五、确定主食、副食的品种和数量

已知 3 种产能营养素的需要量，根据《食物成分表》，即可确定主食和副食的品种和数量了。

（一）确定主食的品种和数量

由于谷类是碳水化合物的主要来源，因此主食的品种、数量主要根据各类主食原料中碳水化合物的含量确定。主食的品种主要根据用餐者的饮食习惯来确定，一般情况下，北方人习惯以面食为主，南方人则以大米居多。

根据上一步的计算，李某早餐中应含有碳水化合物 122 g，若以小米粥和馒头为主食，并分别提供 20％和 80％的碳水化合物。查《食物成分表》可知，每 100 g 小米粥含碳水化合物 8.4 g，每 100 g 馒头含碳水化合物 44.2 g，则：

$$所需小米粥重量＝122 g×20％÷(8.4/100)≈290 g$$
$$所需馒头重量＝122 g×80％÷(44.2/100)≈221 g$$

确定主食品种和数量时的注意事项：实际工作中，在计算每天碳水化合物的进食量时，还应考虑蔬菜、水果、动物性食品等食物中也含有一定量的碳水化合物。因此，应在减去碳水化合物含量高的蔬菜、水果等的碳水化合物含量后，再设计主食碳水化合物的重量。

（二）确定副食的品种和数量

根据 3 种产能营养素的需要量，首先确定了主食的品种和数量，接下来就需要考虑蛋白质的食物来源了。除了谷类食物提供的蛋白质以外，各类动物性食物和豆制品也是优质蛋白质的主要来源。因此确定副食品种和数量时应在已确定主食用量的基础上，依据副食应提供的蛋白质数量确定。

计算步骤如下：

（1）计算主食中含有的蛋白质重量。

（2）用应摄入的蛋白质重量减去主食中的蛋白质重量，即为副食应提供的蛋白质重量。

（3）设定副食中蛋白质的 2/3 由动物性食物供给，1/3 由豆制品供给，据此可求出各自的蛋白质供给量。

（4）查《食物成分表》并计算各类动物性食物及豆制品的供给量。

（5）设计蔬菜的品种和数量。

仍以上一步的计算结果为例，已知李某中餐应含蛋白质 40 g、碳水化合物 162 g。假设以馒头（富强粉）、米饭（大米）为主食，并分别提供 50％的碳水化合物，由《食物成分表》可知，每 100 g 馒头和米饭分别含碳水化合物 44.2 g 和 25.9 g，按上一步的方法，可算得馒头和米饭所需重量分别为 183 g 和 313 g。

由《食物成分表》得知，100 g 馒头（富强粉）含蛋白质 6.2 g，每 100 g 米饭含蛋白质 2.6 g，则：

$$主食中蛋白质含量＝183 g×(6.2/100)＋313 g×(2.6/100)≈19 g$$

副食中蛋白质含量＝40 g－19 g＝21 g

设定副食中蛋白质的 2/3 应由动物性食物供给，1/3 应由豆制品供给，因此：

动物性食物应含蛋白质重量＝21 g×2/3＝14 g

豆制品应含蛋白质重量＝21 g×1/3＝7 g

若选择的动物性食物和豆制品分别为猪肉（脊背）和豆腐干（熏），由《食物成分表》可知，每 100 g 猪肉（脊背）中蛋白质含量为 20.2 g，每 100 g 豆腐干（熏）中蛋白质含量为 15.8 g，则：

猪肉（脊背）重量＝14 g÷(20.2/100)≈69 g

豆腐干（熏）重量＝7 g÷(15.8/100)≈44 g

确定了动物性食物和豆制品的重量，就可以保证蛋白质的摄入。最后是选择蔬菜的品种和数量。蔬菜的品种和数量可根据不同季节市场的蔬菜供应情况，以及考虑与动物性食物和豆制品配菜的需要来确定。

六、确定纯能量食物的量

脂肪的摄入应以植物油为主，辅以一定量的动物脂肪。因此以植物油作为纯能量食物的来源。由《食物成分表》可知每日摄入各类食物提供的脂肪含量，将需要的脂肪总含量减去食物提供的脂肪量即为每日植物油供应量。

七、评价与调整食谱

根据以上步骤编制出营养食谱后，还应该对食谱进行评价，确定编制的食谱是否科学合理。应参照《食物成分表》初步核算该食谱提供的各种营养素的含量，与《中国居民膳食营养素参考摄入量》(2013 版)中的 RNI 进行比较，与 RNI 相差在 10% 以内，可认为合乎要求，否则要增减或更换食品的种类或数量。值得注意的是，编制食谱时，不必严格要求每份营养餐食谱的能量和各类营养素均与《中国居民膳食营养素参考摄入量》(2013 版)中的 RNI 保持一致。一般情况下，每天的能量、蛋白质、脂肪和碳水化合物的量出入不应该很大，其他营养素以 1 周为单位进行计算、评价即可。

根据食谱的编制原则，食谱的评价应该包括以下几个方面。

(1) 食谱中所含各类食物是否齐全，是否做到了食物种类多样化？

(2) 各类食物的量是否充足？

(3) 全天能量和营养素的摄入是否适宜？

(4) 三餐能量摄入分配是否合理，早餐是否保证了能量和蛋白质的供应？

(5) 优质蛋白质占总蛋白质的比例是否恰当？

(6) 3 种产能营养素的供能比例是否适宜？

以下是评价食谱是否科学、合理的过程。

(1) 首先按类别将食物归类排序，并列出每种食物的数量。

(2) 从《食物成分表》中查出每 100 g 食物所含营养素的量，算出每种食物所含营养素的量，计算公式如下：

食物中某营养素含量＝食物量(g)×可食部比例×100 g 食物中营养素含量/100 g

(3) 分别将所用食物中的各种营养素累计相加，计算出一日食谱中 3 种产能营养素及其他营养素的量。

（4）将计算结果与《中国居民膳食营养素参考摄入量》（2013 版）同年龄同性别人群的水平进行比较，并评价。

（5）分别计算出蛋白质、脂肪、碳水化合物 3 种营养素提供的能量及占总能量的比例。

（6）计算出动物性及豆类蛋白质占总蛋白质的比例。

（7）计算三餐提供能量的比例。

下面以某 72 岁体力活动水平为轻体力劳动的老年男性一日食谱为例（见表 6-2），对食谱进行评价。

表 6-2　某老年男性一日食谱

餐　　次	食物名称	用　　量/g
早餐	面包	面粉 150
	火腿	25
	牛奶	250
	苹果	100
午餐	青椒肉片	青椒 100
		瘦猪肉 45
		植物油 6
	熏干芹菜	熏干 30
		芹菜 100
		植物油 5
晚餐	馒头	面粉 150
	西红柿炒鸡蛋	西红柿 125
		鸡蛋 60
		植物油 5
	韭菜豆腐汤	韭菜 25
		南豆腐 30
		植物油 3
	大米	125

（一）按类别将食物归类排序，看食物种类是否齐全

谷类、薯类：面包 150 g、馒头 150 g、大米 125 g。

禽畜肉及鱼类：火腿 25 g、瘦猪肉 45 g。

豆类及其制品：熏干 30 g、南豆腐 30 g。

奶类：牛奶 250 g。

蛋类：鸡蛋 60 g。

蔬菜水果类:苹果 100 g、青椒 100 g、芹菜 100 g、西红柿 125 g、韭菜 25 g。

纯热能食物:植物油 19 g。

由上可见该食谱提供的食物种类齐全。

(二)食物所含营养素的计算

先从《食物成分表》中查出各种食物每 100 g 的能量及各种营养素的含量,然后计算食谱中各种食物所含能量和营养素的量。以计算 150 g 面粉中所含营养素为例,从《食物成分表》中查出小麦粉 100 g 食部为 100%,含能量 1439 kJ(344 kcal),蛋白质 11.2 g,脂肪 1.5 g,碳水化合物 73.6 g,钙 31 mg,铁 3.5 mg,维生素 B_1 0.28 mg,维生素 B_2 0.08 mg,故 150 g 面粉可提供:

能量 = 150 g×100%×1 439 kJ(344 kcal)/100 g = 2 158.5 kJ(516 kcal)

蛋白质 = 150 g×100%×11.2 g/100 g = 16.8 g

脂肪 = 150 g×100%×1.5 g/100 g = 2.25 g

碳水化合物 = 150 g×100%×73.6 g/100 g = 110.4 g

钙 = 150 g×100%×31 mg/100 g = 46.5 mg

铁 = 150 g×100%×3.5 mg/100 g = 5.25 mg

维生素 B_1 = 150 g×100%×0.28 mg/100 g = 0.42 mg

维生素 B_2 = 150 g×100%×0.08 mg/100 g = 0.12 mg

其他食物计算方法和过程与此类似。计算出所有食物分别提供的营养素含量,累计相加,就得到该食谱提供的能量和营养素。如此计算出该食谱可提供:能量 8 841 kJ(2 113 kcal),蛋白质 67.5 g,脂肪 57.4 g,钙 602.9 mg,铁 20.0 mg,维生素 A 341.4 μg,维生素 B_1 0.9 mg,维生素 C 70 mg。

参考《中国居民膳食营养素参考摄入量》(2013 版)中,72 岁体力活动水平为轻体力劳动的老年男性每日能量和营养素推荐摄入量为:能量 8 580 kJ(2 050 kcal),蛋白质 65 g,钙 1 000 mg,铁 15 mg,维生素 A 800 μg,维生素 B_1 1.3 mg,维生素 C 100 mg。比较可见,此食谱中钙、维生素 A、维生素 B_1、维生素 C 均不足。除此之外,能量和其他营养素供给量基本符合需要。钙不足可通过适当增加奶制品、海带、豆制品等补充,或者补充钙剂。维生素 A 不足可通过 1～2 周补充一次动物肝脏来弥补,维生素 C 不足可用富含维生素 C 的蔬菜水果来补充,以弥补此食谱的不足之处。

(三)3 种产能营养素的供能比例

由蛋白质、脂肪、碳水化合物 3 种营养素的能量折算系数可以算得:

蛋白质提供能量占总能量比例 = 67.5 g×16.74 kJ/g÷8 841 kJ×100% ≈ 12.8%

脂肪提供能量占总能量比例 = 57.4 g×37.56 kJ/g÷8 841 kJ×100% ≈ 24.4%

碳水化合物提供能量占总能量比例 = 100% − 12.8% − 24.4% = 62.8%

蛋白质、脂肪、碳水化合物适宜的供能比分别为 10%～15%、20%～30%、50%～65%,故该食谱的蛋白质、脂肪、碳水化合物的摄入比例还是比较合适的。

(四)动物性及豆类蛋白质占总蛋白质比例

将来自动物性食物及豆类食物的蛋白质累计相加,本例结果为 35 g,食谱中总蛋白质含量为 67.5 g,可以算得:

$$动物性及豆类蛋白质占总蛋白质比例 = \frac{35}{67.5}×100% ≈ 51.2%$$

优质蛋白质占总蛋白质的比例超过 1/3，接近一半，可认为优质蛋白质的供应量比较适宜。

（五）三餐提供能量占全天摄入总能量比例

先将早、中、晚三餐的所有食物提供的能量分别按餐次累计相加，得到每餐摄入的能量，然后除以全天摄入的总能量，即得到每餐提供能量占全天摄入总能量的比例。

早餐：$\dfrac{2\,980}{8\,841}\times100\%\approx33.7\%$

午餐：$\dfrac{3\,181}{8\,841}\times100\%\approx36.0\%$

晚餐：$\dfrac{2\,678}{8\,841}\times100\%\approx30.3\%$

三餐能量分配接近 30%、40%、30%，分配比较适宜。

综上，该食谱种类齐全，能量及大部分营养素数量充足，3 种产能营养素比例适宜，考虑了优质蛋白质的供应，三餐能量分配合理，是比较科学合理的营养食谱。需要强调的是，以上的食谱编制和评价主要是根据宏量营养素的状况来进行讨论。在实际的食谱编制工作中还必须对各种微量营养素的适宜性进行评价，而且需要检测就餐人群的体重变化及其他营养状况指标，对食谱进行调整。

有了营养食谱还必须根据食谱原料，运用合理的烹调方法进行营养餐的制作。在烹调过程中，食物中的蛋白质、脂肪、碳水化合物、维生素、矿物质、水等营养素发生着多种变化，了解这些变化，对于合理选用科学的烹调方法，严格监控烹调过程中食物的质量，提高营养素在食物中的保存率和在人体中的利用率都有着重要作用。此外，营养餐烹调时还应保证食物的色、香、味俱全，这样才能保证营养素摄入量达到营养配餐的预期时效果。

任务二　按照食物交换份法编制食谱

按照食物交换份法编制食谱比计算法简单、方便、快捷，且容易被非专业人员掌握并使用。该法先将常用食物按其所含营养素量的近似值归类，计算出每类食物每份所含的营养素值和食物质量；然后将每类食物的内容列出表格供交换使用；最后，根据不同能量需要，按蛋白质、脂肪和碳水化合物的合理分配比例，计算出各类食物的交换份数和实际重量，并按每份食物能量交换代量表选择食物。

一、食物分类

根据《中国居民膳食指南（2022）》及中国居民平衡膳食宝塔（2022）对食物的归类，按常用食物所含营养素的特点划分食物种类，将食物分为四大组。

(1) 谷薯组：含碳水化合物较丰富的谷薯类食物；

(2) 蔬果组：含维生素、矿物质和膳食纤维丰富的蔬菜类、水果类；

(3) 肉蛋组：含优质蛋白质丰富的肉、奶、蛋、豆及豆制品类，即肉蛋类、大豆类、奶类；

(4) 热能组：含能量丰富的油脂、纯糖和坚果类食物。

各类食物及每一交换份食物中营养素的含量，详见表 6-3。

表 6-3　各类食物及每一交换份食物中营养素的含量

组别	食品类别	每份质量/g	能量/kcal	蛋白质/g	脂肪/g	碳水化合物/g	主要营养素
谷薯组	1. 谷薯类	25	90	2.0	—	20.0	碳水化合物、膳食纤维
蔬果组	2. 蔬菜类	500	90	5.0	—	17.0	矿物质、维生素、膳食纤维
	3. 水果类	200	90	1.0	—	21.0	
肉蛋组	4. 肉蛋类	50	90	9.0	6.0	—	蛋白质
	5. 大豆类	25	90	9.0	4.0	4.0	
	6. 奶类	160	90	5.0	5.0	6.0	
热能组	7. 油脂类	10	90	—	10.0	—	脂肪
	8. 坚果类	15	90	4.0	7.0	2.0	

二、各类食物的每单位交换代量表

（1）谷薯组，主要提供碳水化合物和膳食纤维。谷薯类食品的能量交换代量表见表 6-4。

表 6-4　谷薯类食品的能量交换代量表

食品名称	质量/g	食品名称	质量/g
大米、小米、糯米、薏米	25	干粉条、干莲子	25
高粱米、玉米渣	25	油条、油饼、苏打饼干	25
面粉、米粉、玉米面	25	烧饼、烙饼、馒头	35
混合面	25	咸面包、窝窝头	35
燕麦片、莜麦面	25	生面条、魔芋生面条	35
荞麦面、苦荞面	25	马铃薯	100
各种挂面、龙须面	25	湿粉皮	150
通心粉	25	鲜玉米（1 个，带棒心）	200
绿豆、红豆、芸豆、干豌豆	25		

每份谷薯类食品提供蛋白质 2 g，碳水化合物 20 g，能量 376 kJ（90 kcal）。根茎类一律以净食部分计算

（2）蔬果组，主要提供矿物质、维生素和膳食纤维。蔬菜类食品的能量交换代量表、水果类食品能量交换代量表分别见表 6-5 和表 6-6。

表 6-5　蔬菜类食品的能量交换代量表

食品名称	质量/g	食品名称	质量/g
大白菜、圆白菜、菠菜、油菜	500	白萝卜、青椒、茭白、冬笋	400
韭菜、茴香、茼蒿	500	倭瓜、南瓜、菜花	350
芹菜、苤蓝、莴笋、油菜薹	500	鲜豇豆、扁豆、洋葱、蒜苗	250
西葫芦、番茄、冬瓜、苦瓜	500	胡萝卜	200
黄瓜、茄子、丝瓜	500	山药、荸荠、藕、凉薯	150
芥蓝、瓢菜	500	慈菇、百合、芋头	100
蕹菜、苋菜、龙须菜	500	毛豆、鲜豌豆	70
鲜豆芽、鲜蘑、水浸海带	500		

每份蔬菜类食品提供蛋白质 5 g，碳水化合物 17 g，能量 376 kJ（90 kcal）。每份蔬菜一律以净食部分计算

表 6-6 水果类食品能量交换代量表

食品名称	市品质量/g	食品名称	市品质量/g
柿子、香蕉、鲜荔枝	150	李子、杏	200
梨、桃、苹果	200	葡萄	200
橘子、橙子、柚子	200	草莓	300
猕猴桃	200	西瓜	500

每份水果提供蛋白质 1 g，碳水化合物 21 g，能量 376 kJ（90 kcal）。每份水果一律以市品质量计算

（3）肉蛋组，主要提供蛋白质。肉蛋类食品能量交换代量表、大豆类食品能量交换代量表、奶类食品能量交换代量表分别见表 6-7、表 6-8 和表 6-9。

表 6-7 肉蛋类食品能量交换代量表

食品名称	质量/g	食品名称	质量/g
热火腿、香肠	20	鸡蛋（1 个，带壳）	60
肥瘦猪肉	25	鸭蛋、松花蛋（1 个，带壳）	60
熟叉烧肉（无糖）、午餐肉	35	鹌鹑蛋（6 个，带壳）	60
熟酱牛肉、熟酱鸭、大肉肠	35	鸡蛋清	150
瘦猪、牛、羊肉	50	带鱼	80
带骨排骨	50	草鱼、鲤鱼、甲鱼、比目鱼	80
鸭肉	50	大黄鱼、黑鲢、鲫鱼	80
鹅肉	50	对虾、青虾、鲜贝	80
兔肉	100	蟹肉、水发鱿鱼	100
鸡蛋粉	15	水发海参	350

每份肉蛋类食品提供蛋白质 9 g，脂肪 6 g，能量 376 kJ（90 kcal）。除蛋类为市品重量，其余一律以净食部分计算

表 6-8 大豆类食品能量交换代量表

食品名称	质量/g	食品名称	质量/g
腐竹	20	北豆腐	100
大豆	25	南豆腐（嫩豆腐）	150
大豆粉	25	豆浆	400
豆腐丝、豆腐干、油豆腐	50		

每份大豆类食品提供蛋白质 9 g，脂肪 4 g，碳水化合物 4 g，能量 376 kJ（90 kcal）

表 6-9 奶类食品能量交换代量表

食品名称	质量/g	食品名称	质量/g
奶粉	20	牛奶	160
脱脂奶粉	25	羊奶	160
奶酪	25	无糖酸奶	130

每份奶类食品提供蛋白质 5 g，脂肪 5 g，碳水化合物 6 g，能量 376 kJ（90 kcal）

（4）热能组，主要提供脂肪。热能组食品能量交换代量表见表 6-10。

表 6-10　供给热能的食品能量交换代量表

食品名称	质量/g	食品名称	质量/g
花生油、香油(1 汤勺)	10	猪油	10
玉米油、菜籽油(1 汤勺)	10	牛油	10
豆油(1 汤勺)	10	羊油	10
红花油(1 汤勺)	10	黄油	10
核桃、杏仁、花生米	15	葵花籽(带壳)	25
西瓜子(带壳)	40	蔗糖	20
每份热能组食品提供脂肪 10g(蔗糖提供碳水化合物)，能量 376kJ(90kcal)			

三、确定食物交换份数和食谱

(一) 根据中国居民平衡膳食宝塔(2022)建议的不同能量的各种食物需要量，参考食物交换代量表，确定食物交换份数

例如，体力活动水平为轻体力劳力的张爷爷全天能量需求量约为 1 600 kcal，根据中国居民平衡膳食宝塔(2022)，参考表 4-3，1 600 kcal 能量需要摄入谷类 200 g、蔬菜 300 g、水果 200 g、畜禽肉类 40 g、蛋类 40 g、鱼虾类 40 g、豆类及坚果类 25 g、奶类及奶制品 300 g、油脂 25 g，这相当于 8(200/25)份谷薯类食物交换份、1~2 份果蔬类交换份、4 份肉蛋奶等动物性食物交换份、1 份豆类食物交换份、2.5 份油脂类食物交换份。

(二) 根据不同能量膳食食物份数分配表，确定所需的食物交换份数

不同能量膳食食物份数分配表如表 6-11 所示。

表 6-11　不同能量膳食食物份数分配表

能量/kcal	交换份	谷薯组	果蔬组	肉蛋组	热能组
1 200	13.5	6	2	4	1.5
1 300	14.5	7	2	4	1.5
1 400	16	8	2	4	2
1 500	17	9	2	4	2
1 600	18	10	2	4	2
1 700	19	11	2	4	2
1 800	20	12	2	4	2
1 900	21	12.5	2	4	2.5
2 000	22	13.5	2	4	2.5
2 100	23.5	14.5	2	4.5	2.5
2 200	24.5	15.5	2	4.5	2.5
2 300	25.5	16	2.5	4.5	2.5
2 400	27	17	2.5	4.5	3
2 500	28	18	2.5	4.5	3
2 600	29	19	2.5	4.5	3
2 700	30	19.5	2.5	4.5	3
2 800	31	20	3	4.5	3.5

例如,轻身体活动水平的张爷爷全天能量需求量约为 1 600 kcal,查表 6-11,得出张爷爷全天膳食总交换单位为 18 份,其中,谷薯类食物 10 交换份、果蔬类 2 交换份、肉蛋奶等动物性食物 4 交换份、油脂类食物 2 交换份,将其按照早 30%、中 40%、晚 30% 的三餐能量分配到一日三餐中即可。

将 18 个交换份的食物分配到一日三餐中,早餐 5 交换份、午餐 8 交换份、晚餐 5 交换份,具体食谱可以做如下安排:

早餐:窝头 70 g(谷类 2 份)、凉拌黄瓜豆腐丝[黄瓜 125g(蔬菜 0.25 份)、豆腐丝 50g(豆类 1 份)]、牛奶 300g(奶制品 2 份);

加餐:苹果 100 g(果蔬类 0.5 份);

午餐:酱牛肉 35 g(肉蛋类 1 份)、素炒丝瓜 250g(蔬菜 0.5 份)、米饭 125g(谷类 5 份);

加餐:猕猴桃 100 g(果蔬类 0.5 份);

晚餐:杂豆米饭 50 g(谷类 2 份)、番茄炒蛋[鸡蛋 1 个(蛋类 1 份)、番茄 125g(蔬菜 0.25 份)]、煮鲜玉米 1 个(谷类 1 份);

全日烹调用油 20 g。

食物交换份法是一种比较粗略的方法,实际应用中,可将计算法与食物交换份法结合使用,先用计算法确定食物的需要量,然后用食物交换份法确定食物种类及数量,再对编制的食谱进行评价和调整。通过食物的同类互换,可以以一日食谱为样本,设计出一周、一月食谱。随着计算机技术的广泛应用,已出现了编制食谱的专用软件,应用软件编制食谱可简化步骤,进一步提高效率。

习题

一、填空题

1. 编制出食谱后,需要以各营养素的 RNI 为参考评价食谱的编制是否合理,如果与 RNI 相差不超过_____,说明编制的食谱合理可用,否则需要加以调整。

2. 在膳食构成中要注意将动物性蛋白质、一般植物性蛋白质和大豆蛋白进行适当搭配,并保证优质蛋白质占蛋白质总供给量的_____以上。

3. 脂肪提供的能量占总能量的 30% 以内,饱和脂肪酸提供的能量占总能量的_____左右,单不饱和脂肪酸提供的能量占总能量的比例在_____以内,剩余的能量均由多不饱和脂肪酸提供为宜。

二、简答题

1. 营养配餐的理论依据包括哪些?

2. 根据营养平衡理论,膳食中的哪些内容要保持平衡?

3. 简述营养食谱的编制原则。

4. 按照营养成分计算法编制食谱包括哪些步骤?

5. 食谱编制后,如何评价食谱是否科学、合理?

项目七　指导慢性疾病老年人合理膳食

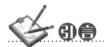 引言

营养对于疾病的发生、发展和转归都有非常重要的影响,营养素摄入过多或不足均会导致营养失调,及时补充营养素可以治疗营养缺乏病,控制或减少营养素供给可以治疗营养过剩及其引起的危害。在治疗由其他原因引起的疾病的过程中,需要合理的营养素摄入才能达到满意的效果。例如,维生素 C 缺乏会引起维生素 C 缺乏症,补充维生素 C 及摄入新鲜蔬菜和水果可以起到防治作用;摄入过量的维生素 D 则可引起中毒;糖尿病及单纯性肥胖患者应控制总能量;肾功能不全者应限制蛋白质和钠盐摄入;心血管疾病患者应限制脂肪和胆固醇;晚期肿瘤患者经营养治疗后才能够进行放疗或化疗;等等。营养治疗是疾病综合治疗的重要组成部分。

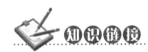 知识链接

膳食是获取营养的主要途径。根据人体的基本营养需要和各种疾病的治疗需要而编制的医院膳食,可分为基本膳食、治疗膳食、诊断膳食和代谢膳食等类别。各种膳食的食谱应按膳食常规要求进行设计和配制。本部分仅介绍基本膳食和治疗膳食两个类别。

一、基本膳食

基本膳食是根据人体生理需要和疾病特点,将各种食物通过改变烹调方法或改变形态、质地而配制的膳食。根据食物质地的不同可以分为普通膳食、软食、半流质膳食及流质膳食 4 种。

(一)普通膳食

普通膳食简称普食,与正常人平时所用的膳食基本相同。能量及各类营养素必须充足,膳食结构应符合平衡膳食的原则。

1. 适用对象

普通膳食主要适用于饮食无特殊限制或无特殊要求的人,如病情较轻或疾病的恢复期、消化功能正常、无发热、不需膳食限制者及产妇等。

2. 膳食调配原则

(1)平衡膳食。平衡膳食原则要求各种营养素种类齐全、数量充足,相互之间比例恰当。食物种类应包括谷类、蔬菜、水果类、肉类、豆类及豆制品、奶及奶制品、蛋类及油脂类等。

(2)合理烹调食物。烹调方法要多样化,尽量做到色、香、味、形俱全,易消化无刺激性,限制油煎、辛辣、胀气及强刺激性食物。

（3）能量分配合理。全日能量分配要合理，其中蛋白质占总能量的 10%～15%，脂肪占总能量的 20%～30%，碳水化合物占总能量的 50%～65%。

（4）每日三餐食物量的分配及间隔时间应与作息时间相匹配，一般以早餐、晚餐各占 30%，午餐占 40%为宜。

（二）软食

软食是由半流质膳食过渡到普通膳食或从普通膳食到半流质膳食的一种中间饮食。其主要特点是细软、易咀嚼、易消化。

1．适用对象

软食适用于消化不良、低热、有口腔疾患的病人，咀嚼不便的老人，3～4 岁的幼儿，术后恢复阶段的病人，等等。

2．膳食调配原则

（1）营养素均衡。应尽量保证营养素含量不低于普食，一般全日总能量控制在 1750～2400 kcal，蛋白质及脂肪按正常需要供给。

（2）食物细软。食物要易于消化，便于咀嚼，尽量采用含膳食纤维少的食物。烹调加工时应该将食物切碎煮烂。

（3）预防维生素和矿物质不足。由于软食中蔬菜、肉类需要切碎烧烂，常造成维生素、矿物质元素的大量丧失，两餐之间最好补充鲜果汁、菜汁等含丰富维生素和矿物质的食物。

（4）宜选用的食物。

① 主食类：馒头、花卷、面条、馄饨、粥、软米饭、水饺等。

② 肉类：较细嫩的瘦肉制成的肉丸、肉饼、肉末，鱼片、鸡丝等。

③ 豆类及其制品：豆腐、豆浆、豆腐脑等。

④ 蛋奶类：蒸蛋、煮蛋、炒蛋、奶制品等。

⑤ 蔬菜类：含粗纤维少的蔬菜，如冬瓜、菜花、西葫芦、马铃薯、胡萝卜等，但要切碎煮软。

（5）不宜选用的食物。

① 油煎炸食物。

② 凉拌菜类。

③ 坚果类，如花生仁、杏仁等。

④ 刺激性调味品，如辣椒、胡椒、咖喱、芥末等。

⑤ 含粗纤维多的蔬菜，如芹菜、韭菜、竹笋、榨菜等。

（6）餐次的选择。软食一般比较清淡，常不能保证每餐的能量是充足的。因此，可在三餐之外，下午或晚上增加一餐点心或牛奶。

（三）半流质膳食

半流质膳食是介于软食与流质膳食之间，呈半流体状态的一种膳食。一些医院根据临床要求又将其分为一般半流质膳食和少渣半流质膳食。少渣半流质膳食常适用于消化道出血、伤寒、痢疾及外科肠道术后者。

1．适用对象

多适用于高热、体弱、患有消化道疾病、咀嚼吞咽不便（如口腔术后）、外科手术后的病人以及自然分娩不久的产妇等。

2. 膳食调配原则

(1) 基本膳食原则。食物全日供给的总能量为 $1510\sim2010\,kcal$，蛋白质应达到正常需要量。选用含膳食纤维少的食物，制成半液体状态，以易消化吸收。少量多餐，每日 $5\sim6$ 餐。尽量要做到营养全面、比例合适、味美可口。可在两餐之间加配果汁、菜汁等，以补充维生素、矿物质。

(2) 一般半流质膳食可以根据病情和消化能力，允许吃少量软荤菜、软素菜及去皮软水果等，如小白菜烧丸子、鱼丸、香蕉等；少渣半流质膳食对膳食纤维要求比较严格，应限制蔬菜、水果、产气的豆制品、牛奶以及过甜的食物等。

(3) 有消化道出血者，应采用少渣半流质膳食；对伤寒、痢疾者的饮食不能给予含粗纤维及胀气的食物。

(4) 可以选择的食物。

① 主食类：粥类、面条、面片、馄饨、蛋糕等。

② 肉类：瘦嫩肉做成的肉丸、肉泥、肉末，鱼丸、嫩鸡丝、鸡泥、鱼片等。

③ 奶蛋类：牛奶、酸奶、蛋汤、蛋羹、煮嫩鸡蛋等。

④ 豆类：豆腐脑、豆浆、豆腐汤等。

⑤ 蔬菜类：菜汤、菜泥、碎菜叶等。

⑥ 水果类：西瓜、香蕉、柑橘等制成的果汁、果泥。

(5) 不宜选用的食物。

不宜选用的食物包括油煎炸食品、刺激性调味品、不易消化的硬质食物(如烙饼、蒸饺、蒸米饭等)、大量肉类、大块蔬菜及多纤维食物等。

(四) 流质膳食

流质膳食是容易消化，便于吞咽的一种呈流体状态或在口腔内可融化成液体的食物。由于其营养素含量相对不足，尤其是能量、蛋白质和膳食纤维，一般不宜长期食用。常用的流质膳食一般分为 4 种形式，即普通流质、清流质、浓流质和冷流质。

1. 适用对象

普通流质适用于高热、极度咀嚼吞咽困难、急性消化道溃疡或炎症、口腔科手术、外科大手术术后者及危重者等病人；清流质可用于消化道大手术后、急性腹泻的初期、肠道手术前以及由肠外营养向全流质膳食过渡阶段的病人等；浓流质常用于口腔手术后病人或烧伤病人等；冷流质常用于扁桃体摘除、咽部手术后等病人。

2. 膳食调配原则

(1) 基本膳食原则。流质膳食必须少量多餐，全日最少 6 餐，一般每 $2\sim3\,h$ 一次，每次 $200\sim300\,ml$。病情允许时可酌情增加少量易消化的脂肪(如奶油或芝麻油等)以增加饮食中的能量。为改善食欲和耐受力，流质膳食最好咸甜相隔。流质膳食所含营养素不足，如长期应用应同时静脉补充能量和营养素。

(2) 可以选择的食物

根据病情选择不同的流质食物。

① 普通流质：如米汤、豆浆、牛奶、肉汤、果汁、蛋花汤等。

② 清流质：一般选择不含渣、不产气的液体食物，如米汤、稀藕粉、菜汤、过滤果汁、

去油肉汤、淡茶等。

③ 浓流质：选择无渣较稠的食物，如较稠的藕粉、鸡蛋薄面糊、牛奶等。

④ 冷流质：选择凉的、无刺激性流质食物，常见的包括冷牛奶、冷豆浆、冷米汤、冷藕粉、冰棍、冰激凌以及不酸的果汁等。

（3）常见的流质食物。

① 主食类：米汤、藕粉、杏仁茶等。

② 肉类：清鸡汤、清肉汤、清鱼汤、猪肝汤等。

③ 奶蛋类：牛奶、酸奶、冰激凌、杏仁豆腐、麦乳精、蛋汤、嫩蛋羹等。

④ 豆类：豆浆、赤豆汤、绿豆汤等。

⑤ 蔬菜类：西红柿汁、黄瓜汁、菜汤等。

⑥ 水果类：鲜果汁（如西瓜、苹果、葡萄、橙子、哈密瓜等汁）、煮果子水等。

（4）不宜选用的食物。不宜选用的食物包括非流质性固体食物、多纤维食物、过于油腻的食物、刺激性调味品、酒及胀气食物等。缺乏乳糖酶的病人不宜选用鲜牛奶，可以改服酸牛奶或在牛奶中加入其他食物（如米汤、藕粉）以冲淡乳糖。

二、治疗膳食

（一）高能量膳食

1. 适用对象

高能量膳食适用于消瘦、体重不足、慢性消耗性疾病（如肺结核、肿瘤、甲状腺功能亢进、烧伤等）及病后康复期等病人。

2. 膳食调配原则

（1）每天能量供给比正常能量需要高出 300～700 kcal。

（2）尽可能增加主食量及菜量。

（3）必须在能量供给充足的基础上增加蛋白质的供应量。

（4）除正餐外，可加 2～3 次点心，如牛奶、藕粉、鸡蛋、甜点心等含能量高的食物。

（5）以循序渐进的方式增加食物摄入量。

（二）低能量膳食

1. 适用对象

低能量膳食适用于需减轻体重者、为了控制病情必须减轻机体代谢方面负担者，如单纯性肥胖者、合并高血压的肥胖者。

2. 膳食调配原则

（1）根据医嘱计算所需热量后制备膳食，每日能量摄入量一般为 1500～1800 kcal。

（2）每日蛋白质供应最好大于每日每千克体重 1.2 g，优质蛋白占 50％以上。

（3）每日脂肪摄入控制在 40 g 以内，忌食动物性脂肪、油煎炸食物以及含油高的坚果类。

（4）限制糖类的摄入，多选用粗粮和蔬菜。

（5）适当减少膳食中钠的摄入。

（6）在限制热能的范围内，应提供平衡膳食。

（三）高蛋白质膳食

1. 适用对象

高蛋白质膳食适用于蛋白质能量营养不良、大手术前后、贫血、肝硬化腹水、结核病、大面积烧伤、肿瘤、肾病综合征等病人。

2．膳食调配原则

（1）在基本膳食基础上增加富含优质蛋白质的食品，如畜肉、禽肉、鱼肉、蛋奶、黄豆及豆制品等。

（2）蛋白质供应每日每千克体重可达 2 g，但总量一般不超过 120 g。

（3）糖类不宜过少。

（4）高蛋白质膳食易出现负钙平衡，所以应多吃含钙高的食物，如虾皮、奶制品、豆制品等。

（5）注意选择含胆固醇低的食物，降低饱和脂肪酸的含量，防止血脂过高。

（四）低蛋白质膳食

1．适用对象

低蛋白质膳食适用于急慢性肾炎、尿毒症及肝衰竭病人。

2．膳食调配原则

（1）每日蛋白质供给量约为每千克体重 0.5 g，总量根据病情一般限制在 20～40 g，不超过 40 g/d，视病情可减至 20～30 g/d。

（2）在蛋白质定量范围内尽量选用优质蛋白质，如牛奶、蛋类、瘦肉等；肾功能不全者应摄入动物性蛋白质；肝性脑病者应以植物蛋白质为主。

（3）能量的供给要充足，来源以糖类为主，可以采用麦淀粉代替一部分主食。

（4）维生素及矿物质的供给要充足。

（五）低膳食纤维膳食

1．适用对象

低膳食纤维膳食适用于腹泻、肠炎、部分肠梗阻、下消化道肿瘤、咽喉部及消化道手术前后、伤寒、痢疾、肝硬化、食道静脉曲张、消化道出血及溃疡病康复期等病人。

2．膳食调配原则

（1）每日饮食中膳食纤维含量小于 5 g，尽量少选用含纤维多的食物。

（2）供应的食物应细软、无刺激性、便于咀嚼吞咽。

（3）所有食物均应切小、剁碎、煮烂，水果去皮、去籽，蔬菜做成菜泥。

（4）除了应避免高膳食纤维外，禁用含脂肪过多以及刺激性食物，如油煎炸食物及刺激性强的调味品。

（六）高膳食纤维膳食

1．适用对象

高膳食纤维膳食适用于肠道无蠕动能力的便秘者，误食异物需通过刺激肠道蠕动使异物排出者，冠心病、高脂血症、高胆固醇血症、糖尿病、肥胖等病人。

2．膳食调配原则

（1）每日食物中的膳食纤维量一般在 30 g 以上。

（2）采用含膳食纤维多的食物，如粗杂粮（包括糙米、玉米、小米、米糠、麦麸等），干豆类，蔬菜（包括海带、韭菜、芹菜、萝卜、绿豆芽等），水果（包括苹果、梨、柑橘等）。

（3）多饮水及蜂蜜，多食用果酱、豆类等产气食物以刺激肠道蠕动。

（七）低脂膳食

1. 适用对象

低脂膳食适用于胆结石、胆囊炎、高脂血症、胰腺疾病、脂肪吸收不良、肥胖及动脉粥样硬化等病人。

2. 膳食调配原则

（1）严格限制脂肪：膳食脂肪摄入量轻度限制时，摄入量应小于 50 g/d；中度限制时，摄入量应小于 40 g/d；高脂血症及动脉粥样硬化老人不必限制植物油（椰子油除外），脂肪摄入量应少于 50 g/d；患肝胆胰病的老人脂肪摄入量应小于 40 g/d，尤其要限制动物脂肪的摄入。

（2）禁用油煎炸食物、肥肉及含脂肪多的点心。

（3）食物烹调可采用蒸、卤、煮、烩、炖、拌等方法。

（4）食物清淡易于消化，少量多餐。

（八）低胆固醇膳食

1. 适用对象

低胆固醇膳食适用于高胆固醇血症、冠心病、高血压及肝胆疾病等病人。

2. 膳食调配原则

（1）控制能量及脂肪的摄入，由脂肪提供的能量不超过总能量的 20%～25%，选用有助于调整血脂的植物油作为烹调油，多选用茶油、橄榄油等单不饱和脂肪酸含量丰富的油脂。

（2）膳食中胆固醇限制在每日 200 mg 以内。

（3）尽量少用油煎炸食物、内脏（包括鱼子、动物脑、肝、肾等）、肥肉、牛油、羊油等。

（4）适当增加豆类、豆制品、菫藻类食物及新鲜蔬菜水果的摄入量，多用香菇、木耳、海带、豆制品等有助于调节血脂的食物。

（5）适当增加膳食纤维的含量（有利于降低血胆固醇）。

（九）低盐膳食

1. 适用对象

低盐膳食适用于心肾功能不全、肝硬化腹水、水肿、肾病综合征、重度高血压及先兆子痫等病人。

2. 膳食调配原则

（1）禁用一切用盐腌制的食品，如咸肉、咸蛋、皮蛋、酱菜、香肠等。

（2）每日食盐含量不超过 2 g（或酱油 15 ml），不包括食物内自然存在的钠元素。

（3）为调剂口味，可用糖、醋等增进食欲。

（十）无盐低钠膳食

1. 适用对象

无盐低钠膳食适用于严重心肾功能不全、肝硬化腹水、水肿、肾病综合征、高血压及先兆子痫等病人，一般用于水肿较重者。

2. 膳食调配原则

（1）无盐饮食除食物内自然含钠量外，烹调时不放食盐。低钠饮食需控制摄入食品中自然存在的含钠量，一般应小于 0.5 g/d。

（2）禁用食盐、酱油、味精及一切含盐食物。

（3）限制含钠高的食物，如加碱的馒头或面条、发酵粉做的点心、皮蛋、海带、汽水和含钠高的蔬菜（包括芹菜、菠菜、油菜、空心菜等）。

（4）无盐低钠膳食一般不宜长期应用，使用过程中要经常观察血钠情况，防止出现低钠综合征。

（十一）高钾膳食

1. 适用对象

高钾膳食适用于低钾血症、服用利尿剂等病人，它可预防低钾的发生。

2. 膳食调配原则

病人可多食用含钾高的食物，如蘑菇、紫菜、新鲜蔬菜（包括马铃薯、芹菜等）和水果（包括香蕉、橘子等），瘦肉，鱼，豆类等。

（十二）低钾膳食

1. 适用对象

低钾膳食适用于高钾血症病人。

2. 膳食调配原则

（1）宜选用含钾低的食物，尽量选用含钾在 250 mg 以下的蔬菜、水果，少选用瘦肉、鱼、虾、菜汤、果汁、豆类等。

（2）可将食物放在水中浸泡或水煮去汤以减少钾的含量。

（十三）低嘌呤膳食

1. 适用对象

低嘌呤膳食适用于痛风及高尿酸血症病人。

2. 膳食调配原则

病人可摄入低嘌呤膳食，限制膳食嘌呤摄入量在 150～250 mg/d。常见的低嘌呤食物如下。

（1）主食类：米、面、高粱、通心粉、马铃薯、甘薯、山芋等。

（2）奶类：牛奶、奶酪、冰激凌等。

（3）动物性食品：蛋类以及猪血、鸡鸭血等。

（4）蔬菜类：大部分蔬菜均属低嘌呤食物。

（5）水果类：水果基本上都属于低嘌呤食物，可放心食用。

（6）饮料：苏打水、矿泉水等。

（7）其他：酱类，油脂类，薏苡仁，干果，糖，蜂蜜，海蜇，海藻，动物胶或琼脂制的点心及调味品。

豆类及其制品、畜禽肉、动物内脏、水产品、啤酒等含嘌呤较高，应限制食用。

（十四）麦淀粉膳食

1. 适用对象

麦淀粉膳食适用于慢性肾衰竭、尿毒症前期、苯丙酮尿症等需严格控制蛋白质摄入量的病人。

2. 膳食调配原则

（1）以麦淀粉代替大米、面粉等作为主食，可把麦淀粉做成面饼、蒸饺、面条、饼干、面糊及各种糕点。

（2）禁用豆类及其制品等含植物性蛋白质丰富的食物，适当提高含优质蛋白质的食物，如鱼类、鸡蛋、奶类等。

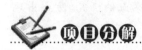

老年人常见慢性疾病包括肥胖、糖尿病、骨质疏松症、心血管疾病、痛风、肿瘤等。因此，本项目从以上几方面进行项目分解，重点为老年人常见慢性疾病的膳食指导。

任务一 肥胖老年人的膳食指导

肥胖的判断标准和方法有：① BMI 指标，见表 4-1。② 腰围（WC），男 WC≥85 cm，女 WC≥80 cm 为肥胖。③ 理想体重法，见项目五任务二。

腹部脂肪堆积是中国人肥胖的特点，中国人 BMI 超过 25 kg/m² 的比例明显低于欧美人，但是腹型肥胖的比例却比欧美人高。研究表明，BMI 正常或接近正常的人，若腰围男性大于 101 cm，女性大于 89 cm，或腰围与臀围的比值男性≥0.9，女性≥0.85，其危害与 BMI 高者一样大。因此，在判断胖与不胖及其危害大小的时候，不仅要重视 BMI 的高低，还要测量腰围的大小。中国成人超重和肥胖的 BMI 及腰围界限值与相关疾病危险的关系详见表 7-1。

表 7-1　中国成人超重和肥胖的体重指数及腰围界限值与相关疾病危险的关系

分　类	BMI /(kg/m²)	腰围/cm		
		男：<85	男：85～95	男：≥95
		女：<80	女：80～90	女：≥90
体重过低	<18.5	—	—	—
体重正常	18.5～23.9	—	增高	高
超重	24.0～27.9	增高	高	极高
肥胖	≥28	高	极高	极高

注：相关疾病指高血压、糖尿病、血脂异常和危险因素聚集。

一、肥胖发生的原因

肥胖的原因很多，有饮食、体力活动、遗传、内分泌代谢紊乱等诸多因素。

（一）饮食因素

肥胖的基本原因是从饮食中摄入的能量超过身体消耗的能量。人体所摄入的食物无论是蛋白质、脂肪还是碳水化合物，只要所含的总能量过多，机体消耗不完，多余的能量必然转化为脂肪储存起来，使体脂增加。此外，人们的饮食习惯和膳食组成对机体脂肪的消长也有影响。晚餐十分丰富而又过食、酗酒的人，要比一般人容易发胖。

（二）体力活动

体力活动是决定能量消耗多少最重要的因素，同时也是抑制机体脂肪积累的有效方式。

体力活动消耗能量的多少与活动强度、活动时间以及对活动的熟练程度密切相关。所以肥胖现象很少发生在重体力劳动者或经常积极进行体育运动的人群中。人们在青少年时期，由于体力活动量大、基础代谢率高，肥胖现象较少出现。但是中年以后，由于活动量和基础代谢率下降，尤其是那些生活条件较好而又很少进行体力活动的人，摄入的过多的热能就会转变为脂肪储存起来，从而导致肥胖。

（三）遗传因素

肥胖在某些家族中特别容易出现，流行病学调查显示，肥胖的父母常有肥胖的儿女。有研究表明，父母体重正常，其子女肥胖的概率约为10％；而父母一人或两人均肥胖者，子女肥胖的概率分别约为50％和80％。

（四）内分泌代谢紊乱

内分泌腺体分泌的激素参与调节机体的生理功能和物质代谢，例如，甲状腺、肾上腺、性腺、垂体等分泌的激素直接或间接地调节物质代谢。如果内分泌腺体机能失调，或者滥用激素类药物，可能会引起脂肪代谢异常而使机体脂肪堆积，造成肥胖。

二、肥胖老年人的合理膳食

肥胖对循环系统、呼吸系统、内分泌系统、免疫系统等均会产生影响，对老年人心理行为、智力行为也有不良影响。肥胖者细胞免疫功能低下，容易罹患心脑血管疾病、糖尿病、肿瘤等。对肥胖老年人提供合理的膳食，使其减轻体重，对于预防相关疾病，提高生活质量和健康程度有重要意义。

（一）控制总能量

人体在正常情况下，能量的摄入和消耗应保持平衡，才能维持标准体重。肥胖则必定是能量摄入大于消耗。脂肪是人体能量的储存形式，过多的营养物质会转变为脂肪堆积在体内，达到一定程度，即导致肥胖。脂肪是产热能量最高的产能营养素，1 g脂肪经过充分氧化，在体内可以释放出9 kcal热量，是蛋白质和碳水化合物的2倍多。研究显示，肥胖人群的食物中脂肪摄入量总是比其他产能营养素多。由此可见，减少脂肪的摄入量在减肥中具有重要作用。摄入脂肪越多，多余的脂肪就会在体内堆积，储存越多，人体越容易发胖。因此，减肥过程中，必须控制脂肪摄入，尤其应限制动物脂肪和油炸食品的摄入。可以在进食时，先喝一小碗汤，然后再吃一些脂肪含量低、体积较大的食品，如清炒小白菜、凉拌黄瓜等，然后再吃主食和动物性食品，进餐时注意细嚼慢咽，这样能够减少总能量的摄入。

（二）适量摄入糖

虽然富含糖类的食物比富含脂肪的食物能更迅速给人以饱腹感，但是，糖类要适量摄入，特别是肥胖老年人应适当加以限制。尤其应限制含易于吸收的单糖分子的食物的摄入量，如蔗糖、果糖、麦芽糖等，它们在体内更容易转变成脂肪。我们平时吃的水果糖、巧克力、甜点心就是含有单糖分子的食物，肥胖老年人应少吃或不吃此类食物。对于多糖类的淀粉，如米面、薯类等的摄入也应适量，食用过多使能量超标，也会导致肥胖。

（三）多吃蔬菜

蔬菜含有丰富的维生素和矿物质，能对脂肪的分解代谢发挥重要作用。有研究指出，有些人肥胖的原因是饮食中缺乏能使脂肪转变为能量的营养素，这些营养素就是维生素 B_2、维生素 B_6、烟酸等。在日常饮食中添加富含此类营养素的食物，能够促进体内的脂肪代谢，起到减肥的效果。此外，蔬菜中还含有膳食纤维和一些生物活性物质，能促进脂肪、碳水化合物代谢，起到减肥的效果。尤其是当肥胖老年人进食量减少时，机体的新陈代谢速度降低，易使人疲劳、情绪低落和紧张不安。多进食蔬菜，可以消除饥饿感，保持机体新陈代谢速度在一定水平，而且可以控制机体总能量的摄入。

（四）选择低能量食物，限制高能量食物

1. 选择低能量食物

以下食物含能量较低，含蛋白质、维生素、矿物质较高，可经常选用。

（1）谷类：米、面、粗粮。

（2）豆类：大豆及其制品、豌豆、扁豆、绿豆等。

（3）蔬菜：各种蔬菜，尤其是绿叶蔬菜。

（4）水果：各种水果，尤其是富含维生素 C 的水果，如柑橘、菠萝、香蕉、大枣（干）、杏（干）等。

（5）蕈藻类：蘑菇、香菇、海带等。

（6）瘦肉类：禽肉、兔肉等。

2. 限制高能量食物

（1）油类：为了减少烹调用油（每天用量20 g以下），少用或不用炒、炸等烹调方法，多用清炖、煮、清蒸等方法，忌食油腻食品。

（2）肉食：肥肉、畜肉。

（3）零食：多数零食（如瓜子、松子、花生、核桃等坚果）含能量高，甜食（糕点、糖果、巧克力、冰激凌、饮料等）含人体吸收快的单糖或双糖，容易使能量摄入过多，应尽量不吃。

（4）酒类：1 g乙醇提供的能量为29.3 kJ（7 kcal），供能比蛋白质和碳水化合物高，且饮酒时摄入的食物（如卤肉、花生米等）绝大多数为高能量的食物，所以容易摄入过多的能量，即使啤酒、各种果酒也应尽量少喝，白酒应忌饮。

（五）饮水充足

有些肥胖老年人错误地认为饮水过多也会发胖，不仅限制饮食，饮水也加以控制。其实，限制水的摄入，反而会降低减肥的效果。现代科学研究发现，人体如果水分摄入不足，肾的正常生理功能就不能维持，加重肝负担，影响肝转化功能的发挥，使脂肪代谢减慢，造成机体脂肪堆积，体重增加。减肥过程中，因为脂肪代谢活动加强，产生的代谢废物增多，需要更多的水分来排泄代谢废物。在正常情况下，每人每天需要饮水 2 000 ml 左右，若肥胖，则每超过理想体重13.5 kg，需要增加饮水 500 ml。充分饮水可保持代谢正常运转，体重更容易得到控制。因此，减肥时应增加饮水量。

（六）节食适度

节食是减肥的有效措施之一，但要科学节食，不能盲目进行。首先要调整心态，防止因

为节食而使心理和情绪受到影响,对吃饭失去兴趣。尤其是饥饿状态下,节食会使心情烦躁、焦虑、不安,这样不仅难以坚持,影响节食效果,还会因节食不当导致各种疾病,如厌食症、健忘症等。因此,要控制情绪,调整心态,以积极乐观、愉快的心情对待节食,这是节食能否成功的关键。节食量不可过大,不能急于求成,关键在于坚持。一般以每日将总能量摄入减少 500 kcal,每周减轻体重 0.5～1 kg 为好。如果节食过猛,吃得太少,反而会引起强烈的饥饿感,不仅对身体健康不利,而且难以坚持。

(七) 合理的膳食结构和进餐习惯

肥胖老年人可参照《中国居民膳食指南(2022)》和中国居民平衡膳食宝塔(2022),形成合理的膳食结构,并养成合理科学的进餐习惯。主要应注意以下几点:合理安排一日三餐,每餐定时定量,吃好早餐,午餐适当增加,晚餐少吃,不在睡前进食,可在上、下午各加餐一次,加餐可选择奶制品、水果等;控制零食的摄入量,切忌边看电视边吃零食等行为;纠正挑食、偏食、暴饮暴食的不良习惯;坚持粗细粮搭配、荤素搭配、干稀搭配,适量进食鱼、禽、蛋、奶以及粗粮;尽量做到食物要多样化,保证营养需求;切忌吃饱饭后立即睡觉。

除合理膳食以外,还要增加能量消耗,养成活动的习惯,每天坚持锻炼,如散步、跑步、跳舞、打球、游泳、栽花、做家务活等。运动后不要吃高脂肪膳食,否则会增加体重。减肥过程中,每周称一次体重,根据上周体重变化和自我感觉情况不断调整膳食结构和进餐习惯,从而决定下周食物摄入量和运动量。

任务二　糖尿病老年人的膳食指导

糖尿病是影响健康和生命的常见病、多发病,发病率日趋上升,在发展中国家尤为严峻。糖尿病发病率上升与人口老龄化、肥胖、体力活动减少和遗传易感性有关。糖尿病已经成为发达国家中继心脑血管疾病和恶性肿瘤之后的第三大非传染性慢性病,成为严重威胁人类健康的世界性公共卫生问题。

糖尿病是遗传因素与环境因素长期共同作用而导致的一种慢性代谢性疾病,是一组代谢综合征,是由于胰岛素分泌绝对不足或靶细胞对胰岛素的敏感性下降等原因引起的碳水化合物、脂类、蛋白质等代谢的紊乱,以高血糖为主要表现。常伴有心血管、肾、神经、眼部等器官的慢性并发症,严重时可因为酮症酸中毒、高渗性昏迷等急性代谢紊乱而威胁生命。糖尿病的典型症状为多饮、多尿、多食和体重减轻。

糖尿病包括 4 类,即 1 型糖尿病(胰岛素依赖型)、2 型糖尿病(非胰岛素依赖型,胰岛素抵抗为主伴胰岛素相对缺乏或胰岛素分泌缺陷为主伴胰岛素抵抗)、其他特殊类型糖尿病(继发性糖尿病)和妊娠期糖尿病。

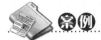 案例

难以愈合的小伤口

为了给养老院内的老年人提供更多的便捷服务,活动部的主管联系了修脚师傅为老人

进行免费修脚。此项服务受到老人们的追捧，每隔2周，修脚师傅就会来养老院服务。然而，某一天修脚师傅不慎把一位老人的脚划破一个小口子，当时有少量流血。因修脚时常会发生此类事情，老人也去做了相应的消毒与预防破伤风处理，故也没太在意。但1周后，老人的伤口仍未愈合，且出现红肿、化脓等现象。老人疼痛难忍，无法正常行走，去医院就诊后被诊断为糖尿病足感染。老人联想到此事发生是因修脚所致，故将此事告诉护理员，护理员又上报给护理主任。护理主任进行调查时发现，该名老人患糖尿病已十余年，平时血糖控制不稳定，故此次足部破溃造成伤口经久不愈。事件发生后，营养师对该老人进行了严格的饮食治疗，使老人血糖逐渐趋于平稳，再加上对症治疗，伤口逐步好转。

此次事件发生后，营养师对患糖尿病的老人们进行健康宣讲，告知老人们应在血糖控制平稳后再参加修脚活动，减少足部破溃风险，预防并发症。修脚师傅也从中汲取了教训，为患糖尿病老人服务时更加小心谨慎。

一、糖尿病老年人的膳食原则

我国学者结合国内外的实际经验，提出糖尿病"五套马车"综合治疗原则，即饮食治疗、运动治疗、药物治疗、病情监测和糖尿病的教育与心理治疗，其中饮食治疗最为重要。饮食治疗的目标为：血糖接近或达到正常水平，保护胰岛细胞，增加胰岛素的敏感性，维持或达到理想体重，血脂接近或达到正常水平，预防和治疗急性、慢性并发症，全面改善体内营养状况，增强机体抵抗力。

（一）合理控制总能量

控制能量摄入量，使老年人达到或维持体重在理想范围之内，是糖尿病老年人膳食的首要原则。总能量摄入量应根据病情、血糖、标准体重、生理条件、劳动强度、工作性质而定。计算糖尿病老年人的能量需要量可参照表6-1，根据体型和劳动强度来确定，老年人活动量极少的情况下，则以每天20 kcal（84 kJ）/kg为能量摄入标准。

（二）合理控制和选择碳水化合物

合理控制和选择碳水化合物是糖尿病老年人膳食的关键，供应一定比例的碳水化合物，可改善糖耐量，但不增加胰岛素的需要量，并可提高胰岛素敏感性。通常碳水化合物供能以占总能量的50%～60%为宜，每日碳水化合物摄入量一般控制在250～350 g，折合主食300～400 g。糖尿病老年人碳水化合物摄入量应控制在150～200 g，折合主食为180～250 g。太高的碳水化合物摄入量会使血糖升高并增加胰岛的负担，摄入量太低又会引起脂肪过度分解，出现酮症酸中毒。

控制碳水化合物的摄入量后，还要选择合适的食物种类。食物中碳水化合物组成不同，血糖生成指数（glycemic index，GI）也不同，食物的血糖生成指数反映的是食物能够引起人体血糖升高的能力，是与葡萄糖进行比较，通常葡萄糖的血糖生成指数为100%。食物的血糖生成指数是指该食物含50 g碳水化合物引起的血糖反应，它表示含50 g碳水化合物的食物与相当量的葡萄糖在一定时间内（2 h）体内血糖应达水平的百分比值。通常认为，GI＞70%为高，55%≤GI≤70%为中，GI＜55%为低。部分常见食物的血糖生成指数见表7-2。

表 7-2　部分常见食物的血糖生成指数

食物名称	GI/%	食物名称	GI/%	食物名称	GI/%
葡萄糖	100.0	烙饼	79.6	豆腐(炖)	31.9
绵白糖	83.8	油条	74.9	黑豆	42.0
蔗糖、方糖	65.0	荞麦面条	59.3	绿豆	27.2
麦芽糖	105.0	糙米饭	70.0	胡萝卜	71.0
蜂蜜	73.0	黑米饭	55.0	南瓜	75.0
巧克力	49.0	小米(煮饭)	71.0	芦笋、菜花、西红柿	<15
面条(小麦粉,湿)	81.6	玉米片(市售)	78.5	芹菜、黄瓜、茄子	<15
面条(全麦粉,细)	37.0	玉米面粥(粗粉)	50.9	莴笋、生菜、青椒、菠菜	<15
玉米(甜,煮)	55.0	馒头(富强粉)	88.1	扁豆	38.0
小米粥	61.5	马铃薯	62.0	山药	51.0
糯米饭	87.0	马铃薯(蒸)	65.0	芋头(蒸)	47.7
大米粥	69.4	马铃薯泥	73.0	苹果、梨	36.0
大米饭	83.2	马铃薯粉条	13.6	桃	28.0
燕麦	55.0	甘薯(红,煮)	76.7	李子	24.0
炸薯条	60.0	葡萄	43.0	猕猴桃	52.0
藕粉	32.6	樱桃	22.0	菠萝	66.0
牛奶	27.6	柚	25.0	杧果	55.0
酸奶(加糖)	48.0	西瓜	72.0	香蕉	52.0
豆奶	19.0	豆腐干	23.7		

一般,粗粮升高血糖速度低于细粮。因此,糖尿病老年人膳食中碳水化合物最好选用含有多糖的吸收较慢的食物,如玉米、荞麦、燕麦、红薯等;尽量不吃或少吃含单糖和双糖食物,严格限制纯糖食品,如蜂蜜、蜜饯、蔗糖等;忌用精制糖,尽量不食用甜点等食物;可选用甜味剂代替糖。

叶菜类食物含少量碳水化合物,膳食纤维丰富,吸收较慢,可适量食用;土豆、山药等根茎类食物,所含的碳水化合物主要为多糖类,可替代部分主食;水果类应根据病情控制情况决定是否食用,空腹血糖控制不理想者慎食,控制较好者应限量食用;尽量选择血糖生成指数低的水果,如苹果、梨、樱桃、桃、柚等,最好放在两餐之间食用,还应适当扣减部分主食。

另外,乙醇容易引起糖尿病老年人的不良反应,尤其可导致空腹低血糖,还可以导致高脂血症,因此糖尿病患者不宜饮酒。

(三)限制脂肪和胆固醇的摄入

心脑血管疾病及高脂血症是糖尿病的常见并发症,因此糖尿病老年人的饮食应适当减低脂肪供给量。每日脂肪供给能量占总能量的比例应不高于 30%,要选用含有多不饱和脂肪酸的植物油,限制动物脂肪的摄入,一般建议饱和脂肪酸、单不饱和脂肪酸、多不饱和脂肪酸之间的比例为 1∶1∶1。每日胆固醇摄入量在 300 mg 以下,以防并发高脂血症和动脉粥样硬化,血胆固醇高者,每日胆固醇摄入量应限制在 200 mg 以下。

（四）选用优质蛋白质

糖尿病老年人的糖原异生作用增强，蛋白质消耗增加，常呈负氮平衡，要适当增加蛋白质的摄入量。优质蛋白质摄入量应占蛋白质总量的 1/3 以上，多选用大豆制品、鱼、禽、瘦肉等食物。

（五）补充维生素和矿物质

维生素中与糖尿病关系最为密切的是 B 族维生素，它可改善神经症状，其次是维生素C，可改善微血管循环，应注意补充。在矿物质中，补充铬、锌、钙尤为重要，因为三价铬是葡萄糖耐量因子的组成部分，能增强胰岛素的作用；锌能协助葡萄糖在细胞膜上的转运，并与胰岛素活性有关，补钙则是为了防止骨质疏松。此外，应限制食盐的摄入量，每天不超过 5 g，可以预防和减少高血压、冠心病、高脂血症及肾功能不全等并发症的发生。

（六）增加膳食纤维的摄入

膳食纤维有平稳血糖和改善糖耐量的作用。膳食纤维在胃肠道内可与淀粉等碳水化合物交织在一起，延缓其消化、吸收，还有降脂、降压、降低胆固醇和防止便秘的作用。膳食纤维摄入较高的人群，糖尿病发病率较低。增加糖尿病患者饮食中的膳食纤维，有助于其血糖的控制。但是，膳食纤维摄入过多，会影响矿物质的吸收，一般每日膳食纤维的总摄入量以 25 g 左右为宜。

（七）合理安排餐次

合理安排患糖尿病老年人的饮食能量餐次分配比非常重要。通常根据他们的饮食习惯和服用降糖药的时间，尤其是胰岛素的注射时间及病情，确定餐次分配比例。糖尿病老年人的进餐应定时、定量，一天可安排 3～6 餐，餐后血糖过高的老年人，可以在其进食总量不变的前提下分成 4 餐或者 5 餐。对于注射胰岛素或口服降糖药的老年人，为预防低血糖，应根据老年人情况调整饮食，可在两餐之间加点心或睡前加餐。尽量少食多餐，防止一次进食量过多，加重胰岛负担；或者一次进食量过少，发生低血糖或酮症酸中毒。急重症糖尿病老年人的饮食摄入应在医生或营养师的严密监测下进行。

（八）食物选择

1. 可随意选用的食物

即含糖量在 3% 以下的绿叶蔬菜、瓜茄类，不含脂肪的清汤、茶、饮用水等。

2. 可适量选用的食物

即米饭、馒头、面包、玉米、燕麦、荞麦等谷类，绿豆、赤豆、黑豆、蚕豆、黄豆等豆类及制品，鲜奶、酸奶、奶酪，鱼、虾、瘦肉、禽肉、蛋，土豆、山药、南瓜、花生、核桃、瓜子、腰果等食品，各种油脂、酱油等含盐的调味料。

3. 限制食用的食物

即蔗糖、冰糖、红糖、麦芽糖、糖浆、蜂蜜等糖类，各种糖果、各种蜜饯、糖水罐头，汽水、可乐、椰奶等含糖的甜饮品，黄油、肥肉、炸薯条、春卷、油酥点心等高脂肪及油炸食品，米酒、啤酒、黄酒、果酒及各种白酒等酒类。

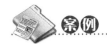

一、误入糖尿病饮食误区的张阿姨

张阿姨65岁,退休后查出患有2型糖尿病,医生告诉她除了用药以外,还需要配合饮食控制和运动等措施才能使血糖平稳。张阿姨虽遵照医嘱执行,但血糖仍旧忽高忽低,控制不理想。入住某机构以后,营养师为张阿姨进行了系统的营养评估,发现其血糖不稳定的原因仍为饮食控制不佳。

第一,张阿姨喜食糕点,患糖尿病后医生特别叮嘱不能吃含糖食品,故张阿姨就购买无糖糕点(或木糖醇糕点)作为加餐食物。

第二,张阿姨爱喝粥,尤其是稠粥,每天都要喝,每次的量有500 g左右。

第三,张阿姨知道多吃精米、精面等主食会造成血糖升高过快,因此害怕吃主食,每餐仅吃少量粗粮,甚至不吃主食。

第四,每当张阿姨认为饮食过量时,会增加一片降糖药来调节血糖。

通过评估张阿姨的饮食习惯,营养师告知张阿姨,她的饮食存在以下误区:

第一,无糖糕点虽然没有特别添加蔗糖,但其碳水化合物与脂肪的含量通常较高,经常食用也会引起血糖波动。

第二,稠粥因烹饪时间较长,米粒软烂,易于消化吸收,血糖上升较快。

第三,糖尿病患者切记不能采用不吃或少吃主食来控制血糖。因为当碳水化合物长期供给不足时,机体可消耗蛋白质并造成脂肪氧化不完全,产生过量酮体,易引起酮症酸中毒。故建议糖尿病老年人每日摄入主食量不少于150 g(生重)。

第四,糖尿病患者饮食过量时虽可通过加大药量使血糖趋于正常,但同时也会增加胰岛的负担,并引起血糖较大波动。

营养师的讲解令张阿姨了解到自身的饮食误区,并在营养师的指导下调整饮食。经过3个多月的饮食调整,张阿姨的血糖水平逐渐趋于平稳。

小结:

糖尿病老年人的饮食要注意少食多餐,尽量选择低血糖生成指数食物,并适量进食粗粮。食用含淀粉较多的根茎类蔬菜(如马铃薯、红薯、山药、藕、豌豆等)时,需减少主食量。

二、糖尿病王阿姨的水果观

王阿姨初患糖尿病,很惧怕并发症,故在食物选择上极为慎重。入住某机构后,营养师了解到,王阿姨未患病前特别爱吃水果,每日都能吃2～3种水果。但患病后听医生说水果含糖分高,食用后会升高血糖,增加并发症发生风险,故王阿姨自此不再吃水果了。

某天,营养师发现,王阿姨眼睛直勾勾地看着餐厅的水果沙拉,但就是不敢选择。于是,营养师找到王阿姨,询问了她的情况。王阿姨叹口气说:"我怎么会得了这么让我难受的病呢?一方面我特别爱吃水果,另一方面因为血糖问题我又害怕吃,之前还能忍忍,但现在每次看见水果我都想吃,你说可怎么办呢?"营养师说:"那您就吃吧,没关系的!"王阿姨惊喜地看着营养师,但随后眼神又暗淡了下来:"你别哄我开心了,我吃了水果后血糖居高不下,并发症再找上我,我可咋活呀。"营养师也理解王阿姨的顾虑,及时为王阿姨进行了以下营养宣教。

糖尿病老年人食用水果需注意几个要点。

（1）把握吃水果的时机。当血糖控制理想、波动较小时，可以享用水果。

（2）掌握吃水果的时间。食用时间最好选在两餐间，可避免胰腺负担过重。一般不提倡糖尿病老年人餐前、餐中、餐后立即吃水果。

（3）选择水果的种类。可选择含糖量低以及升糖速度较慢的水果，如猕猴桃、樱桃、草莓等。

（4）控制吃水果的总量。血糖控制理想者，每日可食用 200 克左右的水果，且需将水果供能计入总能量，以使每日摄入总能量保持不变。例如，吃 200g 水果需减少 25g 主食。

此外，水果中碳水化合物较蔬菜高，有机酸和芳香物质比新鲜蔬菜多，且食用水果无需加热，其营养成分不受烹调因素的影响。因此，营养师不建议用蔬菜代替水果的做法。

王阿姨听完营养师的讲解，恍然大悟并充满感激地对营养师说："谢谢你的讲解，以前没人和我说过，现在我知道应该怎么选择我可以吃的水果了。"1 个月后，王阿姨再次找到营养师："我现在按照你说的方法吃水果，血糖果然无明显变化，再次感谢你。"

二、指导糖尿病老年人合理膳食

可在上述膳食原则的指导下，根据实际情况，为患糖尿病老年人设计科学、合理的食谱，并且严格执行。

（一）计算能量及主要营养素的需要量

根据病情、身高、体重、年龄、性别、活动量等计算能量供给量。

陶某，男，60 岁，身高 170 cm，体重 82 kg，从事办公室工作。3 个月前体检时被诊断为 2 型糖尿病，血糖基本控制。采用单纯性饮食治疗。

以陶某为例，能量及三大产能营养素需要量的计算如下。

1. 能量

陶某 BMI$=82/1.7^2\approx28.4(\mathrm{kg/m^2})>28\ \mathrm{kg/m^2}$，根据表 4-1 知陶某属于肥胖。

参考表 6-1，能量需要量$=82\ \mathrm{kg}\times[(20\sim25)\mathrm{kcal/(kg\cdot d)}]=1\,640\sim2\,050\ \mathrm{kcal/d}$，陶某年龄 60 岁，肥胖，应考虑减肥，因此能量需要量取下限值，确定能量供给为每日 1 640 kcal。

2. 碳水化合物

按照占总能量 54% 计算，因采用单纯饮食治疗，碳水化合物的供给不宜过多，每日碳水化合物的需要量$=1\,640\ \mathrm{kcal}\times54\%\div4\ \mathrm{kcal/g}=885.6\ \mathrm{kcal}\div4\ \mathrm{kcal/g}\approx221\ \mathrm{g}$。

3. 蛋白质

按照占总能量 22% 计算，每日蛋白质的需要量$=1\,640\ \mathrm{kcal}\times22\%\div4\ \mathrm{kcal/g}=360.8\ \mathrm{kcal}\div4\ \mathrm{kcal/g}\approx90\ \mathrm{g}$。

4. 脂肪

按照占总能量 24% 计算，每日脂肪的需要量$=1\,640\ \mathrm{kcal}\times24\%\div9\ \mathrm{kcal/g}=393.6\ \mathrm{kcal}\div9\ \mathrm{kcal/g}\approx44\ \mathrm{g}$。

（二）确定餐次

每天至少进食 3 次，应定时定量，早、中、晚三餐能量分配比例通常为 30%、40%、30%。

用胰岛素治疗或容易发生低血糖的老年人,应在三餐之间加餐,加餐量应从定量中扣减,不可另外加量。

（三）编制食谱

营养成分计算法：先确定每日总能量,然后确定三大产能营养素的比例和重量,再确定餐次和每餐食物比例,最后可以根据《食物成分表》编制一日食谱。此种方法是糖尿病老年人食谱编制中最经典的方法,步骤严谨、数据准确,但在实际应用中较烦琐,不易操作。统一菜肴法：由于膳食中包括主食和菜肴两部分,可以将每位糖尿病老人的菜肴部分同时配置,然后用所需的总能量减去菜肴提供的能量,所得出的能量差额由主食补充,确定菜肴后,再根据病情配给相应的主食即可。食物交换份法：简单易学、实用性强,目前已经被国内外普遍采用,其具体步骤在项目六中已介绍过。

任务三　骨质疏松症的膳食指导

骨质疏松症是指骨量减少、骨结构改变,致使骨的脆性增加和易发生骨折的一种全身性骨骼疾病。骨质疏松症是一种与衰老有关的常见病,其后果是骨折,以及由骨折引起的疼痛、骨骼变形,严重者出现并发症,甚至死亡等问题,严重损害老年人的健康和生活质量。患骨质疏松症后,患者容易发生骨折的部位主要为腰椎、桡骨远端和股骨近端。骨质疏松症的发病率随年龄增长而上升,并存在性别差异：女性多于男性,女性发病年龄也较男性早,女性多在绝经期后,男性约在 55 岁后,但 80 岁后此病发病时间无明显性别差异。

雌激素缺乏是女性绝经后患骨质疏松症的主要原因。女性绝经后,体内雌激素水平下降,骨代谢发生明显变化,主要是骨吸收作用增强,虽然骨重建也增强,但骨吸收和骨破坏过程远远超过骨重建的过程,进而造成骨质不断丢失。女性绝经后发生骨质疏松症的比例显著高于男性,绝经后 10 年内骨丢失速度最快。营养因素对骨质疏松症也有一定的影响,例如,低钙摄入会加速绝经后骨质的丢失,特别是骨峰值低的妇女更易发生骨质疏松症；维生素 D 摄入不足会影响肠道钙的吸收和转运,而且长期维生素 D 缺乏可引起骨软化症,增加骨折的风险；营养不足或蛋白质摄入过多、高磷及高钠饮食、大量饮酒、过量咖啡等均为骨质疏松症的危险因素。

一、骨质疏松症与膳食

（一）钙

钙是骨质中非常重要的一种矿物质。钙的营养状况对骨峰值的高低有显著影响。摄入足量的钙有助于儿童、青少年达到最大正钙平衡,获得理想的骨峰值,使绝经期和老年期有较致密的骨质,延缓骨质疏松的发生。绝经后女性摄入的钙对于增加骨量,预防骨质丢失或骨折均有作用,18～50 岁成年人钙的摄入量与骨量呈正相关。

（二）磷

磷与钙同为骨质的重要组成成分,机体内钙磷代谢十分复杂,两者相互制约,并保持一定的数量关系。高磷低钙膳食可降低钙的吸收,妨碍骨质的正常生长和发育,对于老年人则加速与年龄相关的骨质丢失。美国明确规定老年人膳食的钙磷比例不得超过1：2。

（三）维生素D

充足而有活性的维生素D能够保证骨质代谢的顺利进行。老年人由于户外活动少和肾功能降低，导致维生素D的数量和效能不足，骨质合成代谢受阻。

（四）蛋白质

膳食长期缺乏蛋白质，可使骨基质蛋白合成不足，影响新骨形成。膳食蛋白质还与钙代谢有关，成年人每代谢1 g蛋白质，尿钙就丢失1 mg，因而高蛋白质膳食提高了机体对钙的需要。此外，高蛋白质膳食人群酸性代谢产物较多，有可能动员骨钙入血作为缓冲，从而降低骨量。

（五）草酸、植酸

谷物中的植酸，某些蔬菜（如菠菜）中的草酸在肠道内与钙结合成为不溶解的钙盐，阻碍钙吸收而影响骨质形成。

（六）脂肪

膳食中脂肪含量过高，特别是饱和脂肪酸过多时，与钙结合成不溶性物质，抑制钙吸收，也可影响骨质形成。

（七）膳食纤维

膳食纤维中的葡萄糖醛酸也能与钙结合，若摄入过多，则钙的吸收减少，增加了骨质疏松及骨折的危险性。

（八）其他营养素

维生素C能够促进骨胶原合成；维生素A能够协调成骨细胞和破骨细胞的功能状态；研究表明，维生素K有抑制破骨细胞活性的作用，适量增加可以抑制骨吸收；高钠摄入可导致尿钙增加，血钙降低；氟可促进成骨细胞的骨形成，氟缺乏可以造成骨质钙化不全。

（九）饮食习惯

挑食、节食、素食、厌食、奶和奶制品摄入过少等因素都可能使钙摄入不足。

二、骨质疏松症的防治

（一）提高峰值骨量

从儿童期开始注意补充足够的钙量，青春期每天应摄入800 mg以上的钙。

（二）适度体力活动

负重运动有利于骨骼发育及骨量增加，同时户外活动接受日光照射可增加活性维生素D的合成。

（三）钙的补充

钙来源应以膳食为主，尽量从膳食中选择含钙丰富的食品。选用含钙丰富的食品，首选奶及奶制品，其含钙量高，吸收率也高；其次为水产品中的虾皮、虾米、海带、紫菜等；最后为豆类及绿叶蔬菜，如青豆、黑豆、苜蓿、雪里蕻等含钙也较丰富。当膳食补钙不能满足需要时,有必要服用钙剂进行补充。口服钙剂品种规格很多,选择时需要考虑其含钙量和吸收率。一般认为有机钙吸收利用率高,例如,L-苏糖酸钙、葡萄糖酸钙、乳酸钙等都属于有机钙。L-苏糖酸钙不仅吸收率高,还能促进骨细胞、骨营养血管的生成和骨胶原纤维的形成,改善细胞和体液的微循环,从而更有利于钙的吸收和利用;葡萄糖酸钙和乳酸钙水溶性较好,但含钙量较低,服用量大。

(四) 补充维生素 D

充足的维生素 D 有利于钙的吸收,要注意膳食中维生素 D 的摄入。海鱼、肝脏、蛋黄等含维生素 D 较高,瘦肉和奶类也有少量。每日有一定时间的户外活动,多晒太阳,是获取维生素 D 最经济有效的方法。

(五) 摄入适量的磷

磷是钙代谢中不可缺少的营养素,适量摄入很重要,要保持适宜的钙磷比例。含磷丰富的食物有豆类、瓜子仁、花生等。

此外,应避免不良习惯,如吸烟、过量饮酒、咖啡都不利于提高骨峰值,在更年期更会增加骨钙丢失。使用治疗骨质疏松症的药物(如雌激素类、双磷酸盐类、活性维生素 D 类等)可降低骨折的发生率,应在医生指导下使用。补充大豆异黄酮类也有可能减少骨量的丢失。

任务四　心脑血管疾病老年人的膳食指导

心脑血管疾病是心脏血管和脑血管疾病的合称,主要包括动脉粥样硬化、冠心病、高血压、脑卒中等。在发达国家心脑血管疾病是引起死亡的"第一号杀手"。在我国,随着经济的发展和人民生活水平的提高,心脑血管疾病也已成为我国居民最主要的死亡原因之一。其形成是一个长期过程,周围环境多因素作用,尤其是长期膳食失衡导致体内的碳水化合物、脂肪、胆固醇等代谢异常,致使心脑血管系统发生一系列的病理改变。心脑血管疾病与饮食关系密切,通过膳食调整、合理营养,可以防止其发生和发展。

一、动脉粥样硬化、冠心病老年人的合理膳食

动脉粥样硬化是一种与血脂异常及血管壁成分改变有关的动脉疾病。动脉粥样硬化的发病原因是多因素的,除了年龄、性别、遗传等因素外,更主要的是与环境因素,特别是与营养因素有关。营养因素通过影响血浆脂类和动脉壁成分,直接作用于动脉粥样硬化发生和发展的不同环节,也可以通过影响高血压、糖尿病以及其他内分泌代谢失常而间接导致动脉粥样硬化及其并发症的发生。动脉粥样硬化与这些疾病常互为因果关系。当动脉粥样硬化病变累及冠状动脉和脑动脉时,可引起心绞痛、心肌梗死、脑出血、脑血栓形成或破裂出血。

狭义的冠心病是指冠状动脉粥样硬化性心脏病。冠心病患者通常血脂较高,病因主要是脂质代谢紊乱而导致的动脉粥样硬化。当冠状动脉内膜脂质沉着,粥样斑块形成,可使冠状动脉管腔变小、狭窄,心肌供血不足,造成心肌缺血、坏死,引起心绞痛、心肌梗死。

（一）膳食因素与动脉粥样硬化、冠心病

1. 能量

研究发现，无其他疾病情况下，能量摄入与体重成正比，而高体重是冠心病发生的危险因素。所以应控制能量净剩量，减轻体重。

2. 脂肪

脂肪总摄入量，尤其是饱和脂肪酸与动脉粥样硬化发病率和死亡率显著正相关，膳食脂肪可促进胆固醇的吸收，使血胆固醇升高，饱和脂肪酸对血胆固醇的升高影响明显。多不饱和脂肪酸和单不饱和脂肪酸有降低血胆固醇的作用。富含 EPA、DHA 的鱼油可以抑制血浆肾素活性，有降低血胆固醇、血甘油三酯的含量，抗血小板凝集，降低血压等作用。

3. 胆固醇

胆固醇与冠心病的发生呈正相关，胆固醇来源分为外源性和内源性，如果一味限制外源性胆固醇的摄入，体内胆固醇会自动增加合成。如果外源性胆固醇摄入过多，体内胆固醇含量也会增高。因此，应合理限制外源性胆固醇的摄入。

4. 碳水化合物

碳水化合物摄入过多，肝会利用游离脂肪酸和碳水化合物合成极低密度脂蛋白，使血液中甘油三酯的含量增高。碳水化合物的这种能力因种类而异，应多选择多糖类碳水化合物，少食用单糖、双糖类。膳食纤维有降低胆固醇的作用，其中果胶的作用尤其明显。

5. 蛋白质

适当的蛋白质摄入不影响血脂，高蛋白质膳食可促使动脉粥样硬化。富含蛋白质的植物性食物不含胆固醇，饱和脂肪酸含量也低，尤其是大豆蛋白质还有降低血胆固醇和预防动脉粥样硬化的作用。

6. 维生素

维生素 C 可参与胆固醇代谢形成胆酸的羟化反应，从而增加胆固醇的排出，降低血胆固醇；维生素 C 还可促进胶原蛋白的合成而使血管的韧性增加，弹性增强，减缓动脉粥样硬化对机体的损伤；同时，维生素 C 还是一种重要的抗氧化剂，可捕捉自由基，防止不饱和脂肪酸的脂质过氧化反应，减少氧化型低密度脂蛋白胆固醇的形成。维生素 E 同样具有抗氧化作用，并可提高机体对氧的利用率，提高机体对缺氧的耐受力，增强心肌代谢和应激能力。烟酸有防止动脉粥样硬化的作用，在药用剂量下有降低血清胆固醇和甘油三酯，促进末梢血管扩张等作用。维生素 B_6 缺乏时，可引起脂质代谢紊乱和动脉粥样硬化。

7. 矿物质

钙、镁与血管的收缩和舒张有关。钙有利尿作用，有降压效果，镁能使外周血管扩张。食盐过量可使血压升高，促使心脏血管疾病发生。过量铁可引起心肌损伤、心律失常和心衰等，铁螯合剂可促进心肌细胞功能的形成，从而促进脂质的氧化修饰。当铜锌比值低时，冠心病发病率低。铜缺乏可影响弹性蛋白和胶原蛋白的关联而引起心脏血管损伤，也可使血胆固醇含量升高。此外，碘可减少胆固醇在动脉壁的沉着，硒对心肌有保护作用，矾有利于脂质代谢。因此，膳食中种类齐全，比例适当的矿物质有利于减少心脑血管疾病的发生。

（二）动脉粥样硬化、冠心病的饮食预防

1. 控制能量摄入

摄入能量大于消耗量，净剩能量就会以脂肪的形式储存，导致血甘油三酯升高，引起高

甘油三酯血症,增加产生动脉粥样硬化等疾病的危险性。因此,膳食总能量摄入量以能保持正常体重为宜。

2. 控制脂肪及胆固醇摄入量

脂肪供能应控制在总能量的 30% 以下,且以植物脂肪为主,如玉米油、花生油、豆油、麻油、茶油等,这些植物脂肪含不饱和脂肪酸较多,能促进血浆胆固醇转化为胆酸,防止动脉粥样硬化形成。动脉粥样硬化患者除应避免食用过多的动物性脂肪和含大量饱和脂肪酸的植物油,如肥肉、猪油、奶油、椰子油、可可油等,还应避免过多食用高胆固醇食物,如动物内脏、蛋黄等。

3. 调整膳食中蛋白质的构成

适当降低动物蛋白质的摄入,提高植物蛋白质的摄入,对于冠心病患者是有益的,植物蛋白质应占总蛋白质摄入量的 50% 以上,大豆及其制品是较理想的植物蛋白质来源。

4. 供给充足的维生素和矿物质

冠心病患者保证有充分的维生素供给量是十分必要的,如维生素 C、烟酸、维生素 E 等。同时,增加钙、钾、镁、铜、硒等矿物质的摄入,有降低血胆固醇和改善心肌功能的作用。这些维生素和矿物质在谷类、豆类、果蔬、虾蟹、海藻等植物性食物,瘦肉、奶、蛋等动物性食物中含量丰富。

5. 保证膳食纤维的供给

膳食纤维可促进粪便排泄,既可减少膳食中脂肪和胆固醇的吸收,又可促进胆酸的排泄。此外,提高膳食中纤维素的含量,还可以增加饱胀感,避免饮食过量产生高血糖和高血脂。膳食纤维含量丰富的食物主要有粗杂粮、米糠、麦麸、干豆类、海带、蔬菜、水果等,每日摄入纤维量以 25 g 左右为宜。

6. 食物选择

(1) 可用食物:各种谷类、脱脂奶及其制品、蛋清与全蛋,肉类宜食用各种瘦畜肉及去皮鸡鸭肉、鱼肉,各种豆类及其制品,各种蔬菜、水果等。

(2) 限量食物:各种油脂类食物及坚果、咖啡、茶、精制糖及其制品,蛋黄每周不超过 3 个。

(3) 忌用或少用食物:油炸食品、全脂奶、奶油、动物内脏、动物油脂等。忌喝浓茶、烈性酒等。

二、高血压老年人的合理膳食

高血压不仅是常见的心脏血管疾病,而且是脑血管疾病和冠心病的重要病因,防治高血压是防止心脑血管疾病的关键。通常认为,高血压的危险因素有遗传、年龄、肥胖、长期精神紧张、过度劳累、食盐摄入过多和吸烟等不良生活习惯。高血压的治疗原则除应用降压药和确定血压控制目标值外,改善生活行为是首要的方法。其中,饮食控制是基本方法,是预防和治疗高血压的简单、有效的方法,应长期坚持。

(一) 限制总能量的摄入

限制能量摄入的目的是将体重控制在标准范围内,体重每降低 12.5 kg,收缩压可降低 10 mmHg,舒张压降低 7 mmHg。体重过高与高血压的发病有密切关系。多数肥胖的高血压患者,经过控制能量的摄入减轻体重后,血压也有一定的下降。想要理想地控制体重,还应加上适当的体育锻炼,如慢跑、散步、骑车等。能量的供给应根据基础代谢、活动量综合考虑,对于体重超标者,能量供给要比正常体重者减少 20%～30%,以每周体重减轻 0.5～1 kg为宜。在饮食中,还要特别注意晚餐能量不宜过高。

(二)摄入适量脂肪和碳水化合物

脂肪摄入过多,会导致机体能量过剩,使身体肥胖,血脂增高,血液的黏滞系数增大,外周血管阻力加大,血压上升。高血压患者要限制脂肪的摄入总量,控制在 40～50 g/d。还要注意尽量用多不饱和脂肪酸含量高的植物油,少用动物油。摄入的胆固醇含量过高,可以引起高脂蛋白血症,促使脂质沉淀,加重高血压,因此胆固醇摄入量每天应控制在 300 mg以内。

碳水化合物应摄入含有较丰富膳食纤维的多糖类食物,该类食物能加快肠道蠕动,避免便秘,减少脑出血的发生,还可以加速胆固醇、钠盐等物质的排出,对预防和治疗高血压有一定作用。单糖类食物有升高血脂的作用,故应少吃或不吃。

(三)蛋白质摄入

总能量控制后,蛋白质摄入量应为 1 g/(kg·d),植物蛋白质以占总蛋白质的一半以上为好,最好选用大豆蛋白质。动物蛋白质尽量选用脂肪含量低的,如禽类、鱼虾、奶类等。

(四)减少钠盐的摄入

食盐摄入过多,导致体内钠潴留,钠主要储存在细胞外,使细胞外渗透压增高,水分向细胞外移动,细胞外液包括血液量增多,造成心输出量增加,血压增高。对于敏感人群,应中等量限制钠盐,血压即可下降。鉴于限盐饮食时,食物淡而无味,影响食欲,可采用醋、番茄酱、芝麻酱等改善口味。

(五)增加钾、钙的摄入

钾对心肌有保护作用,富含钾的食物可以缓冲一部分钠太多的影响。钾摄入量的增加可以使钠排出量增加而使血压下降。可以吃些含钾离子高的食物,如毛豆、海带、黄豆、红小豆、香蕉、芹菜等。高钙膳食有利于降低血压,可能和钙摄入高时的利尿作用有关,此时钠的排出增多。资料显示,每天摄入 1 000 mg 钙,连服用 8 周,可以使血压下降。此外,高钙时血中降钙素的分泌增加,降钙素可以扩张血管,有利于血压的降低。含钙高的食物有奶类及其制品、豆类及其制品、葵花籽、核桃、虾皮、绿叶蔬菜等。

(六)戒烟、限酒、适量饮茶

烟草中的成分会刺激血管、心脏,使心跳速度过快、血管收缩、血压升高,长期大量吸烟,可以引起小动脉的持续收缩,小动脉管壁增厚而逐渐硬化,产生高血压、动脉粥样硬化,并增加并发症的严重性。吸烟的高血压老年人发生脑血管意外的危险性比不吸烟者高 4 倍左右。长期酗酒对消化系统有直接影响,对心脏血管系统也会产生间接影响,会加速脂肪、胆固醇在血管内的沉积,加速动脉硬化。因此,高血压老年人应限制饮酒,尤其禁止长期大量饮用高度数白酒。对于正常成人,也应控制每日饮酒量,否则高血压发病率明显增高。茶叶中除含有多种维生素和微量元素外,还含有茶碱和黄嘌呤等物质,有利尿和降压的作用,可以适当饮用,通常以清淡的绿茶为宜。

(七) 膳食要求和食物选择

高血压老年人应定时定量、少量多餐,每日 4～5 餐为宜,避免暴饮暴食。

(1) 可用的食物:具有降压作用的食物,如芹菜、胡萝卜、香蕉、荸荠、黄瓜、木耳、海带、番茄等;富含钾的食物,如豆类、花生、芋头、竹笋、香菇等;富含钙、镁的食物等。

(2) 忌用食物:所有过咸食物和腌制品,有刺激性的辛辣调味品,浓的咖啡、茶,肥肉、动物内脏、奶油、冰激凌、甜巧克力、蔗糖、油酥甜点心、各种水果糖等。

高血压老年人在合理营养的同时,应积极参加体育锻炼。研究表明,长期有规律的有氧健身锻炼能改善和增强心脏血管功能,延缓和推迟心脏血管结构和功能的老化,有利于脂肪代谢,可以有效防治心脑血管疾病,起到健身强体和延年益寿的作用。

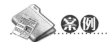 案例

爱吃红烧肉的李叔叔

李叔叔,67 岁,东北人,有脑卒中病史,营养状况良好,饮食结构尚可,患病前喜欢吃红烧肉。但其家属因李叔叔患过脑卒中,严格限制他吃含饱和脂肪酸较高的畜肉,尤其是五花肉、动物内脏等食物。入住某机构后,李叔叔在进餐时曾单点过红烧肉,家属知道后就找到营养师,表达强烈不满:"你是营养师,怎么能让他吃红烧肉呢,他有病,不能吃,下次你们再让他吃我就投诉到院长那里。"营养师听到后,耐心向家属进行了解释:

(1) 脑卒中的患者需要严格限制饱和脂肪酸的摄入,每日控制在总能量的 7% 以下,但并不是禁食。

(2) 研究证实,烧制红烧肉时,烹制时间的长短对饱和脂肪酸影响较大。实验证明,烹制 2.5 h 左右的红烧肉,其 50% 左右的饱和脂肪会转变成不饱和脂肪酸。延长或缩短烹制时间均会降低转化率,故某机构烹制红烧肉的时间用计时器严格控制在 2.5 h。

(3) 日本一项研究显示,每日摄入＜5.3% 总能量的饱和脂肪酸,脑出血患病率为 2.21%,并且摄入量越少,脑出血患病率越高。另有研究表明,饱和脂肪酸摄入量低于 10 g/d 的人群,其癌症、冠心病、脑卒中死亡率高于 10 g/d 摄入量人群的 2 倍。

家属听完营养师的解释后,其语气也随之变化,连声向营养师致歉,称只要能够控制在合理范围内,可以少量给李叔叔食用红烧肉。

小结:

虽然畜肉类的脂肪含量与饱和脂肪酸比例较高,但也不能完全禁止老年人食用畜肉,而是要严格控制。营养师为李叔叔把红烧肉的摄入量控制在 50 g/d,2～3 次/月。李叔叔无任何不良反应,实验室检测指标亦无明显变化。

任务五　痛风老年人的膳食指导

痛风是指由于嘌呤代谢障碍及(或)尿酸排泄减少,其代谢产物在血液中积聚,血浆尿酸浓度超过饱和限度而引起组织损伤的一组疾病。痛风是一种终身性疾病,无肾功能损害或

关节畸形者经有效治疗一般都能维持正常生活和工作，更不会影响寿命。但如果治疗不当，急性关节炎的反复发作可引起较大痛苦。有关节畸形和肾石病者则生活质量会受到一定的影响，肾功能损害严重者，预后较差。由于体内嘌呤有部分是来自饮食，因此是否进行饮食控制，与患者预后效果关系密切。

一、膳食对痛风的影响

（1）肥胖、高脂肪膳食：能量摄入增多，嘌呤代谢加速导致血浆尿酸浓度升高。

（2）碳水化合物：碳水化合物为痛风病人能量的主要来源，若摄入不足，会导致体内脂肪分解，产生酮体等酸性代谢产物，抑制尿酸排泄，诱发痛风发作。

（3）高嘌呤饮食：增加外源性嘌呤。

（4）饮酒：血清尿酸值与饮酒量呈高度正相关，饮酒是血清尿酸值升高的重要原因之一。乙醇代谢产生的乳酸可抑制肾脏对尿酸的排泄；酒精饮料中含有嘌呤，在体内代谢生成尿酸等。嘌呤含量依酒精饮料种类不同而各异，一般规律为：陈年黄酒＞啤酒＞普通黄酒＞白酒。

（5）饮水不足：液体摄入不足，易导致尿酸结晶。

二、痛风的膳食营养防治

（一）限制嘌呤饮食

痛风急性发作期，嘌呤摄入量应＜150 mg/d，减少外源性核蛋白摄入。食物中嘌呤的含量规律为：内脏＞肉、鱼＞干豆、坚果＞叶菜＞谷类＞淀粉类、水果。痛风急性发作期，宜选用无嘌呤或低嘌呤的食物，以牛奶及其制品，蛋类、蔬菜、水果、细粮为主；在缓解期，可适量选含嘌呤中等量的食物，如肉类食用量每日不超过 120 g，尤其不要一餐中进食过多。不论在急性发作期或缓解期，均应避免食用含嘌呤高的食物。

根据食物中嘌呤含量的多少，将食物分为以下四类。

1. 嘌呤含量少或不含嘌呤的食物

（1）精白米、精白面包、馒头、面条、通心粉、苏打饼干、玉米。

（2）卷心菜、胡萝卜、芹菜、黄瓜、茄子、甘蓝、莴苣、南瓜、西葫芦、西红柿、萝卜、山芋、土豆。

（3）各种牛奶、奶酪、酸奶，各种蛋类。

（4）各种水果及干果类。

（5）各种饮料包括汽水、茶、巧克力、咖啡、可可等。

（6）各种油脂、果酱、泡菜、咸菜等。

2. 低嘌呤食物：每 100 g 含嘌呤 50～75 mg

菌菇类、花菜、芦笋、菠菜、豌豆、四季豆、青豆、菜豆、麦片、鸡肉、羊肉、白鱼、花生、花生酱、豆类及制品，等等。

3. 中嘌呤食物：每 100 g 含嘌呤 75～150 mg

鲤鱼、带鱼、鳕鱼、鳝鱼、大比目鱼、鲈鱼、梭鱼、鲭鱼、鳗鱼、贝壳类水产、熏火腿、猪肉、牛肉、鸭、鹅、鸽子、鹌鹑、扁豆、干豆类（黄豆、蚕豆等），等等。

4. 高嘌呤食物：每 100 g 含嘌呤 150 ～1 000 mg

动物肝脏、肾脏、胰脏、脑、沙丁鱼、凤尾鱼、鱼子、虾类、蟹黄、酵母、火锅汤、鸡汤、肉汤、肉馅,等等。

(二)控制总能量,防治超重或肥胖

痛风老年人的总能量一般控制在 20～25 kcal/kg·d,脂肪应＜50 g/d。肥胖者减少能量摄入应循序渐进,以防痛风急性发作,可按阶段减少,每阶段减少 500 kcal,并与实际活动消耗保持平衡,使体重逐步达到适宜状态。

(三)蛋白质不宜过多

因为合成嘌呤核苷酸需要氨基酸作为原料,高蛋白质食物可过量提供氨基酸,使嘌呤合成增加。蛋白质的摄入应以植物蛋白质为主,有肾脏病变者应采用低蛋白质饮食。动物蛋白质可选用不含核蛋白的牛奶、奶酪、脱脂奶粉、蛋类的蛋白质部分。

(四)多食用碱性食物

蔬菜水果多属碱性食物,可以增加体内碱储量,使体液 pH 值升高,防止尿酸结晶形成并促使其溶解,增加尿酸的排出量,防止形成结石并使已形成的结石溶解。蔬菜水果多富含钾元素,而钾可以促进肾脏排出尿酸,减少尿酸盐沉积。新鲜蔬菜和水果的摄入与高尿酸血症呈显著负相关,是高尿酸血症的保护因素。

(五)控制盐的摄入

钠盐有促使尿酸沉淀的作用,且痛风多伴有高血压、冠心病及肾病变等,所以痛风老年人应限制每日钠盐摄入。

(六)防止液体摄入充足

液体摄入量充足能增加尿酸溶解,有利于尿酸排出,预防尿酸肾结石,延缓肾脏进行性损害。痛风老年人每日应饮水 2 000 ml 以上,伴肾结石者最好能达到 3 000 ml,饮料以普通开水、淡茶水、矿泉水、鲜果汁、菜汁、豆浆为宜。

(七)建立良好的饮食习惯

暴饮暴食或一餐中进食大量肉类常是痛风性关节炎急性发作的诱因,要定时定量,也可少食多餐。注意烹调方法,少用刺激调味品,肉类煮后弃汤可减少嘌呤量。

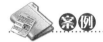 案例

自我克制的杨叔叔

痛风营养治疗常伴随低嘌呤饮食,急性发作期需严格控制每日嘌呤摄入量,缓解期或高尿酸血症者则可适当放宽。然而,某些老人为防止痛风复发,平素饮食仍严格控制,长此以往,则会增加营养不良的风险。

杨叔叔是一名商务领域的官员,年轻时工作地点遍布各地,饮食结构随着环境改变而变化。退休后查出患有痛风,虽通过药物与饮食治疗,缓解了痛风症状,但血尿酸指标始终偏高,故杨叔叔一致坚持着低蛋白、低嘌呤饮食,禽肉、畜肉、蘑菇、豆类都很少吃,且几乎从不

吃水产。入住某养老机构后,营养师评估发现,杨叔叔日常饮食除每日保证牛奶1袋、鸡蛋1个外,其余优质蛋白质摄入量不足(仅占全日总蛋白1/4左右),而蔬菜、主食(尤其是全麦、粗杂粮)摄入较多。

据此,营养师为防止杨叔叔因蛋白质摄入不足增加能营养不良的风险,建议杨叔叔可在饮食控制的基础上,适当增加中等嘌呤含量的优质蛋白质摄入,如淡水鱼、瘦肉等。同时,对于豆类的选择,营养师建议杨叔叔可少食或不食整豆类食物,如黄豆、黑豆、红豆、绿豆等,但可适量摄入含水量较高的豆制品,如豆腐、豆浆等;在主食选择上,适当控制粗粮摄入(50 g/d)。此外,营养师还根据杨叔叔个体情况为其制定了个体化饮食建议,并附上常见食物嘌呤含量表,指导杨叔叔日常饮食。

刚开始,杨叔叔还不太认同营养师的建议,仍我行我素,依从性较差。营养师经过多次走访与餐厅现场指导,使杨叔叔逐渐开始接受饮食建议。经过2个月的饮食调整,杨叔叔已尝试食用了海参、河鲈鱼、虾、瘦肉、豆腐等原先严格控制的食物,病情无反复,营养状况良好,体重增加1 kg。现在,杨叔叔已把营养师当作朋友,每次有了想吃的东西,都会先询问营养师后再做尝试,痛风症状未明显发作。

小结:

养老机构内的营养师工作内容除了为老人出具合理化的饮食建议外,老人的依从性也需营养师付出时间与精力进行指导。提高了老人依从性,让老人从心里接受、认可营养师的工作,才能更好地展开营养工作。

任务六　肿瘤老年人的膳食指导

肿瘤是指机体在各种致癌因素的作用下,局部组织的某一个细胞在基因水平上失去对其生长的正常调控,导致其克隆性异常增生而形成的异常病变。一般将肿瘤分为良性和恶性两大类。恶性肿瘤是危害人类生命和健康的一种严重疾病。恶性肿瘤的发生与营养和膳食关系密切,不良的饮食习惯和不合理的膳食结构都可能导致其发生。

一、膳食对肿瘤的影响

(一)脂肪摄入过量

脂肪摄入过量会增加乳腺癌、结肠癌、直肠癌、肺癌、宫颈癌、前列腺癌、胆囊癌的发病率,因此在防癌膳食中应强调减少总脂肪的摄入,不超过总能量的30%。

(二)蔬菜和水果摄入不足

蔬菜和水果含有丰富的维生素C、胡萝卜素、膳食纤维、叶酸等,有研究表明,摄入蔬菜和水果不足者易患肺癌、喉癌、口腔癌、胃癌、结肠癌、直肠癌等。维生素C为抗氧化剂,可以抑制自由基对细胞的损伤,还能阻断致癌的亚硝胺类化合物在体内合成。膳食纤维可以通过增加粪便量刺激肠道蠕动及稀释致癌物,减少对肠道的毒害,叶酸对多种癌症有较好的抑制作用。蔬菜和水果中含有的多种抑癌物质可协同作用防癌,而非单个营养素发挥作用。

（三）不良饮食习惯

食品中多环芳烃、杂环胺具有较强的致癌作用,其产生与食品污染和食品烹调加工方式不当有关。例如,富含蛋白质的肉、鱼、禽类等动物性食品在高温、烧烤、油炸时热解热聚作用下易产生多环芳烃、杂环胺;熏肉在制作过程中会产生致癌物苯并[a]芘。因此,应避免进食高温油炸、烧烤、烟熏等食物。

（四）霉菌及其毒素

已知有 20 多种霉菌及其毒素对动物有致癌性。特别是黄曲霉毒素,易被其污染的食物品种主要是玉米、花生、大米和花生油。受污染的区域主要为长江流域及长江以南的高温、高湿地区。

（五）N-亚硝基化合物

N-亚硝基化合物是一大类有致癌性的物质,研究最多的是亚硝胺。只要有胺和亚硝酸盐这两个前体物质,在适宜的条件下于体内或体外均可合成 N-亚硝基化合物。其前体物质在食物中广泛分布,因此,在加工食品中容易产生 N-亚硝基化合物,如熏鱼、腌肉、酱油、啤酒、腌菜以及发酵制品等。

二、预防肿瘤的膳食原则

1. 食物多样

膳食以营养适宜的植物性食物为主,吃多种蔬菜、水果、豆类和粗加工的富含淀粉的主食。

2. 维持适宜体重

维持适宜体重,避免体重过重或过轻。

3. 保持体力活动

每天至少 1 h 快步走加上每周 1 h 跑步或类似运动,使体力活动水平达到 1.75 以上(体力活动水平是指某人 1 天 24 h 消耗的总能量与其基础代谢能量之比值)。

4. 多食蔬菜和水果

每天进食 400~800 g 蔬菜和水果,使其提供的能量占全天总能量的 7%~14%。每天保证 3~5 种蔬菜,2~4 种水果,特别注意摄入富含胡萝卜素的深色蔬菜和富含维生素 C 的水果。

5. 禁酒

建议不要饮酒,尤其反对酗酒。

6. 控制肉食

每天红肉(畜肉)摄入量控制在 80 g 以下,使其所提供的能量占总摄入能量的 10% 以下。尽可能选择禽肉、鱼肉。

7. 控制脂肪摄入

脂肪提供的能量控制在占总摄入能量的 20%~30%,尤其要限制动物脂肪的摄入。

8. 控制盐

每天食用盐不要超过 5 g。

9. 正确储藏食物

正确储藏食物，注意防止易腐食物受到真菌污染，不吃有霉变的食物。未吃完的易腐食物应及时冷藏保存。

10. 食物制备加工

烹调动物性食物的温度不要太高，不要吃烧焦的食物，避免肉食烧焦，尽量少吃烤肉、腌渍食品。食物以清炖、白煮为宜，调味要少用盐、多用醋，避免进食不易消化、油腻、煎炸、过热、过咸及强刺激性食物。

11. 多食防癌、抗癌的食物

（1）多食富含维生素C的食物。

维生素C的主要食物来源为新鲜蔬菜和水果，如辣椒、苦瓜、番茄、柑橘、鲜枣、刺梨、猕猴桃、山楂、草莓、四季豆、莴苣、芥菜等。番茄具有"番茄红素"，能消灭某些促使癌细胞生成的自由基，因此具有抗癌作用。绿色蔬菜颜色越深、抗氧化剂的含量越高，越能够防癌、抗癌。

（2）多食富含维生素A的食物。

富含维生素A的食物主要有动物的肝、鱼类、海产品、鸡蛋等动物性食物。富含胡萝卜素的食物主要是橙黄色和绿色蔬菜，如胡萝卜、菠菜、韭菜、油菜、芥菜、雪里蕻、小白菜、番茄、南瓜、柑橘、杏、枇杷等。

（3）多食富含大蒜素的食物。

大蒜素具有抗癌作用，其对胃液分离出的硝酸盐还原菌的生长及其产生亚硝酸盐的能力具有明显的抑制作用，可以降低人体胃液中的硝酸盐含量，从而降低患胃癌的风险。富含大蒜素的食物主要有葱、大蒜、洋葱、韭菜等。

（4）多食富含硒、碘、锌的食物。

富含硒、碘、锌的食物能起到防癌、抗癌的作用。芝麻、麦芽含硒量最高，含硒丰富的食物来源还有海产品、动物内脏、大蒜、蘑菇、金针菇、小麦胚芽等。在畜肉、鱼类和海产品中锌含量丰富。

（5）其他可多食的具有防癌和抗癌作用的食物。

菇类：香菇中含有的香菇多糖及麦角固醇，木耳中的多糖类及硒都有明显的抗癌、抑癌作用。金针菇富含多种氨基酸和多种微量元素，也有较强的抗癌作用。

鱼类：鱼类尤其是海鱼，含有丰富的不饱和脂肪酸、锌、钙、硒、碘等元素，对抑制肿瘤细胞也有一定的作用。

绿茶：绿茶中的茶多酚、叶绿素具有很强的抗氧化能力，有明显的抑制致癌物所诱导的突变作用。

红薯：红薯含有甾类化合物。研究表明，对癌症的抑制率熟红薯为98%，生红薯为94.4%。

红枣：红枣除含有丰富的维生素C、钙、磷、钾等矿物质外，还含有环磷酸腺苷，能改善机体免疫功能。动物试验表明，红枣具有显著的抗肿瘤作用。

无花果：无花果中除含有葡萄糖、果糖、苹果酸、枸橼酸外，还含有超氧化物歧化酶等，可以抑制肿瘤的生长。

另外，海参、奶类、莼菜、紫菜、麦片、魔芋、茄子、苹果、柑橘类水果等都有一定程度的预防和抑制肿瘤的作用。

习题

实训题

材料一

林奶奶,66岁,身高161 cm,体重73 kg。平素林奶奶喜食肉食,尤其喜欢吃猪肉,每餐均要有荤菜,晚餐通常会有糖醋排骨、红焖羊排等纯荤菜。三餐之间有加餐,一般会加餐数量不等的蛋糕、饼干等零食。林奶奶退休后基本宅在家,没有什么户外活动,偶尔去菜市场买菜。

问题:

1. 林奶奶的体重正常吗?如何判断?

2. 请你对林奶奶进行合理膳食指导。

材料二

刘爷爷,63岁,身高173 cm,体重77 kg,从事办公室工作。2个月前体检时被诊断为2型糖尿病,采用单纯性饮食治疗,血糖基本控制。

问题:

请计算刘爷爷每日能量及三大产能营养素的需要量,并指导其合理膳食。

材料三

孙爷爷,60岁,身高173 cm,体重79 kg。5年前被诊断为原发性高血压,现遵医嘱使用降压药物治疗。孙爷爷平素口重,喜欢吃川菜,不喜欢清淡的食物。早餐喜欢吃粥和腌咸菜,晚餐时喜欢喝二两白酒,菜肴多为畜肉类等荤菜,不喜欢吃蔬菜和水果。

问题:

请对孙爷爷进行合理的膳食指导。

附录 中国居民膳食营养参考摄入量（2013版）相关表格

表 1 中国居民膳食能量需要量（EER）

人群	能量/(MJ/d)						能量/(kcal/d)					
	男			女			男			女		
	身体活动水平(轻)	身体活动水平(中)	身体活动水平(重)	身体活动水平(轻)	身体活动水平(中)	身体活动水平(重)	身体活动水平(轻)	身体活动水平(中)	身体活动水平(重)	身体活动水平(轻)	身体活动水平(中)	身体活动水平(重)
0岁~		0.38 MJ/(kg·d)			0.38 MJ/(kg·d)			90 kcal/(kg·d)			90 kcal/(kg·d)	
0.5岁~		0.33 MJ/(kg·d)			0.33 MJ/(kg·d)			80 kcal/(kg·d)			80 kcal/(kg·d)	
1岁~		3.77			3.35			900			800	
2岁~		4.60			4.18			1100			1000	
3岁~		5.23			5.02			1250			1200	
4岁~		5.44			5.23			1300			1250	
5岁~		5.86			5.44			1400			1300	
6岁~	5.86	6.69	7.53	5.23	6.07	6.90	1400	1600	1800	1250	1450	1650
7岁~	6.28	7.11	7.95	5.65	6.49	7.32	1500	1700	1900	1350	1550	1750
8岁~	6.90	7.74	8.79	6.07	7.11	7.95	1650	1850	2100	1450	1700	1900
9岁~	7.32	8.37	9.41	6.49	7.53	8.37	1750	2000	2250	1550	1800	2000
10岁~	7.53	8.58	9.62	6.90	7.95	9.00	1800	2050	2300	1650	1900	2150
11岁~	8.58	9.83	10.88	7.53	8.58	9.62	2050	2350	2600	1800	2050	2300
14岁~	10.46	11.92	13.39	8.37	9.62	10.67	2500	2850	3200	2000	2300	2550
18岁~	9.41	10.88	12.55	7.53	8.79	10.04	2250	2600	3000	1800	2100	2400
50岁~	8.79	10.25	11.72	7.32	8.58	9.83	2100	2450	2800	1750	2050	2350
65岁~	8.58	9.83	—ª	7.11	8.16	—	2050	2350	—	1700	1950	—
80岁~	7.95	9.20	—	6.28	7.32	—	1900	2200	—	1500	1750	—
孕妇(早)	—	—	—	+0ᵇ	+0	+0	—	—	—	+0	+0	+0
孕妇(中)	—	—	—	+1.26	+1.26	+1.26	—	—	—	+300	+300	+300
孕妇(晚)	—	—	—	+1.88	+1.88	+1.88	—	—	—	+450	+450	+450
乳母	—	—	—	+2.09	+2.09	+2.09	—	—	—	+500	+500	+500

a. 未制定参考值者用"—"表示；b. "+"表示在同龄人群参考值基础上额外增加量。

表2 中国居民膳食蛋白质参考摄入量（DRIs）

人群	EAR/(g/d) 男	EAR/(g/d) 女	RNI/(g/d) 男	RNI/(g/d) 女
0岁~	—a	—	9（AI）	9（AI）
0.5岁~	15	15	20	20
1岁~	20	20	25	25
2岁~	20	20	25	25
3岁~	25	25	30	30
4岁~	25	25	30	30
5岁~	25	25	30	30
6岁~	25	25	35	35
7岁~	30	30	40	40
8岁~	30	30	40	40
9岁~	40	40	45	45
10岁~	40	40	50	50
11岁~	50	45	60	55
14岁~	60	50	75	60
18岁~	60	50	65	55
50岁~	60	50	65	55
65岁~	60	50	65	55
80岁~	60	50	65	55
孕妇（早）	—	+0b	—	+0
孕妇（中）	—	+10	—	+15
孕妇（晚）	—	+25	—	+30
乳母	—	+20	—	+25

a. 未制定参考值者用"—"表示。
b. "+"表示在同龄人群参考值基础上额外增加量。

表 3　中国居民膳食碳水化合物、脂肪酸参考摄入量（DRIs）

人群	总碳水化合物/(g/d) EAR	AI	亚油酸/%E[b] AI	α-亚麻酸/%E AI	EPA+DHA/(g/d) AI
0 岁~	60(AI)		7.3(0.15g[c])	0.87	0.10[d]
0.5 岁~	85(AI)		6.0	0.66	0.10[d]
1 岁~	120		4.0	0.60	0.10[d]
4 岁~	120		4.0	0.60	—
7 岁~	120		4.0	0.60	—
11 岁~	150		4.0	0.60	—
14 岁~	150		4.0	0.60	—
18 岁~	120		4.0	0.60	—
50 岁~	120		4.0	0.60	—
65 岁~	—[a]		4.0	0.60	—
80 岁~	—		4.0	0.60	—
孕妇(早)	130		4.0	0.60	0.25(0.20[d])
孕妇(中)	130		4.0	0.60	0.25(0.20[d])
孕妇(晚)	130		4.0	0.60	0.25(0.20[d])
乳母	160		4.0	0.60	0.25(0.20[d])

a. 未制定参考值者用"—"表示。
b. %E 为占能量的百分比。
c. 为花生四烯酸。
d. DHA。
注：我国 2 岁以上儿童及成年人膳食中来源于食品工业加工产生的反式脂肪酸的 UL 为 <1%E。

表 4　中国居民膳食宏量营养素可接受范围（AMDR）

年龄（岁）/ 生理阶段	总碳水化合物 /%E[a]	添加糖 /%E	总脂肪 /%E	饱和脂肪酸 /%E	n-6多不饱和脂肪酸 /%E	n-3多不饱和脂肪酸 /%E	EPA+DHA /（g/d）
0~	—[b]	—	48（AI）	—	—	—	—
0.5~	—	—	40（AI）	—	—	—	—
1~	50~65	—	35（AI）	—	—	—	—
4~	50~65	<10	20~30	<8	—	—	—
7~	50~65	<10	20~30	<8	—	—	—
11~	50~65	<10	20~30	<8	—	—	—
14~	50~65	<10	20~30	<8	—	—	—
18~	50~65	<10	20~30	<10	2.5~9.0	0.5~2.0	0.25~2.0
50~	50~65	<10	20~30	<10	2.5~9.0	0.5~2.0	0.25~2.0
65~	50~65	<10	20~30	<10	2.5~9.0	0.5~2.0	0.25~2.0
80~	50~65	<10	20~30	<10	2.5~9.0	0.5~2.0	0.25~2.0
孕妇（早）	50~65	<10	20~30	<10	2.5~9.0	0.5~2.0	—
孕妇（中）	50~65	<10	20~30	<10	2.5~9.0	0.5~2.0	—
孕妇（晚）	50~65	<10	20~30	<10	2.5~9.0	0.5~2.0	—
乳母	50~65	<10	20~30	<10	2.5~9.0	0.5~2.0	—

a. %E为占能量的百分比。
b. 未制定参考值者用"—"表示。

表5 中国居民膳食维生素推荐摄入量(RNI)或适宜摄入量(AI)

人群	维生素A /(μgRAE/d)ᶜ RNI 男	女	维生素D /(μg/d)ᶜ RNI	维生素E /(mgα-TE/d)ᵈ AI	维生素K /(μg/d) AI	维生素B₁ /(mg/d) RNI 男	女	维生素B₂ /(mg/d) RNI 男	女	维生素B₆ /(mg/d) RNI	维生素B₁₂ /(μg/d) RNI	泛酸 /(mg/d) AI	叶酸 /(μgDFE/d)ᵉ RNI	烟酸 /(mgNE/d)ᶠ RNI 男	女	胆碱 /(mg/d) AI 男	女	生物素 /(μg/d) AI	维生素C /(mg/d) RNI
0岁~	300(AI)	300(AI)	10(AI)	3	2	0.1(AI)	0.1(AI)	0.4(AI)	0.4(AI)	0.2(AI)	0.3(AI)	1.7	65(AI)	2(AI)	2(AI)	120	120	5	40(AI)
0.5岁~	350(AI)	350(AI)	10(AI)	4	10	0.3(AI)	0.3(AI)	0.5(AI)	0.5(AI)	0.4(AI)	0.6(AI)	1.9	100(AI)	3(AI)	3(AI)	150	150	9	40(AI)
1岁~	310	310	10	6	30	0.6	0.6	0.6	0.6	0.6	1.0	2.1	160	6	6	200	200	17	40
4岁~	360	360	10	7	40	0.8	0.8	0.7	0.7	0.7	1.2	2.5	190	8	8	250	250	20	50
7岁~	500	500	10	9	50	1.0	1.0	1.0	1.0	1.0	1.6	3.5	250	11	10	300	300	25	65
11岁~	670	630	10	13	70	1.3	1.1	1.3	1.1	1.3	2.1	4.5	350	14	12	400	400	35	90
14岁~	820	630	10	14	75	1.6	1.3	1.5	1.2	1.4	2.4	5.0	400	16	13	500	400	40	100
18岁~	800	700	10	14	80	1.4	1.2	1.4	1.2	1.4	2.4	5.0	400	15	12	500	400	40	100
50岁~	800	700	10	14	80	1.4	1.2	1.4	1.2	1.6	2.4	5.0	400	14	12	500	400	40	100
65岁~	800	700	15	14	80	1.4	1.2	1.4	1.2	1.6	2.4	5.0	400	14	11	500	400	40	100
80岁~	800	700	15	14	80	1.4	1.2	1.4	1.2	1.6	2.4	5.0	400	13	10	500	400	40	100
孕妇(早)	—ᵃ	+0ᵇ	+0	+0	+0	—	+0	—	+0	+0.8	+0.5	+1.0	+200	—	+0	—	+20	+0	+0
孕妇(中)	—	+70	+0	+0	+0	—	+0.2	—	+0.2	+0.8	+0.5	+1.0	+200	—	+0	—	+20	+0	+15
孕妇(晚)	—	+70	+0	+0	+0	—	+0.3	—	+0.3	+0.8	+0.5	+1.0	+200	—	+0	—	+20	+0	+15
乳母	—	+600	+0	+3	+5	—	+0.3	—	+0.3	+0.3	+0.8	+2.0	+150	—	+3	—	+120	+10	+50

a. 未制定参考值者用"—"表示。

b. "+"表示在同龄人群参考值基础上额外增加量。

c. 视黄醇活性当量(RAE,μg)=膳食或补充剂纯品全反式视黄醇(μg)+1/2补充剂纯品全反式β-胡萝卜素(μg)+1/12膳食全反式β-胡萝卜素(μg)+1/24其他膳食维生素A原类胡萝卜素(μg)。

d. α-生育酚当量(α-TE),膳食中总α-TE当量(mg)=1×α-生育酚(mg)+0.5×β-生育酚(mg)+0.1×γ-生育酚(mg)+0.02×δ-生育酚(mg)+0.3×α-三烯生育酚(mg)。

e. 膳食叶酸当量(DFE,μg)=天然食物来源叶酸(μg)+1.7×合成叶酸(μg)。

f. 烟酸当量(NE,mg)=烟酸(mg)+1/60色氨酸(mg)。

表 6　中国居民膳食矿物质推荐摄入量（RNI）或适宜摄入量（AI）

人群	钙/(mg/d) RNI	磷/(mg/d) RNI	钾/(mg/d) AI	钠/(mg/d) AI	镁/(mg/d) RNI	氯/(mg/d) AI	铁/(mg/d) RNI 男	铁/(mg/d) RNI 女	碘/(μg/d) RNI	锌/(mg/d) RNI 男	锌/(mg/d) RNI 女	硒/(μg/d) RNI	铜/(mg/d) RNI	氟/(mg/d) AI	铬/(μg/d) AI	锰/(mg/d) AI	钼/(μg/d) RNI
0 岁~	200(AI)	100(AI)	350	170	20(AI)	260	0.3(AI)		85(AI)	2.0(AI)		15(AI)	0.3(AI)	0.01	0.2	0.01	2(AI)
0.5 岁~	250(AI)	180(AI)	550	350	65(AI)	550	10		115(AI)	3.5		20(AI)	0.3(AI)	0.23	4.0	0.7	15(AI)
1 岁~	600	300	900	700	140	1100	9		90	4.0		25	0.3	0.6	15	1.5	40
4 岁~	800	350	1200	900	160	1400	10		90	5.5		30	0.4	0.7	20	2.0	50
7 岁~	1000	470	1500	1200	220	1900	13		90	7.0		40	0.5	1.0	25	3.0	65
11 岁~	1200	640	1900	1400	300	2200	15	18	110	10	9.0	55	0.7	1.3	30	4.0	90
14 岁~	1000	710	2200	1600	320	2500	16	18	120	11.5	8.5	60	0.8	1.5	35	4.5	100
18 岁~	800	720	2000	1500	330	2300	12	20	120	12.5	7.5	60	0.8	1.5	30	4.5	100
50 岁~	1000	720	2000	1400	330	2200	12	12	120	12.5	7.5	60	0.8	1.5	30	4.5	100
65 岁~	1000	700	2000	1400	320	2200	12	12	120	12.5	7.5	60	0.8	1.5	30	4.5	100
80 岁~	1000	670	2000	1300	310	2000	12	12	120	12.5	7.5	60	0.8	1.5	30	4.5	100
孕妇（早）	+0ᵃ	+0	+0	+0	+40	+0	—ᵇ	+0	+110	—	+2.0	+5	+0.1	+0	+1.0	+0.4	+10
孕妇（中）	+200	+0	+0	+0	+40	+0	—	+4	+110	—	+2.0	+5	+0.1	+0	+4.0	+0.4	+10
孕妇（晚）	+200	+0	+0	+0	+40	+0	—	+9	+110	—	+2.0	+5	+0.1	+0	+6.0	+0.4	+10
乳母	+200	+0	+400	+0	+0	+0	—	+4	+120	—	+4.5	+18	+0.6	+0	+7.0	+0.3	+3

a. "＋"表示在同龄人群参考值基础上额外增加量。
b. 未制定参考值者用"—"表示。

表7 中国居民膳食微量营养素平均需要量（EAR）

人群	钙 /(mg/d)	磷 /(mg/d)	镁 /(mg/d)	铁 /(mg/d) 男	女	碘 /(μg/d)	锌 /(mg/d) 男	女	硒 /(μg/d)	铜 /(mg/d)	钼 /(μg/d)	维生素A /(μgRAE/d)[b] 男	女	维生素D /(μg/d)	维生素B₁ /(mg/d) 男	女	维生素B₂ /(mg/d) 男	女	维生素B₆ /(mg/d)	维生素B₁₂ /(μg/d)	叶酸 /(μgDFE/d)[c]	烟酸 /(mgNE/d)[d] 男	女	维生素C /(mg/d)
0岁~	—[a]	—	—	—	—	—	—	—	—	—	—	—	—	—	—	—	—	—	—	—	—	—	—	—
0.5岁~	—	—	—	7	—	—	2.8	—	—	—	—	—	—	—	—	—	—	—	—	—	—	—	—	—
1岁~	500	250	110	6	—	65	3.2	—	20	0.25	35	220	—	8	0.5	—	0.5	—	0.5	0.8	130	5	5	35
4岁~	650	290	130	7	—	65	4.6	—	25	0.30	40	260	—	8	0.6	—	0.6	—	0.6	1.0	150	7	6	40
7岁~	800	400	180	10	—	65	5.9	—	35	0.40	55	360	—	8	0.8	—	0.8	—	0.8	1.3	210	9	8	55
11岁~	1000	540	250	11	14	75	8.2	7.6	45	0.55	75	480	450	8	1.1	1.0	1.1	0.9	1.1	1.8	290	11	10	75
14岁~	800	590	270	12	14	85	9.7	6.9	50	0.60	85	590	450	8	1.3	1.1	1.3	1.0	1.2	2.0	320	14	11	85
18岁~	650	600	280	9	15	85	10.4	6.1	50	0.60	85	560	480	8	1.2	1.0	1.2	1.0	1.2	2.0	320	12	10	85
50岁~	800	600	280	9	9	85	10.4	6.1	50	0.60	85	560	480	8	1.2	1.0	1.2	1.0	1.2	2.0	320	12	10	85
65岁~	800	590	270	9	9	85	10.4	6.1	50	0.60	85	560	480	8	1.2	1.0	1.2	1.0	1.2	2.0	320	11	9	85
80岁~	800	560	260	9	9	85	10.4	6.1	50	0.60	85	560	480	8	1.2	1.0	1.2	1.0	1.2	2.0	320	11	8	85
孕妇（早）	+0	+0	+30	+0[e]		+75	+1.7		+4	+0.10	+7	+0		+0	+0		+0		+0.7	+0.4	+200	—	+0	+0
孕妇（中）	+160	+0	+30	+4		+75	+1.7		+4	+0.10	+7	+50		+0	+0.1		+0		+0.7	+0.4	+200	—	+0	+0
孕妇（晚）	+160	+0	+30	+7		+75	+1.7		+4	+0.10	+7	+50		+0	+0.2		+0.2		+0.7	+0.4	+200	—	+0	+10
乳母	+160	+0	+0	+3		+85	+3.8		+15	+0.50	+3	+400		+0	+0.2		+0.2		+0.2	+0.6	+130	+2	+2	+40

a. 未制定参考值者用"—"表示。
b. 视黄醇活性当量（RAE，μg）=膳食或补充剂来源全反式视黄醇（μg）+1/2补充剂纯品全反式β-胡萝卜素（μg）+1/12膳食全反式β-胡萝卜素（μg）+1/24其他膳食维生素A原类胡萝卜素（μg）。
c. 膳食叶酸当量（DFE，μg）=天然食物来源叶酸（μg）+1.7×合成叶酸（μg）。
d. 烟酸当量（NE，mg）=烟酸（mg）+1/60色氨酸（mg）。
e. "+"表示在同龄人群参考值基础上额外增加量。

表8　中国居民膳食微量营养素的可耐受最高摄入量（UL）

人群	钙 /(mg/d)	磷 /(mg/d)	铁 /(mg/d)	碘 /(μg/d)	锌 /(mg/d)	硒 /(μg/d)	铜 /(mg/d)	氟 /(mg/d)	锰 /(mg/d)	钼 /(μg/d)	维生素A[b][f] /(μgRAE/d)	维生素D /(μg/d)	维生素E[c] /(mgα-TE/d)	维生素B6 /(mg/d)	叶酸[e] /(μg/d)	烟酸[d] /(mgNE/d)	烟酰胺 /(mg/d)	胆碱 /(mg/d)	维生素C /(mg/d)
0岁~	1000	—[a]	—	—	—	55	—	—	—	—	600	20	—	—	—	—	—	—	—
0.5岁~	1500	—	—	—	—	80	—	—	—	—	600	20	—	—	—	—	—	—	—
1岁~	1500	—	25	—	8	100	2	0.8	—	200	700	20	150	20	300	10	100	1000	400
4岁~	2000	—	30	200	12	150	3	1.1	3.5	300	900	30	200	25	400	15	130	1000	600
7岁~	2000	—	35	300	19	200	4	1.7	5.0	450	1500	45	350	35	600	20	180	1500	1000
11岁~	2000	—	40	400	28	300	6	2.5	8.0	650	2100	50	500	45	800	25	240	2000	1400
14岁~	2000	—	40	500	35	350	7	3.1	10	800	2700	50	600	55	900	30	280	2500	1800
18岁~	2000	3500	42	600	40	400	8	3.5	11	900	3000	50	700	60	1000	35	310	3000	2000
50岁~	2000	3500	42	600	40	400	8	3.5	11	900	3000	50	700	60	1000	35	310	3000	2000
65岁~	2000	3000	42	600	40	400	8	3.5	11	900	3000	50	700	60	1000	35	300	3000	2000
80岁~	2000	3000	42	600	40	400	8	3.5	11	900	3000	50	700	60	1000	30	280	3000	2000
孕妇(早)	2000	3500	42	600	40	400	8	3.5	11	900	3000	50	700	60	1000	35	310	3000	2000
孕妇(中)	2000	3500	42	600	40	400	8	3.5	11	900	3000	50	700	60	1000	35	310	3000	2000
孕妇(晚)	2000	3500	42	600	40	400	8	3.5	11	900	3000	50	700	60	1000	35	310	3000	2000
乳母	2000	3500	42	600	40	400	8	3.5	11	900	3000	50	700	60	1000	35	310	3000	2000

a. 未制定参考值者用"—"表示。有些营养素未制定可耐受最高摄入量,主要是因为研究资料不充分,并不表示过量摄入没有健康风险。

b. 视黄醇活性当量(RAE,μg)=膳食或补充剂来源全反式视黄醇(μg)+1/2补充剂来源全反式β-胡萝卜素(μg)+1/12膳食全反式β-胡萝卜素(μg)+1/24其他膳食维生素A原类胡萝卜素(μg)。

c. α-生育酚当量(α-TE),膳食中总α-TE当量(mg)=1×α-生育酚(mg)+0.5×β-生育酚(mg)+0.1×γ-生育酚(mg)+0.02×δ-生育酚(mg)+0.3×α-三烯生育酚(mg)。

d. 烟酸当量(NE,mg)=烟酸(mg)+1/60色氨酸(mg)。

e. 指合成叶酸摄入量上限,不包括天然食物来源的叶酸量。

f. 不包括来自膳食维生素A原类胡萝卜素的RAE。

参 考 文 献

[1] 蔡东联.实用营养学[M].北京：人民卫生出版社,2005.

[2] 邓泽元,乐国伟.食品营养学[M].南京：东南大学出版社,2007.

[3] 葛可佑.公共营养师[M].北京：中国劳动社会保障出版社,2007.

[4] 张怀玉,蒋建基.烹饪营养与卫生[M].北京：高等教育出版社,2008.

[5] 陈辉.现代营养学[M].北京：化学工业出版社,2005.

[6] 孙贵范.预防医学[M].北京：人民卫生出版社,2010.

[7] 刘锜.营养与膳食指导[M].北京：人民卫生出版社,2008.

[8] 张首玉.营养配膳基础[M].北京：机械工业出版社,2011.

[9] 何志谦.人类营养学[M].北京：人民卫生出版社,2008.

[10] 庞星火,焦淑芳,黄磊,等.北京市居民营养与健康状况调查结果[J].中华预防医学杂志,2005,39(4):269-272.

[11] 林海,杨玉红.食品营养与卫生[M].武汉：武汉理工大学出版社,2011.

[12] 葛可佑.中国营养师培训教材[M].北京：人民卫生出版社,2007.

[13] 鲍曼,拉塞尔.现代营养学[M].北京：化学工业出版社,2004.

[14] 蔡东联.实用营养师手册[M].北京：人民卫生出版社,2007.

[15] 中国营养学会.中国居民膳食营养素参考摄入量[M].北京：中国轻工业出版社,2001.

[16] 张金梅.营养与膳食[M].北京：高等教育出版社,2009.

[17] 王翠玲,高玉峰.营养与膳食[M].北京：科学出版社,2010.

[18] 袁媛.营养与膳食[M].郑州：河南科学技术出版社,2013.

[19] 杨长平,卢一.公共营养与特殊人群营养[M].北京：清华大学出版社,2012.

[20] 黄承钰.医学营养学[M].北京：人民卫生出版社,2003.

[21] 中国营养学会.中国居民膳食营养素参考摄入量：2013版[M].北京：科学出版社,2014.

[22] 中国营养学会.中国居民膳食指南(2022)[M].北京：人民卫生出版社,2022.

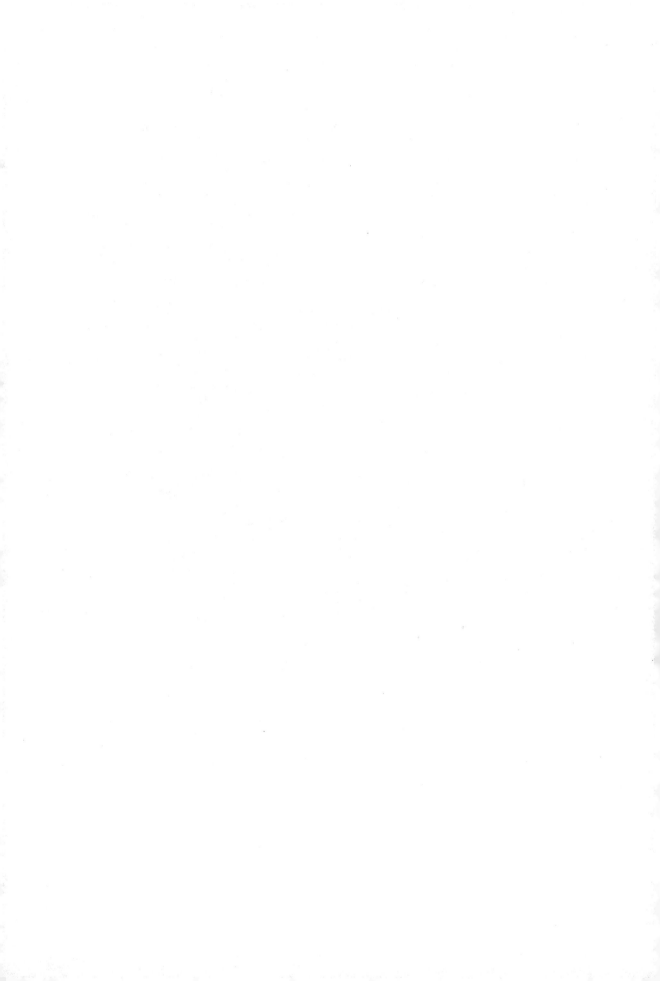